U0052575

大醫精誠

唐代國家、信仰與醫學

范家偉　著

東大圖書公司

「養生方技叢書」總序

　　這是一套展現人類探索生命、維護身心以及尋求醫治的歷史書系。

　　中國早期的「醫學」稱之為「方技」。《漢書・藝文志》有關生命、醫藥之書有四支：醫經、經方、房中、神仙。西元第三世紀，漢魏之際世襲醫學與道教醫療傳統的陸續成形，表現在知識分類上有極明顯的變化。《隋書・經籍志》的醫方之學與諸子之學並列，而「道經部」相應道教的成立，其下有房中、經戒、服餌、符籙之書。醫學史整體的趨勢，是逐漸把神仙、房中之術排除於「醫」的範疇之外。

　　醫學雖與神仙、房中分家，但彼此間的交集是「養生」。中國醫學可以界說為一種「老人醫學」、一種帶有長生實用目的所發展出來的學說與技術。養生也是醫學與宗教、民間信仰共同的交集，它們在觀念或實踐有所區別，但也經常可以會通解釋。中醫經典《素問》的第一篇提出來的核心問題之一即是：「夫道者年皆百數，能有子乎？」養生得道之人能享天年百歲，能不能再擁有生育能力？答案是肯定的。這不僅僅是信念與夢想，歷來無數的醫

者、方士、道家等各逞己說、所得異同，逐漸累積經驗，匯集為養生的長河。

　　醫學史做為現代歷史學的一個分支時間很短。完成於五十年前的顧頡剛《當代中國史學》中只提到陳邦賢的《中國醫學史》一書。事實上，當時的醫學史作品大多是中、西醫學論戰的產物。反對或贊成中醫都拿歷史文獻作為論戰的工具。撰寫醫學史的都是醫生，歷史學者鮮少將為數龐大的醫學、養生文獻做為探索中國文化與社會的重要資源。余英時先生在追述錢賓四先生的治學格局時，有句意味深長的話：「錢先生常說，治中國學問，無論所專何業，都必須具有整體的眼光。他所謂整體眼光，據我多年的體會，主要是指中國文化的獨特系統。」今天我們發展醫學史，不能只重視醫學技術專業而忽略了文化整體的洞見。這段話無疑足以發人省思。

　　如今呈現在讀者面前的醫學史書系，除了有幾冊涉及傳統中國醫學之外，我們還規劃了印度、日本、韓國的醫學史。有些史料第一次被譯介，有些領域第一次被研究。我們也邀請西洋醫學史的學者加入，日後我們也將請臺灣醫學史、少數民族醫學史研究有成的學者貢獻他們最傑出的成果。

　　我們同時期待讀者通過這一套書系，參與各時代、各地域的人們對生命的探索與對養生的追求，進而反省自己的生活，並促進人類在疾病、醫療與文化之間共同的使命。

李建民

修訂二版說明

　　本書以國家和信仰為主軸，探討魏晉南北朝至隋、唐醫學發展的幾個重要課題。唐代繼承南北朝的醫學遺產，並以南北朝、隋朝設立的官方醫療機構為基礎，整合中國的醫學知識，揭開中國醫學史上的新頁，尤其官方對於醫學的推動可說是不遺餘力。

　　作者針對唐代醫學各種不同方向、層面的深入討論，考察唐代宗教信仰與醫學發展的關係，將之置於唐代的歷史脈絡中討論，有別於集中人物和醫書的書寫方式，從國家、信仰兩大影響醫學發展的力量切入，以全新的視野綜觀南北朝至唐代醫學發展的多元面向。相信能帶給讀者更全面的唐代醫療史。

　　此次再版，除了重新校正內文，並新設計版式與封面，以符合現代閱讀習慣，希望能夠提供更為舒適的閱讀體驗。

編輯部謹識

代　序

　　范家偉同學曾經在香港中文大學讀書，我當時也在中大執教，因此與他有數年討論問題的因緣。眼看著他從選擇中國醫藥歷史到一篇一篇論文的出版，在這個學術園地內，他耕耘了十多年，已頗有建樹。現在看見他集結文章成書，甚為欣喜。

　　中國醫藥史範圍廣闊，可作的題材也甚多，大致分別，可以有理論與方技兩個方向作為最大的課題。方技之中，有人以本草為下手之處，有人以各種方技類別為討論的題目。范家偉是在方技這條路上發展了他的學術取向，不過，他的著眼點是嶄新的，因為他一開始就注意到環境與生態對疾病的關係，從這個課題下手，范家偉可說是開了一般醫藥史的樊圍，而於世界彼處討論醫學的方向有所接軌。

　　這一本新書是他以唐朝醫藥為主題，可是顯然討論到醫界本身的傳承廣泛於民間的互動，也討論到地方化，尤其南方的環境與南方的醫藥特有的一些問題。另一方向，他也從宗教信仰與當時醫藥之間的關係有所論列。

　　中國醫學向來有師徒相承作為獨得之祕，不輕易傳授他人的傳統。所謂祕方、偏方都是不公諸於他人的，這一現象其實也不僅限於醫藥之學，在中國的傳統社會有許多技術因為家世祕傳而終於不得繼長增高的機會。當然醫藥以救人為本，如果醫者以獨得之祕不傳於他人，當然違背了救人救世的原則。范家偉從這一個角度討論，自然有所感慨，他特別指出南方醫學世家的傳統。正於南北朝時，學術包括儒家在內，禮學、經學、律學都是家世傳承的。好處是留下了一些學術的種子，亂世之中，一縷香煙能夠不絕，壞處當然就是開啟了敝帚自珍的壞習慣。

　　唐代官學因不限於儒家的學問而已，醫學、數學都有官府干涉的痕跡。從好的方面想，唐朝官方主持的醫療工作幾乎是全國性的公共衛生性質，到了宋代更有相當規模的公眾治療單位出現。可惜這些官辦的醫療組織終於逐漸淪為具文，除了太醫院是皇室與貴族專用的醫院外，一般老百姓在明清以後在實質上已不再享有國家設立的醫療。

　　南北朝時代的南方是中國文化之所寄託，在北方各種族群進進出出，擾攘不定，南方雖也有朝代的更替，卻還是保存文化的基地，再加上南方氣候與北方不一樣，生態環境也不一樣，一些在南方發生的疾病也只有南方才找得到治療的方法，因此唐代的各種學問都有從南方回饋全國的情形，醫學也不在例外，范家偉能夠見到這地方的現象是可喜的。

　　自古以來巫醫同源，「醫」字的原來寫法下面不從「酉」而從「巫」，所以中國醫學之中，夾雜一些宗教信仰也不是稀罕之事。至今一些近於巫術的治療法還是當作另類醫療法在各地出現。

　　總之，范家偉這本書雖然內容牽涉範圍很廣，欲是講一個時代的醫療之學。從各種不同方向、層面做全盤的考察，也正因此，我在本序的開端就覺得范家偉完成這本書為令我欣喜的好事。

許倬雲
序於臺北

大醫精誠

——唐代國家、信仰與醫學

目　次

第一章　緒　論

　　中國醫學是現今仍保持其傳統生命力的醫學體系之一。中醫現代化、中醫科學化、中西醫結合已經成為中醫往前發展的方向，許多研究中心、醫學期刊都標榜從科學角度研究中醫，以證其效用。雖然如此，今天不少人仍然抱有「尋求古法」的心態，古法、古方之類字眼充斥在廣告裡面，中醫又好像離我們不遠。此外，中國醫學仍然依靠閱讀經典來學習醫學知識的方式，直至今天仍然未絕跡。[1] 正因如此，中國醫學史在中醫學研究中，仍然有其存在價值。學習中國醫學史就像一把可以打開中醫學寶庫的鑰匙，讓我們了解從古到今中國醫學走過的漫長道路，如何經歷曲折而多變的歷程，才成為今天的面貌。

　　唐代是中國史上的盛世，從貞觀至開元，國力最為強大，後經過安史之亂、藩鎮割據、宦官亂政，走向衰落，最終演變成五代分裂局面，這些都是治史者耳熟能詳的。唐代結束南北朝分裂，

1　可參李建民，〈中國醫學史研究的新視野〉，收入氏著《生命史學——從醫療看中國史》（修訂二版）（臺北：三民書局，2022，頁 3–20）。

文化燦爛，武功鼎盛，很多方面都為後世稱道。在醫學方面，繼承了漢魏晉南北朝以來醫學遺產，繼長增高。當然，中國史上的各個朝代，醫學發展都有它的特點和重要性，隋唐時代醫學同樣具備了值得後世重視的地方。筆者曾經從傳承與整合角度，研究六朝隋唐時代醫學發展，認為魏晉南北朝中國走進分裂局面，新的因素促使醫學發展，並且有豐盛的創獲，而隋唐時代承繼魏晉南北朝的醫學遺產，又再進行一次整合，展現新的面貌。[2] 唐代醫學的成就，成為中國醫學很重要的遺產。

　　大概十年前，大陸地區曾重新檢討醫學史的研究，完成一系列回顧論文，當中也涉及到唐代。[3] 在臺灣，鄭志敏更全面地搜羅隋唐五代醫學史論著近百篇，作了鳥瞰式回顧。[4] 在中國醫學通史一類著作中，最常見的是以醫政、醫者、專科成就，作斷代式討論。其中陳邦賢《中國醫學史》、謝利恆《中國醫學源流論》、范行準《中國醫學史略》、賈得道《中國醫學史略》四書內容雖然簡略，各書作者對中國醫學史發展，均有個人見解，都是很重要的著作。李經緯主編《中國醫學通史》、廖育群、傅芳、鄭金生《中國科學技術史：醫學卷》、甄志亞《中國醫學史》、廖溫仁《支

2　范家偉，《六朝隋唐醫學之傳承與整合》（香港：香港中文大學出版社，2004）。

3　李經緯，〈中國醫學史研究 60 年〉、靳士英，〈中國疾病史研究 60 年〉，均載《中華醫史雜誌》，26 卷 3 期，1996，頁 152–181。

4　鄭志敏，〈略論民國以來臺灣與大陸隋唐五代醫學史的研究〉，載《新史學》，9 卷 1 期，1998，頁 153–230。

那中世醫學史》、Paul Unschuld 的 *Medicine in China: A History of Ideas* 等書，很全面地提供了各個斷代醫學發展的梗概。綜合地專門討論唐代醫學的論文，計有鄧寶輝〈唐代的醫學〉、馬堪溫〈隋唐醫學的主要成就及特點〉、宮下三郎〈隋唐時代の醫療〉，內容與通史一類著作很接近，只是單篇論文而已。

范行準在《中國醫學史略》一書中，認為魏晉南北朝是山林門閥醫學時期，這個說法很有見地，影響也很大。至於隋唐時代，則與兩宋合在一起，稱為「醫學的充實時期」。[5] 謝利恆《中國醫學源流論》則認為中國醫學可分數期，漢末喪亂，魏晉以後，醫者習醫不能再承口說，徒求於簡編，於是蒐葺殘缺，是「蒐葺殘缺之期」。[6] 甄志亞主編《中國醫學史》，是目前最廣為中醫學界採用的中國醫學史教本，則以兩晉至五代，劃為一個時期，稱為「醫學全面發展時期」。

馬堪溫〈隋唐醫學的主要成就及特點〉一文，討論隋唐時代醫學發展的十點特色：醫學文獻增多、對前代醫籍的整理和注釋、醫方的匯集、最早的病因症候學專書、臨證醫學及有關學科之進展、本草之再一次總合、醫學倫理學的傑出範例、醫學制度與醫事教育、醫生的社會地位、中外醫學交流。[7] 廖育群、傅芳、鄭

5　范行準，《中國醫學史略》，北京：中醫古籍出版社，1986，頁 62。例如馬伯英《中國醫學文化史》、廖育群等主編《中國科學技術史：醫學卷》均從其說。

6　謝利恆，《中國醫學源流論》，頁 12。

7　馬堪溫，〈隋唐醫學的主要成就及特點〉，頁 113–123。

金生合著的《中國科學技術史：醫學卷》指出隋唐醫學發展的基本特徵有五點：佛教醫學的滲入、大型醫書的編撰、醫學經典的注釋、注意專病的研究、興辦醫學教育。[8]

　　一般而言，以中醫學生為對象的中國醫學史著作，述說醫學在某個時代的發展，以制度、醫著、人物、專科作為骨幹，呈現各個朝代醫學發展的特點。這樣方式來呈現醫學史的面貌，固然方便撰寫，也可能方便中醫學生應試。但若從歷史學角度來看，歷史是連續的，有其來龍去脈，不可能截取其中一段就可以了解其特色，而醫學與政治、社會、文化、宗教等等關係，即科學史中稱為外史研究的缺乏，更未能滿足歷史學者的需要。

　　站在前人的研究基礎上，從歷史連續的角度來看唐代醫學，也許可以更突顯它的意義。首先，醫學經典在唐代得到一次整理，直至今天，我們閱讀的中醫經典，不少都是經唐人整理出來的，例如楊上善編纂《黃帝內經太素》、王冰重編《黃帝內經素問》、楊玄操集注《難經》。唐人對醫學經典的整理，固然對保存經典內容有莫大功勞，同時也整齊了異說，統一不同的傳本。其中，編修《新修本草》對《神農本草經》傳本的釐定應該起了很大的作用。

　　其次，隋唐有三大醫書，即巢元方《諸病源候論》、孫思邈兩《千金方》（《備急千金要方》、《千金翼方》）、王燾《外臺祕要方》，對中國醫學發展影響巨大。唐代以後，三大醫書成為中醫學

---

8 廖育群等，《中國科學技術史：醫學卷》，頁 241–243。

核心經典。[9] 三大醫書收錄過千醫方，既是中醫學的寶庫，亦為
各種專科歷史，提供極具價值的記錄。三書內容包羅萬有，例如
傷寒、時行、瘟疫、婦科、兒科、外傷、五官、針灸、本草等等，
是了解唐代醫學（甚至社會、生活、文化）極佳的材料。這些內
容很多都繼承漢魏南北朝以來醫學遺產，而王燾《外臺祕要方》
還清楚列明所收載醫方的出處，是了解魏晉南北朝至唐醫學發展
最為重要的醫著。

　　第三，李唐立國，整個官方醫療架構，繼承南北朝隋代的傳
統，設立太醫署、尚藥局作為官方醫療及醫學教育機構。[10] 雖然，
官方醫療機構早在南北朝已確立，就目前資料所見，為時甚短，

9　謝利恆說：「古代醫家之書，為隋唐人所輯存者，當推巢元方《諸病源候
　　論》、孫思邈《千金方》、王燾《外臺祕要方》三書。《病源》六十七門，
　　千七百念篇，為古代醫論之淵藪，其書為隋時諸醫奉敕所撰，而巢元方
　　總其成，以儒家之書譬之，猶孔穎達之義疏也。《千金》、《外臺》皆以方
　　為主，所收既博，而又多出古來專家之傳授，迥非後世憑虛臆度自製一
　　方者可比，亦醫家之鴻寶也。」（謝利恆，《中國醫學源流論》，頁 12）
　　又可注意的是，宋代校正醫書局校編《備急千金要方》、《千金翼方》、
　　《外臺祕要方》等醫書，而《諸病源候論》列入太醫局課程之內。可見
　　隋唐三大醫著在宋代醫學界，應該很受重視。

10　有關唐代官方醫療組織的專門研究，任育才〈唐代的醫療組織與醫學教
　　育〉（載《中央研究院國際漢學會議論文集・歷史考古組》，臺北：中央
　　研究院，1981，頁 449–473）全面地交代了中央與地方醫療組織的概況，
　　醫生選任，社會救濟，可說是這個領域開拓性著作。日本學者山本德子
　　寫了幾篇唐代官醫的研究文章，系統地探討了唐代官醫。

規模亦未確立，對醫學發展或者當時醫壇的影響不是太大。及至唐代，重新確立了官方醫療的職權，官方醫療機構對醫學發展，扮演了十分重要的角色。唐代國家對醫學發展，提供了很大的助力。唐初曾經重新釐定《明堂圖》，又編修《新修本草》。在玄宗、德宗兩朝，分別編修《廣濟方》、《廣利方》，並頒佈天下。唐代確立官方醫學教育，制定考核法則，揭開了醫學教育的新一頁。

　　第四，唐代是中外文化交流的重要時期，與中亞、印度、日本、朝鮮等地交往頻繁，透過商旅、僧人往來，外來文化被吸收，而中國文化也廣被四表。許倬雲教授在《萬古江河——中國古代文化的轉折與開展》談到中國文化的特點時，說：「中國文化的特點，不是以其優秀的文明去啟發與同化四鄰。中國文化真正值得引以為榮處，乃在於有容納之量與消化之功。」[11] 歷史學家都會同意，唐代是中外文化交流的一個關鍵時代。在醫學方面，域外藥物固然被中國醫學所吸納，成為本草的內容，而域外傳入醫學理論和技術，來到中國後，也經歷了從容納到消化的過程，融鑄成中國醫學的新內容。

　　中國醫學內容豐富，走過曲折的道路，在歷史上有新的理論體系出現，也有新的整合。戰國至西漢是中國醫學知識趨向統一的時代，這是一次整合時期。中國醫學知識經歷不斷整合，甚至革命，才形成我們今天所看到的面貌。[12] 近數十年來，出土文獻

---

11 許倬雲，〈序〉，《萬古江河——中國古代文化的轉折與開展》（香港：中華書局，2006）。

增多，每隔一段時間，都有重要的文獻出土，這些文獻的重現，
為了解古代世界帶來新的契機。近三十多年考古發現，讓我們重
新理解過去醫學面貌，是多樣化的。馬王堆醫書、張家山醫書、
雙包山漆木人、居延漢簡、武威醫簡、敦煌醫學文獻等等，在在
顯示古代醫學豐盛的生命，相關研究多不勝數。山田慶兒說過，
馬王堆醫書的發現就好像在漆黑房間的牆壁上突然打開了明亮的
小窗戶，借助馬王堆醫書之光，可以一點一點看清中醫學的起源
及其形成過程。[13]廖育群則結合出土文獻和現存文獻，重構兩漢
醫學史的圖像，打破過去直線式的醫學發展圖像。[14]唐代醫學史
又有否由新材料出現帶出新認識的可能？

　　上引前輩學者對隋唐醫學史的研究，都是以唐代醫學文獻為

---

12 廖育群提出了「傳統中的傳統」與「傳統中的革命」的說法。「傳統中的
　傳統」是指在中國傳統醫學之中，有些被視為核心、主流的醫學傳統；
　簡單來說，在中國傳統醫學中，有些部分被排斥或不被醫家接受的，這
　些就是「傳統中的不傳統」，而有些部分大家共同接受與承認以及遵從
　的，則是「傳統中的傳統」。至於「傳統中的革命」，是指中國傳統醫學
　屢屢有革命發生，其中有三次大革命，首先是今本《黃帝內經》集結成
　書，其二出現於宋代，延及金元，其三是近代西方醫學傳入之後。參廖
　育群，〈中國傳統醫學中的「傳統」與「革命」〉，《傳統文化與現代化》，
　1 期，1999，頁 85–92。
13 山田慶兒，〈中醫學的歷史與理論〉，收入《山田慶兒論文集——古代東
　亞哲學與科技文化》(瀋陽：遼寧教育出版社，1996，頁 258)。
14 廖育群，〈兩漢醫學史的重構〉，《科學文化評論》，2 卷 4 期，2005，頁
　46–64。

核心，建構出一幅唐代醫學史的圖像。在這樣的情況下，中醫學界主要探討三大醫書內容的輝煌成就，以及醫政。隨著新資料出現，已為隋唐史研究帶來很多新的課題，醫學方面研究有同樣的可能嗎？首先，墓誌銘大量地被整理出版。[15] 唐代墓誌銘數目，已遠遠超過兩《唐書》本傳的人數，能夠補充正史的不足，是研究唐史者的共識，它的重要性不用贅述。宮下三郎、山本德子、任育才以正史和《唐六典》、《唐會要》資料為基礎，探討唐代醫學教育和醫政制度。他們的論著發表時，墓誌銘尚未被大量整理，因而未能使用。目前我們可以發現，也有曾經擔任尚藥奉御或官醫者的墓誌銘，他們的生平不載於正史，卻為唐代醫學教育和醫政制度提供了一些新訊息。

　　再者，上世紀，由英、法、日等國的探險隊，深入西北地區，陸續發現敦煌文獻，從而掀起了敦煌學熱潮。敦煌學成為國際顯學，研究成果纍纍，而敦煌文書不乏醫學文獻，並散藏於世界各地。敦煌醫學文獻內容豐富，並經近人重輯點校出版[16]，當中重

---

15 墓誌資料作為醫學史範疇的研究，就筆者所見，較重要的有李貞德，〈唐代性別與醫療〉，收入榮新江編，《唐宋女性與社會》，（上海：上海辭書出版社，2003），頁 415–446。陳明，〈沙門黃散〉，榮新江編，《唐代宗教信仰與社會》（上海：上海辭書出版社，2003），頁 252–295。

16 馬繼興，《敦煌古醫籍考釋》（南昌：江西科技出版社，1984）。趙建雄，《敦煌醫粹》（貴陽：貴州人民出版社，1988）。叢春雨，《敦煌中醫藥全書》（北京：中醫古籍出版社，1994）。Chris Cullen and Vivienne Lo (eds.), *Medieval Chinese Medicine: the Dunhuang Medical Manuscripts,*（London: Routledge Curzon, 2005）.

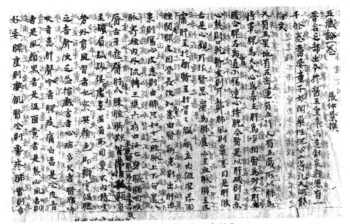

圖1：張仲景《五藏論》

現已佚失的醫著，如張仲景《五藏論》、《新集備急灸經》、《平脈略例》，為中醫學和醫史研究補充很有價值的資料。

　　敦煌只是唐代的邊郡，已經有彌足珍貴的資料，同樣由唐人直接留下的資料，也具有寶貴的價值，有待發掘。就史料運用角度而言，新出土的史料固然能夠開拓新視野，但是帶著新角度審視舊史料，或許也可以有意想不到的收穫。陳邦賢《二十六史醫學史料匯編》輯錄了正史（《隋書》、兩《唐書》）的醫學資料，李良松、郭洪濤主編《中國傳統文化與醫學》、馮漢鏞《唐宋文獻散見醫方證治集》分別介紹和輯錄了醫籍之外其他醫學資料，具開拓醫學史資料的意義。馮漢鏞又編有《古方書輯佚》，將唐宋方書從浩瀚的唐宋文獻中輯錄出來，意義尤大。

　　其實，唐人文集所載文章和詩歌，以及收入《文苑英華》、《全唐文》、《全唐詩》中資料，也蘊涵著許多醫療史訊息，有待整理與發掘。唐詩是中國文學史上光輝燦爛的一章，唐代詩人達

2955 人,而詩歌則達 49475 首。[17]唐詩包含著豐富內容,正如白
居易所說「詩歌合為事而作」,時人習以詩歌酬對,詩歌是反映時
人社會生活,通向理解唐代社會生活的一條路徑。將詩文與其他
史料配合,互為補足,不失為一條理解唐代文化的路徑。此外,
佛道兩教的資料,涉及到醫學方面的甚多,透露許多醫學訊息。
當然,這些訊息往往很零散,需要結合醫書、正史等各種資料,
才能突顯它們的意義。

　　近年來,可以見到的是大量的唐代墓誌銘、敦煌醫藥文獻相
繼整理出版,而史料數位化(例如正史、唐詩、《全唐文》、《大藏
經》)為搜集傳統史料帶來極大的方便。當然,新的視野和眼光,
同樣是新研究成果出現的重要要素。從課題來說,以三大醫書為
基礎,探討各個專科的發展和成就,這方面的研究是最多的,只
要翻開鄭志敏的回顧文章,便可知道(鄭志敏搜集專科研究成果
已甚完備,為省篇幅,不擬重複)。但是,歷史學者不太滿足這樣
的研究。近十年,隨著生命醫療史的興起,重視生命、社會文化,
新課題也湧現,而且取得很多的創獲,成績有目共睹。[18]在生命

17 此數字是參考自平岡武夫、市原亨吉、今井清編,《唐代的詩篇》(上海:
　　上海古籍出版社,1991),頁 2。

18 相關介紹參見杜正勝,〈作為社會史的醫療史〉、〈醫療、社會與文化〉、
　　〈從醫療透視歷史〉,三文均見氏著《從眉壽到長生——醫療文化與中國
　　古代生命觀》(臺北:三民書局,2005),頁 1–78。Jen-der Lee（李貞
　　德）, "The Past as a Foreign Country: Recent Research on Chinese Medical
　　History in Taiwan," 載《古今論衡》,第 11 期,2004,頁 37–58。具體例

醫療史研究中，涉及唐代範圍的課題，開拓了唐代醫學史研究的視野與領域，例如李建民對經絡學說新認識和禁方研究，李貞德對性別、生產與醫療、林富士對頭髮與醫療、蕭璠對南方地理環境與地方病、張嘉鳳對疾疫觀念和小兒方、邱仲麟對割股療親、陳元朋對食療概念與行為等等研究。

　　筆者關心的是六朝隋唐醫學發展與當時總體歷史發展的趨向，有何關係？譬如說，六朝隋唐史研究的一些重點課題：民族融合、經濟開發、士族政治、宗教勃興，能否連繫到醫學史課題呢？

　　陳寅恪是當代最受尊崇的史學家，自言為「不古不今之學」，對魏晉至隋唐史的研究，影響甚鉅。陳寅恪對中古史研究的貢獻，眾所周知，不用再多說。陳氏在其研究中，參考醫書資料，並以醫學內容作為佐證，探討種族、文化問題，開拓了中古時代醫學與宗教、文化交流、種族等課題。筆者認為陳寅恪的研究為中古醫學史，帶來兩點啟發：一、隋唐制度淵源自南北朝，陳氏具體地指出隋唐制度、文化承襲西魏北周、東魏北齊、南朝三個系統。陳氏在討論唐代財政制度江南化時，提出「南朝化」的

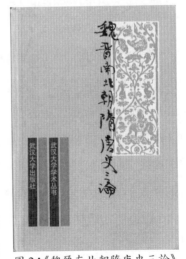

圖 2：《魏晉南北朝隋唐史三論》書影

　　子，不再煩舉，可見參考書目所列。

說法；及後，唐長孺進一步發揮，認為唐代社會經濟、門閥士族、軍事、學術、文學等多方面都有南朝化的趨向。[19]那麼，隋唐醫學如何承襲前代，尤其是南朝醫學？二、陳氏研究利用詩史互證和石刻史料，擴充舊有史料的範圍，以此探究唐代史事，往往發千古未發之覆。醫學史也可以利用詩文和石刻資料嗎？

士族在中古史上扮演了重要的角色，這是人所皆知。士族家學世傳對文化轉承起了很大的作用，經史之學固然代代相傳，方技之學（如天文、醫學）同樣也有家傳。[20]筆者曾經注意到六朝時兩個重要的醫學世傳家族：武康姚氏和東海徐氏，探討過他們家族歷史與醫學傳承關係。及至唐代，家族傳承方式究竟有什麼發展？或者起了什麼變化？尤其太醫署的確立，對醫學傳習方式，有沒有帶來一些改變？一直是筆者最為關注的。

在兩《唐書》中，有關醫者的傳記，是放入〈方伎傳〉內，與天文家、佛道同列。《舊唐書‧方伎傳》載有醫者甄權、甄立言、宋俠、許胤宗、孫思邈、張文仲、李虔縱、韋慈藏、孟詵；《新唐書‧方技傳》則有甄權、許胤宗、張文仲、甄立言、宋俠、李虔縱、韋慈藏（後四者只有片言隻語的介紹），而孫思邈、孟詵則歸入〈隱逸傳〉。很奇怪的是這批醫者最晚也不過是武則天朝人，難道唐初以後就沒有名醫？情況究竟如何，確實很值得研究。

19 唐長孺，《魏晉南北朝隋唐史三論》（武昌：武漢大學出版社，1993）。

20 谷川道雄，〈六朝士族與方術〉，收入《文化的饋贈：漢學研究國際會議論文集哲學卷》（北京：北京大學出版社，2000），頁 70–74。

　　疾病史是醫學史研究裡面一個項目，但正如林富士所說：「在歷史學的領域裡，疾病史研究卻幾乎沒有任何地位可言，而研究疾病的歷史往往涉及非常專業的生物學和醫學知識，一般的史學研究者因少涉足生命科學的領域，自然不敢嘗試這一方面的研究。而且，和疾病史有關的『史料』不僅稀少，在解讀上也困難重重。因此，長期以來，疾病史研究自然處於歷史研究的邊陲地帶，一片荒寂。即使是在醫學史的著作中，疾病的歷史也只是可有可無的附庸。」[21] 在唐代醫書中，記載了各式各樣的疾病，如何解讀它們？而且古醫書內容又能否為現代醫學知識所理解，似乎仍然是一大問題。就算同一名稱的疾病，在同一書中也可能有不同的描述。因此，如何理解醫書中對疾病的記述，是非常複雜的問題。李經緯指出，現代疾病史研究，有兩種不同傾向，即以現代醫學病名為綱，或以傳統病名為綱。前者弊病在於「涉及古代大量症狀甄別，分析研究，以取其與現代病名相一致或相類的內容，再作出歷史發展的論述。這一研究往往遇到非常困難的史料甄別與取捨，也很難完全避免牽強附會或稱之為對號入座的弊病」。後者弊病在於「在分型論述上則比較難以獲得一致，也存在著欲達到確切之不易」。[22] 不過，疾病史研究始終是具挑戰性的課題，雖然

---

21 林富士，〈中國疾病史研究芻議〉，《四川大學學報 (哲社版)》，1 期，
　　2004，頁 87–93。

22 李經緯，〈疾病史研究之跋迹〉，收入氏著《中國醫學之輝煌──李經緯
　　文集》(北京：中國中醫藥出版社，1998)，頁 432。

困難，卻不減歷史學者研究的熱誠。

　　在眾多疾病史研究課題中，疾疫相信是歷史學者最關心的。疾疫與天災、戰爭、人口遷移、戶口減少等都能拉上關係。有關唐代疾疫史的研究，杜希德（Denis Twitchett，又譯作崔瑞德）在一篇文章中，專門討論唐代疾疫與人口問題，研究唐代戶口數目的變動與疾疫流行的關係。[23] 醫療與人口其實可以延伸出更多相關的課題，例如人壽、婚齡、生命成長歷程。安史亂後，北方人口大量南移，長江以南人口有了迅速的增長，這與後期疾疫發生在江東一帶應有密切關係。此外，唐代疾病史研究中，瘴和腳氣病這兩種病，也受學者關注。瘴和腳氣病究竟是什麼疾病？儘管學者都有不同的見解，但兩者都被視為與南方地理環境有關。[24] 疾病與環境、地理方面，蕭璠對漢宋時期南方地理與地方病關係，

---

23 Denis Twitchett, "Population and Pestilence in T'ang China," *Studia Sino-Mongolica: Festschrift fur Herbert Franke,* herausgegeben von Wolfgang Bauer.（Wiesbaden: Franz Steiner Verlag GmbH, 1979），pp. 35–68. 張劍光，〈唐代江南的疫病〉，論文發表於南開大學中國社會史研究中心主辦「社會文化視野下的中國疾病醫療史國際學術研討會」，天津，2006 年 8 月 11–14 日。另張劍光《疫情三千年》（南昌：江西高校出版社，1998）對隋唐五代疫情有概括介紹。

24 可參范家偉，《六朝隋唐醫學之傳承與整合》，頁 133–148。廖育群，〈腳氣──意想之疾〉，收入氏著《醫者意也：認識中醫傳統醫學》（二版）（臺北：東大圖書公司，2022），頁 184–207。左鵬，〈漢唐時期的瘴與瘴意象〉，《唐研究》，第 8 卷，2002，頁 257–276。

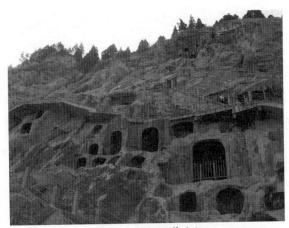

圖 3：洛陽龍門藥方洞

是這方面最為全面的研究。筆者也曾關注人口移動與疾病關係，特別是永嘉之亂、安史之亂，促成了北方人口大量南遷；同時古人面對疾病時，產生的心態和反應，也可能對醫學發展起了一定的影響。

　　過去研究中印醫學交流史，都是以漢文佛經為主要資料。近年來，學者（如廖育群、陳明、Vijaya Deshpande）從印度醫學經典出發，論證印度醫學對中國醫學影響。他們深入的研究說明印度醫學的概念和特質，有助釐清中印醫學交流史的問題。在隋唐時代，透過婆羅門和佛教的高僧，印度醫學產生很多方面的影響，例如佛教寺院的醫療功能，將印度、中亞藥物、醫療技術傳入中國，而龍門藥方亦為學者所注意。與此同時，道教在唐代的影響力，一樣強大。在唐代，醫學亦成為佛道兩教的交流和競爭的領域。在唐代，婆羅門僧為皇帝造長年藥，道教徒也為皇帝煉丹；佛教有它一套梵文咒術，道教也有它的符籙軌儀，兩者都同時在

太醫署禁咒科之中並存。唐代佛道兩教在醫學領域內如何互相交流與影響,相關研究似乎仍不多見。

當然,要探討上述唐代醫學史的種種課題,非筆者能力所能及。唐代是個一統帝國,結束分裂的時代,在帝國環境下,醫學方面有什麼值得探討的地方?本書嘗試思考的方向,有以下三方面:

第一,唐代一統,面對著新的歷史環境。雖然,官方醫療機構可以上溯至南北朝開其端,但是尚藥局、太子藥藏局、太醫署正式確立,並設定了它們的功能,是在唐代。

然而,隋唐時代醫學發展如何上承南北朝而來的?過去對太醫署、尚藥局研究,集中在考證它們的組織、架構與運作,但它們的存在可能對醫學發展、醫療活動有什麼影響?本書研究隋唐官方醫療機構,試圖了解唐代醫學如何上承南北朝這個課題。

第二,隋唐時代確立了尚藥局、太醫署的架構與職能。一般而言,進入太醫署、尚藥局,成為醫官,在醫壇應有一定聲望與地位。假如從輸出與輸入角度來看,有醫者進入太醫署、尚藥局,就是將醫學知識輸入;透過訓練醫生及為人診治,就是將醫學知識輸出。這種輸出能否放在唐代醫學史脈絡下察看呢?筆者嘗試從「賞與罰」方向切入,探索這個課題。

古代皇帝是政治權力的中心,理論上擁有無上權力。自秦始皇確立皇帝制度,皇帝對大臣掌生殺、賞罰大權。隋唐一統,結束了南北朝分裂局面,開始強化君權[25],君主確立其權威,有各

---

25 高明士認為唐律對皇權並無任何規限,皇權是國家最高、最後的權力。

式各樣的方法控馭大臣，賞罰是恩威並施的不同走向。本書所說
的「賞與罰」其實指兩件事情：賞是賜藥，罰是外貶[26]，是唐代
皇帝對官員獎懲的兩種不同方式，而這兩種不同方式同樣可以涉
及或引申到醫療、疾病領域。

在古代中國，皇帝具有無上權威，是權力擁有者，而臣子則
是輔助皇帝管治天下。按照儒家思想，君敬臣忠是理想的君臣關
係。君臣之間其實也是一種人際關係。唐代常制是在臘日賜大臣
藥物，而官員有病，也會賜藥、賜方，甚至派醫官診治。唐代政
府建立尚藥局、太醫署、太子藥藏局三個官方機構，掌握了一定
醫療資源，透過賞賜與大臣共享這些醫療資源。皇帝會賜什麼藥
給大臣呢?賞賜這些藥又有什麼意義?與當時風尚之間有何連繫?

唐代官員如果犯了錯失，或觸怒皇帝，往往會被貶官，外調
至南方，尤其嶺南地區。嶺南地區自漢魏晉南北朝以來，已被視
為瘴癘之鄉，時人抱持著入南必死的心態。在唐代，許多著名人
物，例如韓愈、柳宗元、劉禹錫、李德裕，都有被貶嶺南的記錄。
從皇帝角度來看，懲罰官員到南方，將官員外放至蠻夷之地，不

但實際運作時，皇權會受天命、祖靈、官僚制、教育、君道所約束。高
明士，〈唐律中的皇權〉，收入《中國古代社會研究——慶祝韓國磐先生
八十華誕紀念論文集》(廈門：廈門大學出版社，1998)，頁 27-41。

26 唐代貶官是政治很常見的情況，也有不少學者探討這個課題。一般而言，
與貶官相對的是恩赦。辻正博，〈唐代貶官考〉，《東方學報》，第 63 冊，
1991，頁 265-390。謝元魯，〈唐代官吏的貶謫流放與赦免〉，收入《中
國古代社會研究——慶祝韓國磐先生八十華誕紀念論文集》，頁 95-108。

單只代表遠離中央、遠離文明，也代表尚未開發的瘴癘之地，性命有可能隨時因此而結束，其實背後是對官員身體的一種控制。簡單來說，官員犯錯，就意味著會被外放至容易患病的地方，性命堪虞。當然，實際上是否真的更容易患病是另一回事，但觀念卻是這樣的。從官員角度來看，不幸被貶，一方面在時人腦海中，充斥著南方乃瘴鄉的觀念；另一方面，全身保命是人之常情，官員並不會坐以待斃，會根據他們所知的醫學知識，不管道聽塗說也好，真的懂得也好，總會有所反應。這些反應應該如何理解呢？

唐代皇帝掌握了醫療資源、醫學人才，運用得當，無疑能夠推進醫學發展。其中，可以看到在高宗時，集合全國上下之力編纂了一部《新修本草》。由於《新修本草》已佚，目前看到的只留下二十卷本，不及原書一半。前人研究此書多從本草學角度，了解其藥物學上意義。但是，《新修本草》如何反映唐代本草學知識？它又如何影響醫學知識的發展？可說是本草學中很重要的環節，值得推敲。

第三，唐代是中外文化交流的重要時期，印度醫學文化隨著佛教東來而帶入，印度醫學理論傳入中國後，如何能在中國傳統醫學環境中存活下來？過去研究，大都能指出印度醫學傳入中國，但傳入中國後會有什麼遭遇呢？是否所有印度醫學的內容或醫療方法傳入後都能存活下來？如果不是的話，如何可以理解存活下來的外來醫學成分？本書探討金針撥障法和秦鳴鶴的刺血療法，一方面討論域外醫學傳入中國所面對的遭遇，另方面也反省醫學史研究的一些問題。

　　本書名為《大醫精誠——唐代國家、信仰與醫學》，一方面是從國家層面入手，探討唐代官方醫療機構的確立、官修醫書、皇帝賜藥、貶官等等與醫學相關課題。另方面是從信仰角度，探討唐代醫學的一些面向。本書的寫作不求面面俱全，只是希望為唐代醫學史添磚補瓦，從個人關心的課題入手，展現唐代醫學發展的特點。

第二章　古代醫學知識傳授

　　隋唐時代，文治武功，各種制度，多為後世稱美。在醫學方面，隋唐確立了尚藥局、太子藥藏局、太醫署為官方醫學機構，這三個機構的設立可上溯至南北朝，但是它們的組成和職能的確定，步入隋唐才能得見其規模。從機構職能來說，尚藥局、太子藥藏局是專為皇室成員治病的，太醫署則類似醫務總署，兼且肩負醫學教育的工作。類似的機構歷代都有，談不上有什麼特別。但是，在唐代官方醫學機構在醫學發展方面，擔當了不同的角色，影響著唐代醫學的發展。

一、祕傳與家傳

　　在古代，醫學知識的傳授，依賴醫書的流傳及醫者間的授受，直至今天師弟相傳、世業傳承，仍是傳習主要方式之一。古代醫學，祕傳性質甚重，非其人不傳，才德兼備及具天分的子弟才獲

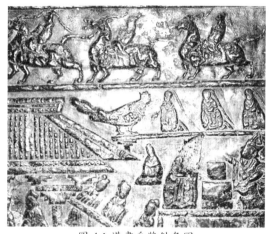
圖4：漢畫扁鵲針灸圖

傳授。[1] 司馬遷在《史記·扁鵲倉公列傳》記載了扁鵲、倉公習醫的故事。扁鵲是中國醫學史上的重要人物，原來他是受業於長桑君，長桑君與扁鵲相處了十餘年，才將醫術傳授，想必是長桑君為了觀察扁鵲其人其行。長桑君授予扁鵲禁方，並不許他外洩，可見醫學的祕傳性質甚重。至於淳于意（即倉公）拜公孫光、陽慶兩人為師，學習醫術，其拜師過程，反映古代醫學傳授的特質。首先，公孫光、陽慶傳淳于意禁方，吩咐淳于意不得外洩，而淳于意悉得禁方，亦許下不得妄傳人的諾言。第二，公孫光自言曾欲求方於楊中倩，楊中倩卻以「非其人」而拒絕了，可見擇人而傳的傳統。第三，公孫光教淳于意，其中一項是「傳語法」，可能

───────────
1 李建民，〈中國古代「禁方」考論〉，載《中央研究院歷史語言研究所集刊》，第68本1分，1997，頁117–166。馬伯英，《中國醫學文化史》（上海：上海人民出版社，1994），頁256–260。

只可口傳而不可筆之於書。第四，淳于意求教於陽慶門下，公孫光要寫書介紹，可見拜師學藝的嚴謹程度。

　　從傳承來看，長桑君傳扁鵲，扁鵲傳子陽、子豹，其中脈學分傳予陽慶、淳于意。醫學技藝，世代相傳，雖傳外人，卻不是輕傳。淳于意投陽慶門下，就須要介紹了。既然不輕傳就有相對應的儀式，以隆重其事。在《史記》中雖記載拜師學醫如何嚴謹，卻沒有記載醫學傳承中各種各樣的隆重儀式，以表示醫學知識的尊貴。

　　醫學傳授過程嚴肅而神祕，在《黃帝內經》（此即《素問》和《靈樞》）卻記載相應的儀式，例如擇吉日良辰、齋戒、歃血而受、對天盟誓、握手授書等程序，以示尊重這套知識。李建民綜合《黃帝內經》有關醫學知識傳授的資料，指出三點特色：第一，慎重其事，非齋戒、擇吉「不敢發」、「不敢示」、「不敢受」，傳授醫術甚至要擇良辰吉日及歃血為誓。第二，傳授地點在「靈室」、「靈蘭之室」、「金櫃」之中，凡此皆指古官學藏書之所。第三，傳授的對象，有傳子孫者，亦有不傳子孫者。重點在得人乃傳。先師祕傳，不單書於文字，亦有口傳。《素問・口問》記載，岐伯得其先師口傳醫術，黃帝令左右避席始敢要求岐伯口傳，無得外洩，嚴謹程度，可見一斑。

　　《黃帝內經》對醫學傳授的認真態度及謹慎，比照《史記》所載扁鵲、淳于意學醫的情況，十分接近，顯示了非其人不傳的傳統。身為弟子不得妄洩師說、私傳醫術，並起盟誓保證，無論口傳、授方都同樣保密。在非其人不傳的心態下，傳賢不傳子，

師弟間傳授成為主要的傳習方式。《後漢書‧方術列傳》記載涪翁
醫術傳予程高，程高再傳郭玉；華佗醫術傳予吳普、樊阿，都屬
於師弟間傳授。醫學知識的祕傳，表示醫學傳授的嚴謹，但並非
不傳或不外傳，而是找到適合的人，才傾囊傳授。然而，魏晉南
北朝以還，學術文化的發展寄存於門第，士族成為學術文化的主
要載體，因而醫學知識也展現出獨特的傳習模式。

　　范行準指出公元第三世紀末葉至第六世紀這三百年中，醫學
逐步集中到少數醫家手中，有的加以壟斷、世襲，到了南北朝時
代，醫學知識被門閥的醫家與山林的醫家所佔有。[2] 在門閥醫家
之中，東海徐氏和武康姚氏最為知名，兩個家族都是從南入北，
而且成學於南朝，入仕北朝之後，憑藉超卓的醫術而揚名。

　　自五胡亂華，東晉立國江左，政治分立而形成南北分隔，在
學術上亦發展出南北差異。[3] 南北朝之間的差異，表現在圖書典
籍上。南朝圖書典籍保存得較多，正如李廣健在〈南北朝史學的
發展與「隋書‧經籍志」的形成〉一文中指出在學術發展方面，
南朝後期已出現南強北弱的形勢。在此學術環境下，南朝醫學發
展對比北朝而言，亦較旺盛。在東晉南朝南方名醫輩出，陶弘景
在《本草經集注‧序》曾列出兩晉南朝名醫，葛洪、蔡謨、殷仲
堪、羊欣、王微、胡洽、秦承祖、褚澄、徐文伯、嗣伯群從兄弟

2　范行準，《中國醫學史略》(北京：中醫古籍出版社，1986)，頁 62。

3　南北學風差異，參唐長孺，《魏晉南北朝隋唐史三論》(武昌：武漢大學
　　出版社，1993)，頁 217–244。

諸人，療病十癒其九。此外，還有范汪、釋深師、陳延之、陶弘景，都是中國醫學史上重要人物。

　　《本草經集注》提及的全是南方醫家，也許是陶弘景偏居南方，不一定對北方醫壇有所理解所致。此外，魏晉南北朝醫學發展的一個重要特色，是大批記述經驗方書的出現。[4]《隋書·經籍志》共載錄了醫書二百五十六部，共四千五百一十卷。如果將連附於每部醫著下所列醫書計算在內，則共四百一十六部。而這些載錄的醫著，每每冠以其人為姓名，代表著他們臨床經驗的總集或搜集的驗方，例如：《羊中散藥方》、《范東陽方》、《殷荊州要方》之類。這大批方書成為魏晉南北朝醫學的重要遺產。

　　從《隋書·經籍志》載錄，可考為南北朝人所寫的醫著，南朝人佔了大部分。此外，在《隋書·經籍志》中，往往在附注中記有「梁有」，然後再列出經籍。據〈經籍志〉所說，在梁朝先後編定了《四部目錄》、《文德殿目錄》、《五部目錄》。到梁武帝普通中，阮孝緒編《七錄》。所謂「梁有」或「梁」，指的應是梁朝先後多次編定的目錄書籍中所載經籍。筆者又粗略計算「梁有」醫書共一百三十七部。這些醫著在梁朝編定的目錄內收載，醫著的作者雖不一定可考，但按理也應當是在南朝流傳著的。在《魏書》、《北史》為下列十一位醫者立傳：周澹、李脩、徐謇、徐之才、王顯、馬嗣明、姚僧垣、褚該、許智藏、許澄、崔彧。從傳

4　參廖育群等，《中國科學技術史：醫學卷》（北京：科學出版社，1998），
　　頁 197–198。

文內容來看，其中只有周澹、王顯、馬嗣明三人沒有受南朝醫學影響。從名醫數量及醫著來看，南朝醫學發展確比北朝為盛。南朝醫家醫術及其醫著，對隋唐醫學影響尤大。

永嘉亂後，東晉立國江左，東晉南朝時期，南方出現了不少有名的醫家，他們也取得了不少成就。在南北分裂時，有數個南朝醫家（特別是東海徐氏、武康姚氏）投向北朝，雖然他們投降的時間與原因各異，卻同樣憑著高超的醫術而闖出名堂，並將南朝醫學的經驗與成就帶入北朝，奠定了唐代醫學進一步發展的基礎。

中古時代，世家大族在政治、社會上具有優越的地位，世代為官，自成婚姻、交遊圈子。世家大族的形成途徑，其中一途是以文化為途徑，憑藉著某一專門學問，躋身仕途而維持若干代為官。[5] 然而，一般世家大族，大多術業世傳，尤以經史之學為甚。錢穆先生研究魏晉南北朝學術文化與門第的關係時說到：「中國文化命脈之所以猶得延續不中斷，而下開隋唐之盛者，亦頗有賴於當時門第之力。」「魏晉南北朝時代一切學術文化，必以當時門第背景作中心而始有其解答。當時一切學術文化，可謂莫不寄存於門第中，由於門第之護持而得傳習不中斷，亦因門第之培育，而得生長有發展。」[6] 家族內術業世傳是南北朝學術文化延續的重

---

5 參毛漢光，〈中古大士族之個案研究——瑯琊王氏〉，載氏著《中國中古社會史論》，臺北：聯經出版事業公司，1988，頁 367–368。

6 錢穆，〈略論魏晉南北朝學術文化與當時門第之關係〉，載氏著《中國學術思想史論叢（三）》（二版）（臺北：東大圖書公司，2022），頁 177、231。

要途徑。魏晉南北朝醫學傳承，亦賴醫術世傳家族得以延續發展，並為隋唐醫學所繼承。

家族相承是魏晉南北朝以來醫學傳授的重要模式。魏晉南北朝是世家大族興盛的時代，學術傳承與門第之間有著密切關係，家族內傳承是知識授受的重要途徑，也由此形成個別家族家學家風。[7]《禮記·曲禮下》說：「醫不三世，不服其藥。」歷來注疏家持有一說，謂意指「擇其父子相承至三世也」。從魏晉南北朝起，可以看到父子相承的醫學世家。

在門閥醫家之中，以東海徐氏、武康姚氏最為知名[8]。東海徐氏家族成員醫著，在《隋書·經籍志》收載最多。東海徐氏由徐熙開始，因道士傳授《扁鵲鏡經》而成為名醫。徐熙原籍東海，後徙居丹陽，曾任濮陽太守，子孫世居錢塘。徐熙將所學傳子秋夫，秋夫子道度、叔嚮，「皆能精其業」。徐道度子文伯、叔嚮子嗣伯，兩人醫術亦甚高明，當世齊名。東海徐氏家族，一門數代，世傳醫術，在當世甚有名望，是醫術大家。徐氏撰寫的醫著，仍在《隋書·經籍志》中記載下來，其中以徐文伯與徐叔嚮最多。

7　錢穆，〈略論魏晉南北朝學術文化與當時門第之關係〉，頁 134–199。陳寅恪也說：「蓋自漢代學校制度廢弛，博士傳授之風氣止息以後，學術中心移於家族，而家族復限於地域，故魏、晉、南北朝之學術、宗教皆與家族、地域兩點不可分離。」陳寅恪，《隋唐制度淵源略論稿》（上海：上海古籍出版社，1982），頁 20。

8　范行準，《中國醫學史略》，在〈門閥的醫家〉中有「通仕南北的世醫」一節，頁 62–63。

東海徐氏家族成員本居於南朝，後徐文伯、嗣伯的兄弟徐謇（字成伯）因北至青州，被俘而入仕北魏，亦靠醫術而為孝文帝所信任，文明太后、諸王公每每找謇診疾，又曾為孝文帝煉金丹，可算是徐氏家族中最先入仕北魏的。另方面，徐文伯子雄仍在梁朝，亦傳家業。雄子之才，隨梁豫章王蕭綜，後綜投北魏，退至呂梁，被魏將石茂孫俘，居於北方，後入仕北魏。徐之才因大善醫術，而得到北魏諸帝的寵信，封為西陽王。之才弟之範，在魏為尚藥典御。徐謇與徐之才相隔一代，兩人命運十分相似，先後入魏。謇善醫藥，用藥方劑甚有療效；之才亦精通醫術，藥石多效。兩人憑著醫術，而得到皇帝寵信，官運亨通。

　　徐之才醫術為當世稱許，另一北朝醫家馬嗣明對他評價甚高。徐之才父親徐雄，醫術本已在江左有名，徐之才入北魏前，已經卓然成家，以醫術馳名。徐之才亦有傳世的醫書，在正史中就可找到《徐王方》五卷、《徐王八世家傳效驗方》十卷、《雷公藥對》二卷，徐之才入魏，定居於北方，在魏朝入仕及行醫，自此再沒有南還。徐之才醫術，得自家傳，其父祖輩在南朝時已為醫術世家，在入魏前已成，因醫術而馳名。從其醫著所見，有《徐王八世家傳效驗方》十卷傳世，從其書名推知當是世代相傳的醫方。因而，可以說徐謇及徐之才（及其弟之範）入降北魏，同時也將在南朝歷世承傳東海徐氏的醫術，帶入北朝。

　　吳興武康姚氏，在孫吳時，姚信始入仕任太常卿，不過，武康姚氏相對於其他江東世家大族（如顧陸朱張）而言，家勢並不特別顯赫。姚氏家族學習醫術，則從梁代姚菩提一代開始，傳至

其子姚僧垣。姚菩提因本身積年患病，留心醫藥，卻因此而卓然成家，並與梁武帝討論醫藥。姚僧垣年二十四，已傳承家業。姚僧垣在梁代，以醫術知名，其行醫事跡，亦多有記載，曾多次為梁武帝、梁元帝治病。據《周書·姚僧垣傳》所載，大同九年，姚僧垣領殿中醫師，十一年，又轉領大醫正。及侯景亂梁，姚僧垣棄妻子赴難，及宮城破陷，乃歸吳興。梁簡文帝即位，即還建業，後隨梁元帝鎮荊州，時西魏大軍壓境，中山王宇文護使人求得僧垣，後燕國公于謹亦召，並隨于謹至長安。自此姚僧垣即入仕北周，並為朝中大臣治病，名噪一時。姚僧垣醫術高明，在北周時，治病為世所推許，相關事跡甚多，在王燾《外臺祕要方》收載《集驗方》中記有姚僧垣為燕國公于謹、于禮及于志光治病的醫案，流存至唐代。姚僧垣的醫方在隋唐時期是重要的參考醫書，撰有《集驗方》十卷，盛行於世，並被唐代醫家所徵引，影響力不小。

據陳寅恪所考，魏晉南北朝之世，精究醫術的家族，數代傳承，與其世奉天師道有密切關係。[9] 丹陽陶氏，是南朝顯赫的道教世家，其中陶弘景是其家族中懂得醫術的佼佼者。陳郡殷氏，以殷浩、殷仲堪叔侄為代表，在《備急千金要方》、《外臺祕要方》均收有殷仲堪方。[10]《隋書·經籍志》記殷仲堪撰《殷荊州要方》

---

9 陳寅恪，〈天師道與濱海地域之關係〉，載《金明館叢稿初編》（上海：上海古籍出版社，1980），頁 1–40。

10 《備急千金要方》卷 22〈丁腫癰疽〉載有殷仲堪王不留行散。《外臺祕

一卷。陽翟褚氏，在東晉南朝可算是顯赫的家族，有褚澄、褚該均善醫術者，褚澄著有《褚氏遺書》，《隋書‧經籍志》載有《褚澄雜藥方》二十卷，在《南史‧褚澄傳》亦載有褚澄治病事跡。在陽翟褚氏一族中，另有別的房支也培育出醫家。褚該在北周的名聲，亦僅次於姚僧垣。高陽許氏，在梁、陳兩代，也是醫術世傳。許智藏由其祖父開始，世習醫術，許智藏「少以醫術自達」及後隋平陳，為煬帝治病，「為方奏之，用無不效」。此外，同屬高陽許氏的許澄，先在南朝而後入北周，「亦以醫術顯」，與姚僧垣齊名，許澄父子俱以醫術名重於周、隋二代。清河崔氏是北朝大族，崔彧父親崔勳之，仕宦劉宋，劉宋元嘉年間曾為樂安渤海太守，後戰死。崔勳之一生活動範圍，大致是在青州，故崔彧隨父在青州生活，遇沙門而學醫。後來，崔彧自宋入魏，成為名醫。崔彧以醫自業，廣教門生，他的弟子亦相繼成名。崔彧子景哲、景風，景哲子冏，皆在北朝醫壇享有聲名。陽平李氏，李亮、李脩兩代習醫，李脩是在魏太武帝時投奔劉宋，並在劉宋管治範圍跟隨沙門僧坦學醫。在《隋書‧經籍志》載有《藥方》五十七卷，後魏李思祖（即脩）撰，李脩本傳指的應是此書。

　　從上述醫學世家歷史而論，東海徐氏、武康姚氏都是從南入北，而且成學於南朝，入仕北朝之後，憑藉超卓的醫術而揚名，而上述醫家習醫，多受南朝醫學的影響。[11]從《備急千金要方》、

　　要方》卷12〈久癖方二首〉引《古今錄驗》載有殷仲堪說扁鵲曾青丸。兩者都將殷仲堪作浩仲堪，最有可能的錯誤是將殷浩、殷仲堪兩伯侄混淆。

《外臺祕要方》引錄了不少魏晉南北朝以來醫著，追溯醫學知識傳承的主要形式，出現的趨向是從祕傳到山林門閥，再到唐代大量引錄前代醫著。在古代，醫學傳授是師弟相授受，師徒傳授關係一直流傳著，傳授醫學，神祕而嚴肅，非其人不傳。魏晉南北朝是門第社會，學術文化掌握在門第及佛道中人手上，正如范行準所言，此時期是「門閥與山林醫家分掌醫權的醫學成熟時期」[12]。魏晉南北朝醫學發展，有兩點很值得留意：一、家族傳承是醫學知識授受的重要途徑；二、南朝醫學發展比北朝更盛，而且有南朝醫學北傳的趨勢。[13]

二、官方醫學機構

隋唐以後，官方醫療機構成立，由官方機構培訓醫學人才，出現了在私人傳授之外的傳授途徑。醫學知識的傳授，在官方醫療教育體制下，由太醫署官員負責教授，即是在家族之外，醫學知識也得以傳授，醫學知識的傳授從祕傳及家族傳承中釋放出來。當中產生什麼影響，是值得探討的。

11　范家偉，《六朝隋唐醫學之傳承與整合》，頁 96–107。

12　范行準，《中國醫學史略》，頁 62。

13　范家偉，《六朝隋唐醫學之傳承與整合》，頁 91–126。

　　隋唐一統，隨著官方醫療機構設立，醫學人才的培育，成為官方醫療機構的重要任務。當然，絕不能說因為有了官方醫療機構，家族傳承就從此不復見。在隋唐時代，家族傳承與官方醫療教育系統之間，兩者存在著很微妙的關係，就是官方醫療機構，也可吸納醫學世家的人才入內。在隋唐以前，官方醫療機構早已存在，南北朝時期，醫學世家子弟傳承家業，吸納進官方醫療體系中。東海徐氏以醫術聞名於江左，但徐氏歷代入朝做官者，主要皆不是擔任醫官職位，只因醫術出眾，經常為皇室治病而已。但東海徐氏入北朝後，徐之才弟之範在北齊為尚藥典御，及另一家族成員徐謇在北魏為侍御師。[14] 武康姚氏姚僧垣經梁武帝親自試問，而入為大醫正，北周時又為太醫下大夫。兩個家族的代表人物徐之才與姚僧垣後來在北朝醫壇都是備受推崇的人物。但是，徐姚兩家的醫術極受唐代醫家注意同時，這兩個家族所傳承的醫術在隋開皇年間就中斷了，徐之才兩子沒有承傳醫術[15]，之才弟

---

14 在山東嘉祥縣出土了徐之範及其子徐敏齊墓誌銘，讓我們較詳盡知道徐之範的生平。〈徐之範墓誌銘〉、〈徐敏齊墓誌銘〉，收入羅新等編，《新出魏晉南北朝墓誌疏證》（北京：中華書局，2005），頁 355–365。〈徐之才墓誌銘〉，收入趙超主編，《漢魏南北朝墓誌彙編》（天津：天津古籍出版社，1992），頁 455–459。

15 在《外臺祕要方・黃疸遍身方》引《必效》說：「黃疸，身眼皆如金色，但諸黃皆主之方。……此方是徐之才家祕方，其侄珍惠說密用。」此方是由徐之才侄珍惠向家族以外的人透露，可以肯定的是東海徐氏入唐後，家族仍傳承祖上的藥方，但在醫壇上就佔不到位置了。

之範卒於開皇中；姚僧垣子姚最在隋文帝時參與蜀王秀異謀而被
誅。在隋唐初期，代之而起的是另一批南朝的醫學世家。

　　新一批被隋唐朝廷吸納的南朝醫學世家，直接進入了官方醫
療機構，會帶來什麼樣的衝擊？或是帶來什麼新的醫療文化？

　　隋唐醫學傳授轉變，當中最為重要者算是太醫署成立，代表
著國家介入醫學事務。官方醫療機構的成立不始於唐代，但唐代
官方醫學機構對唐代醫學的發展，擔當了重要角色。官方醫學機
構成立，不單單是醫務總署的機構[16]，對醫學知識傳授，起了重
大的影響，可以歸納出三點意義：第一，太醫署教授醫生、鍼生、
按摩生、禁咒生，學習醫術，由國家提供教學與考試。為隋唐以
來私人授受的傳習之外，開闢一條新的門徑；[17]當然，這條門徑
未完全取代私人授受的方式。

　　第二，整齊異說，醫學典籍傳本和醫學知識的重整，例如孫
思邈在《千金翼方》說到，貞觀年間，入為少府，與承務郎司馬

---

16 任育才，〈唐代的醫療組織與醫學教育〉，載《中央研究院國際漢學會議
　論文集·歷史考古組》（臺北：中央研究院，1981），頁449–473。

17 兩漢以來已有官方醫學組織，雖設有太醫令、丞之類職位，負擔宮廷及
　地方醫療事務卻沒有國家專門醫學教育機構。直至魏晉南北朝，才開始
　露端倪，據《唐六典·太醫署》記載「晉代以上手醫子弟代習者，令助
　教部教之。」劉宋元嘉二十年，太醫令秦承祖奏置醫學以廣教授。後來
　周朗亦建議太醫訓練醫生，而後魏亦創立太醫博士及太醫助教等職務。
　雖然，劉宋以來即以太醫教授醫生，但無論規制、課程等方面，都未同
　時建立，而持續時間亦有限，因此所取得的成效並不明顯。

德逸、太醫令謝季卿、太常丞甄立言等，奉敕修《明堂》，校定經圖。本草方面，《新修本草》的編定，得到尚藥局、太子藥藏局、太醫署等官員的參與。因此，官方醫學組織對於醫學知識重整有其助力。

第三，官方醫學機構負責中央的醫療事務。唐代皇帝有了官方醫學機構，其實即掌控了醫療資源，皇帝可以利用掌控的醫療資源，既可作為本身使用，又可作為對大臣的賞賜。

根據《唐六典》、兩《唐書》記載，唐代官方醫療組織可分為尚藥局、太子藥藏局、太醫署。太醫署隸屬於太常寺，由太醫令、丞主管，在太醫署由博士教授學生，在隋代已開其端。《唐六典》在醫博士條下記載，晉代以上手醫子弟習醫，宋元嘉二十年，太醫令秦承祖奏置醫學，元嘉三十年則停置醫學。後魏有太醫博士、助教。隋太醫有博士二人，掌醫。唐武德中，置博士一人，助教二人；貞觀中，減置一人，又置醫師、醫工佐之，掌教醫生。鍼博士條，記唐朝置鍼師、鍼工佐之，教授鍼生。按摩博士條，記隋太醫有按摩博士二人。貞觀中，減至一人，又置按摩師、按摩工，教授按摩生。咒禁博士條，記隋太醫有咒禁博士一人，唐代因襲置咒禁師、咒禁工，教授咒禁。除了鍼博士之外，其他都是在隋代已經設置了。由此可見，唐代在武德年間已經開始確立了太醫署組織，有醫博士、鍼博士、按摩博士、咒禁博士。在唐太宗貞觀年間似乎有些少變化，調整了署內人員名額，減省醫助教一人、按摩博士一人；又增加了醫師、醫佐、按摩師、按摩工。雖然，《唐六典》沒有說明鍼科系、咒禁科系在貞觀時受到調整，不過

鍼師、鍼工、咒禁師、咒禁工極有可能都是在貞觀年間才設置。

官　職	隋代人數	唐貞觀前	唐貞觀後
太醫令	2	2	2
太醫丞	2	2	2
醫　監	5	4	4
醫　正	10	8	8
醫　師	200	20	20
醫　工	100	100	100
醫　生	120	40	40
典　藥	無	無	2
醫博士／助教	2／無	1／2（置醫師、醫工）	1／1
鍼博士／助教	無	1／1（置鍼師、鍼工）	1／1
按摩博士／按摩師／按摩工／按摩生	2／120／無／100	2／4／16／30	1／4／16／15
咒禁博士／咒禁師／咒禁工	1／無／無	1／不明／不明	1／不明／不明

　　從隋代到唐武德、貞觀朝，太醫署人數是在減省當中。唐初承隋末大亂，而貞觀朝又是歷史上盛世，奉行節儉政策，減省官屬人數，是可以理解的，但仍重組太醫署編制，新增鍼博士及助教、典藥。隋唐政府設置四個科系負責教授各門醫學，完全由官方設立的。醫生、鍼生、按摩生、咒禁生是在學階段，其他職級的工作都是傳授醫學知識。隋唐政府設置這樣的組織，提供醫學教育，有系統地培訓醫療人才，整個傳授過程及其素質是受到國

家監管的。《舊唐書‧太宗紀》貞觀三年九月,諸州置醫學。貞觀三年令諸州置醫學,在這個時刻同時整頓太醫署編制,是很可能的。所以,整個太醫署的架構始於武德,卻完成於貞觀年間。

　　唐代尚藥局、太子藥藏局、太醫署三者雖分屬不同的部門,但三者同是醫療機構,因而也有一定關係。〈大唐故尚藥奉御上柱國吳君墓誌銘並序〉[18],墓誌主人是吳本立,任尚藥奉御,卒於神龍三年,從他的官歷,反映了唐代醫官在醫療機構的轉遷情況,有助了解三個重要官方醫療機構的地位。據該墓誌銘所記,吳本立可能來自一個醫學世家,其父在唐初「行太醫令」,他則承父技,「先知藥性」、「早擅醫方」。吳本立在永徽元年應醫舉,及第出仕。一般而言,對醫舉一科開始時間,多根據《冊府元龜‧貢舉部‧條制》記玄宗開元二十二年三月制,以為醫術科始於開元二十二年[19]。彭金炳據此片墓誌銘,指出早於永徽元年即已有醫舉[20],醫舉開始時間提前八十多

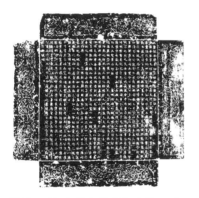

圖5:〈大唐故尚藥奉御上柱國吳君墓誌銘並序〉

18　錄自王仁波主編,《隋唐五代墓誌彙編‧陝西卷》,第3冊(天津:天津古籍出版社,1991),頁419-420。

19　例如高明士、章群、盧開萬等研究,都採這一說法。

20　彭金炳,〈墓誌中所見唐代弘文館、和崇明館明經、清白科及醫舉〉,《中國史研究》,1期,2005,頁37-42。

年。在唐代，太醫署負擔教授和訓練醫生的職責，也透過醫舉提拔優秀人才。唐初太醫署設立後，仍有醫舉，吸納醫學人才。當然，醫舉很可能不是常舉，而考核之法，要至乾元年間才確定。

　　吳本立醫舉及第，取得出身，授予太醫監（從八品下），及第後取得從八品官職，已算是不錯了。《唐六典‧太醫署》記太醫署，設太醫令二人、太醫丞二人、醫監四人、醫正八人、醫師二十人、醫工一百人、醫生四十人、典學二人。《唐六典‧太醫署》沒有具體說明醫監的職責。但醫監位置，介於太醫令與醫正之間，與太醫丞同為從八品下，也可能是太醫令的副手。吳本立之後就轉任太醫令，太醫令有兩人，共同掌管太醫署。從吳本立轉遷來看，由太醫監就可至太醫令，則醫監與太醫丞不僅品位相同，地位也應相約。吳本立成為太醫署首長，又再遷至太子藥藏監。太子藥藏局，屬東宮官屬，在名稱上，太子藥藏郎是由太子藥藏監改，兩者是同一官職。據《唐六典‧藥藏局》，藥藏郎正六品上，「掌和齊醫藥之事」，專為皇太子治病。吳本立遷至太子藥藏郎，官居正六品，由從八品下至正六品，應是很好的遷升。在整個官場生涯，吳本立似乎得到武則天的賞識，到了武則天神龍二年，遷為尚藥奉御。尚藥奉御是尚藥局的首長，屬殿中監，《唐六典‧尚藥局》說「尚藥奉御掌合和御藥及診候之事」。尚藥奉御的職責，掌管政府及皇室的醫療事務，與太子藥藏郎、太醫令職掌不同。在神龍二年踏上人生事業最高點，不久就死去。從永徽到神龍，經歷四十多年官醫生涯。吳本立由醫舉出身，遷轉途徑由太醫署至太子藥藏局、再至尚藥局，這個途徑會否是官醫最佳的遷

轉途徑，仍有待更深入的探討。但此與《新修本草‧序》人員的排列次序，正相一致，也是先排尚藥局，然後太子藥藏局，最後才是太醫署。或者可以說，在唐代，尚藥局地位最高，其次是太子藥藏局，太醫署在三者中地位最低。過去，學者對唐代官方醫療機構研究，集中在太醫署，並未留意太子藥藏局，似未全面。

　　同時，由墓誌銘所見，唐朝醫學人才的訓練，應不只是如《唐六典》所言，僅由太醫署訓練醫生、鍼生。在太子藥藏局，也可訓練醫生。〈大周故珍州榮德縣丞梁君墓誌銘並序〉，記誌主梁師亮，安定烏氏人，「起家任唐朝左春坊別教醫生」，而且「究農皇之草經，研葛洪之藥錄」「術兼元化，學該仲景」。[21]梁師亮卒於萬歲通天元年七月，為初唐人。梁師亮起家任左春坊別教醫生，左春坊屬東宮，下設司經、典膳、藥藏、內直、典設、宮門六局，藥藏即太子藥藏局，梁師亮起家就在太子藥藏局任別教醫生，學習醫術。清代錢大昕、武憶注意到這片墓誌銘內容。武憶在《金石三跋》研究這片墓誌銘內容時，說：

> 梁君起家任唐朝左春坊別教醫生。案之《唐書》，皆乖剌不合。〈百官志〉東宮有左春坊，其職任但於膳藥有所司，而別教醫生之文，則志未嘗及。太醫署醫博士掌教授諸生，針博士掌教針生，以經脈孔穴如醫生，其官又不在東宮。

---

21 周紹良主編，《唐代墓誌彙編》(上海：上海古籍出版社，1992)，上冊，頁 900。

今志牽附左春坊之下，或左春坊於東宮內既有典膳藥矣，而其所隸諸醫生亦當事教之，是於史文特未具故。[22]

武憶說法應該是最可能的。太子藥藏局屬東宮左春坊，負責照護皇太子的健康。既然稱為「別教」，應該就是有別於既有常制下的教授。[23]《魏書·李脩傳》記李脩，字思祖，傳承父業習醫，在高祖、文明太后時，曾集諸學士及工書者百餘人，在東宮撰諸藥方百餘卷，皆行於世。在東宮撰藥方，表示東宮醫療機構也參與醫務以外的工作，不獨為太子治病，例如〈唐故司成孫公墓誌銘並序〉記皇太子命太子藥丞至孫處約宅治療。

此外，凡有高超醫術者，屬已入仕，都有可能被納入官醫系統之內。〈唐故朝議郎守殿中省尚藥奉御翰林供奉上柱國賜緋魚袋段府君墓誌銘並序〉記段文絢以蔭第出身[24]，誌文說段文絢「少即慕道」，指的可能是與道教結下因緣，由此而懂得醫術，曾入選

---

22 武憶，《金石三跋·二跋》，卷 1，收入《續修四庫全書》，《史部·金石類》，第 892 冊（上海：上海古籍出版社，1995），頁 589。錢大昕，〈榮德縣丞梁師亮墓志〉，收入氏著《潛研堂金石文跋尾》，卷 5，見陳文和主編，《嘉定錢大昕全集》，第 6 冊（南京：江蘇古籍出版社，1997），頁 129。

23 《唐會要·論樂》記有：「別教子弟」；《舊唐書·音樂志》記有：「別教院」，所謂別教會否就是正規體制之外的教授。

24 周紹良、趙超主編，《唐代墓誌彙編續集》（上海：上海古籍出版社，2001），頁 983。

待詔翰林，可能也是因醫術而成為翰林醫官。[25]又如〈大唐故左
衛長史顏君墓誌銘並序〉記顏仁楚，琅耶人，弱冠州舉孝廉，射
策高第，授文林郎，龍朔元年，授盧州巢縣令。後因在麟德元年，
擢遷奉醫直長。[26]顏仁楚在兩《唐書》無傳，但是在顯慶二年，
顏仁楚時為禮部主事，參與了《新修本草》編修的工作，反映了
顏仁楚雖不是官醫，他的醫術可能早已為時人所熟知。奉醫直長
即尚藥局直長，尚藥局名稱時有改變，龍朔二年曾改名為奉醫司，
故直長稱為奉醫直長。孫思邈在《備急千金要方‧序》這樣說：

> 朝野士庶，咸恥醫術之名，多教子弟誦短文，構小策，以
> 求出身之道，醫治之術，闕而弗論，吁可怪也！

朝野人士縱有種種原因習得醫術，善於治療，但亦以投身科舉以
求出身為正途。又《新唐書‧李逢吉傳》記自習通醫術，卻從舉
明經和進士第出仕。李逢吉、段文絢、顏仁楚三人，或許就是孫

---

25 賴瑞和指出唐代所稱的待詔有兩類，其中一類是憑著自己本身的特殊技
　藝（如醫）成為待詔，他們當中絕大多數沒有功名科第，主要職務是服
　侍皇上或皇太子在書、畫、琴、醫、僧道、天文、五行等術數工藝方面
　的需要，當中極少數人可能從待詔升為正式朝中品官。段文絢應該就是
　由翰林待詔升為朝中品官的例子。參賴瑞和，〈唐代待詔考釋〉，載《中
　國文化研究所學報》，第 43 期，2003，頁 69–105。此外，翰林醫官是唐
　代吸納醫療人才的重要途徑，筆者希望日後撰文探討此問題。
26 《唐代墓誌彙編》，上冊，頁 445–446。

思邈所說唐代人的實際例子。總而言之，唐代有其專司的機構負責培訓醫療人才之外，亦有不同的渠道吸納醫療人才入內。《唐會要‧伎術官》：「開元七年八月十五日勅，出身非伎術而以能任伎術官者，聽量與員外官，其選敘考勞，不須拘伎術例。」《舊唐書‧高宗紀》記：「(永徽六年) 八月，尚藥奉御蔣孝璋員外特置，仍同正。員外同正，自蔣孝璋始也。」結合這兩條資料，蔣孝璋顯然不是伎術官出身，由於蔣氏家傳醫術的緣故 (詳見下文)，特員外特置尚藥奉御，這正屬於「出身非伎術而以能任伎術官者」。

　　一般而言，太醫署的醫生，經月試、季試、年試等考核之外，需要通過中央考試，才能任命授官，此當為常規的途徑。此外，醫舉是吸納醫療人才入官方醫療機構的一個途徑，「醫藥舉取藝業優長，試練有效者」，即是表明進入官方機構前要先經過一輪考核。至於考核內容，據《唐會要‧醫術》記：

　　　乾元元年二月五日制：「自今已後，有以醫行入仕者，同明經例處分。」至三年正月十日，右金吾長史王淑奏：「醫術請同明法選人，自今已後，各試醫經方術策十道、《本草》二道、《脈經》二道、《素問》十道、張仲景《傷寒論》二道、諸雜經方義二道，通七以上留，已下放。」

玄宗開元二十二年制只是說明「試練有效」，沒有具體內容，而乾元三年此制則確立了醫術考核內容。[27]玄宗以後，翰林待詔、翰林醫官的出現，同樣成為吸納醫者的一個途徑。《新唐書‧百官

志》唐制，卜醫技術，「皆置於別院，以備宴見」這個制度稱為待
詔，隨時等待皇帝的差遣，在大明宮、興慶宮、西內、東都、華
清宮都設立待詔所，而待詔者的技能，《舊唐書‧職官》又說有
「合煉、僧道」。可見唐代皇帝身邊已有關於醫療事務的待詔。不
過，在唐代前期似乎見不到這類屬於醫術待詔的活動記載。唐代
中後期，翰林學士的職能日益重要，翰林醫官在史冊上的記載也
增多。[28]翰林醫官不是真正的官員，不在官僚架構之內，可隨時
罷退他們，例如順宗曾罷翰林醫工、相工、占星、射覆等四十二
人。德宗在貞元二十一年正月罷翰林陰陽、上醫、相、射覆、碁
諸待詔等三十二人。正由於翰林醫官不在官僚架構之內，對於吸
納醫療人才反而起了一定作用。例如憲宗朝，皇甫鎛薦山人柳泌、
僧大通，僧大通自言百五十歲，可為憲宗煉長年藥，柳泌、僧大
通入為待詔翰林，並在台州煉神丹。雖然，僧大通等人以煉藥迷
惑憲宗，但他們卻是以翰林待詔被吸納仕禁中。[29]

---

27 這條資料有兩處很令人不解的，其一右金吾長史不管醫療事務，何以醫
　術考核由右金吾長史王淑提出？其二在《唐六典》記載太醫署教授諸生
　的醫籍當中，沒有張仲景《傷寒論》在內，現在卻要考《傷寒論》兩道？
　葉發正認為是經孫思邈大力提倡張仲景傷寒學說的結果。見葉發正，《傷
　寒學術史》（武昌：華中師範大學出版社，1995），頁48–51。

28 有關翰林學士、翰林院研究很多，但涉及到翰林醫官，筆者所見有山本
　德子，〈唐代における翰林醫官〉，《立命館文學》，卷418–421，1980，
　頁341–355。山本德子前段是介紹尚藥局、太醫署的架構，後半部分則
　是排列翰林醫官的史料，欠缺深入分析。

　　太醫署既然是醫學教育機構，一定有其教育法規。醫學博士教授醫生醫術，醫生須考試及進行臨床實習，而學習是理論與實習並重的。《唐六典‧太醫署》諸醫、醫生須讀《本草》、《明堂》、《素問》、《黃帝鍼經》、《甲乙》、《脈經》，並經考試。

　　官方醫療機構是專為皇室、宮廷人員以至大臣診病治療的，能夠成為官方醫療機構的一員，尤其主事者，要具備高超的醫術，理所當然，甚至在當時醫壇有一定地位和成就。唐代官方醫療機構尚藥局、太醫署、太子藥藏局，分別隸屬不同的政府組織，各有職能。三個機構的成立，可追溯至南北朝時期。[30] 不過，在南北朝時，三個機構對醫學發展未產生很大的影響，及至唐代，在統一王朝下，三者能夠扮演更重要的角色。首先，隋唐官方醫療組織承襲南北朝制度而來，在隋唐一統後，南北文化也被統一起來[31]，總體而言，南朝醫學實比北朝為盛。[32] 隋唐官方醫療組織在成立之初，同時也吸納了南朝醫學人才，成為核心力量。當南朝醫學世家吸納進官方醫療組織後，對醫學知識的傳承會有什麼樣的影響？這個課題留待下一章再詳述。其次，官方醫療組織成

---

29 賴瑞和指出翰林待詔，以技術而得到皇帝賞識，以技藝來謀生，在時人眼中，對他們帶有輕視之心，而待詔的社會地位和身分低下。參賴瑞和，〈唐代待詔考釋〉，《中國文化研究所學報》，新第 12 期，2003，頁 95–99。

30 龔純，《中國歷代衛生組織及醫學教育》，頁 10–34。

31 唐長孺，《魏晉南北朝隋唐史三論》，頁 468–471。史睿，〈北周後期至唐初禮制的變遷與學術文化統一〉，《唐研究》，第 3 卷，1997，頁 165–184。

32 范家偉，《六朝隋唐醫學之傳承與整合》，頁 105–107。

為醫學人才培育的重要機關後，確立了整套醫學知識傳授予醫生的系統，對當時醫壇會造成什麼影響？

三、「醫不三世」與上醫

　　唐代官方醫療機構，肩負了醫學知識傳授與考核的重責，改變了以往祕傳、家傳的醫學傳授形式，當然祕傳、家傳作為醫學知識傳授形式，仍然存在，但是官方作為醫療教育的機構，訓練出來的醫生、針生，必須經考核通過，才能保證教育的素質。這種傳習形式的改變，也很可能導致一些觀念的轉變。

　　「醫不三世，不服其藥」、「醫者，意也」、「信巫不信醫」都是經常在歷代醫學文獻中出現，稍習中國醫學史者都知道的。「醫不三世，不服其藥」出自《禮記‧曲禮下》，原文說：

> 君有疾，飲藥，臣先嘗之。親有疾，飲藥，子先嘗之。醫不三世，不服其藥。

鄭玄注說：「慎物齊也。」孔穎達《禮記正義》說：

> 凡人病疾，蓋以筋血不調，故服藥以治之，其藥不慎於物，必無其徵，故宜戒之。擇其父子相承至三世也，是慎物調

齊也。又說云：三世者，一曰《黃帝針灸》；二曰《神農本草》；三曰《素女脈訣》，又云《夫子脈訣》。若不習此三世之書，不得服食其藥然。鄭云慎物齊也，則非謂《本草》、《針經》、《脈訣》，於理不當，其義非也。

歷來注疏家解釋此句，主要持此兩說。按第一說是將三世解釋為父子相承的三世，大意可以理解為醫者不是三代行醫習醫，不應服其藥，以示慎重服藥。第二說則是，所謂「三世」，指的是三部醫書：《黃帝針灸》、《神農本草》、《素女脈訣》。引申而言，就是精通三樣醫術——針灸、藥物、診脈的人，所處藥方才可服用。由於第二說，出自唐代孔穎達，有別於第一說出自鄭玄，在唐代可說是新說。

　　趙元玲在一篇文章中，臚列了歷代注疏家對「三世」的解釋，探討宋元以後醫者專業化 (professionalization) 問題。文中列了歷代注疏家對「三世」的不同解釋，知道大體上仍然只是環繞鄭玄和孔穎達兩說上再作進一步的疏解。[33]此處暫且放下歷來注疏家的疏解，不辨其是非，因兩說可以各是其是，非其非，亦各有支持者。但是，筆者感興趣的是孔穎達是唐代的經學大家，所撰《五經正義》，是為了統一當時對經書解釋的異說，此說若不是胡說的

---

33 Yüan-ling Chao（趙元玲）, "The Ideal Physician in Late Imperial China: The Question of Sanshi," *East Asian Science, Technology and Medicine*, No. 17, 2000, pp. 66–93.

話，孔穎達應該有其根據，以否定鄭玄的說法。貞觀初年，唐太宗命顏師古等考定《五經》，作為《五經》定本。其後，唐太宗又命孔穎達、顏師古等名儒，撰寫《五經正義》，在貞觀十六年完成。在南北朝，有所謂南北經學之分，各有宗尚，在禮方面，則南北經學皆從鄭玄。孔穎達在此卻反對鄭玄的說法，認為是不妥當的，而另闢新說。那麼，孔穎達是在什麼背景下做這樣的注解呢？與唐代醫學教育又有沒有關係呢？此說又展現了什麼意義出來？這些問題都是本節關心所在。

孔穎達在《禮記正義》中，顯然是引錄了唐代現存的說法，「又說云」即指有這樣的一種說法。孔穎達的說法有兩個方向：一方面，即「三世」是指本草、針灸、診脈。另一方面，父子相承為三世，「於理不當其義」，在道理上說不通。孔穎達不只在提供另一解釋，而且對鄭玄的說法，表示反對。唐代皇帝皆喜用方士煉長生藥，穆宗也不例外，《新唐書・張皋傳》記穆宗寵信方士柳泌求長生不死藥。張皋引「醫不三世，不服其藥」，勸說穆宗，藥不能亂服，以示慎重。崔致遠在為法藏和尚所寫〈唐大薦福寺主翻經大德法藏和尚傳〉中這樣說：「外訓有言，醫不三世，不服其藥。矧於聖典，叵謬憲章。以梁陳間，有慧文禪師，學龍樹法，授衡岳思，思傳智顗，顗付灌清。三葉騰芳，宛若前朝佛澄、安、遠。」此段話顯然所指的三世就是歷代相傳的意思，借喻師弟的傳授。可見，唐代人是將「醫不三世」理解成三代相傳的。

不過，在敦煌發現的《明堂五藏論》[34]卻為理解孔穎達的說法提供了線索：

又言：上醫察色，中醫聽聲，下醫診候。醫者，意也。須明經脈，善會方書，又會陰陽，是名三代醫也。[35]

「三代醫」即與「三世醫」同意，唐人為了避唐太宗李世民諱，將「世」字改為「代」字。文意清楚是指懂得經脈、方書、陰陽三者。雖然，在用字上與「本草、針灸、診脈」有差別，毫無疑問，此處所說的「三代醫」，絕對不能解作父子相承三代，而係與孔穎達說法相類似，以三種醫學技術作為解釋。《明堂五藏論》將「三代醫」緊扣著上中下醫標準來說的，句中除了觀形察色診脈外，「醫者，意也」、「須明經脈，善會方書，又會陰陽」是另一種討論醫者高下的標準。

《靈樞·邪病藏府病形》說：

見色知其病，命曰明。按其脈知其病，命曰神。問其病知其處，命曰工。……色脈形肉，不得相失也，故知一則為工，知二則為神，知三則神且明矣。工、神、明的分別，在於觀色、診脈、問病方面，能夠三者兼知，方稱得上「神且明」。

---

34 在《隋書·經籍志》、《舊唐書·經籍志》、《新唐書·藝文志》均載有《五藏論》，又以明堂為名的醫籍也不少，但卻未有標示《明堂五藏論》。

35 叢春雨編，《敦煌中醫藥全書》(北京：中醫古籍出版社，1997)，頁95。

《難經集註》記：

經言：知一為下工，知二為中工，知三為上工。上工者十
全九，中工者十全八，下工者十全六，此之謂也。
呂曰：「五藏一病輒有五，今經載肝家一藏為例耳，解一藏
為下工，解二藏為中工，解五藏為上工。」丁曰：「上工
者，謂全知色脉皮膚三法，相生相勝本始，故治病十全其
九；中工知二，謂不能全收，故治病十全得八；下工知一，
謂不解明於全法，一心治已病，故十全得六也。」虞曰：
「工者，萬學萬全，乃曰工也。凡為醫者，窮《難經》，察
脈之浮沉，藏府虛實；通《素問》，知經脈往來，針之補
瀉；窮《本草》，識藥之寒溫氣味所歸，全此三家，然後治
病，可曰知三，為上工也。醫不三世，不服其藥，謂非工
也。」《素問》曰：五藏之象可以類推，五藏相錯可以意
識，此可曰工也。

呂指呂博望，三國時吳國人[36]；丁指丁德用、虞指虞庶，皆宋代

---

36 呂博望又名呂廣。在《隋書‧經籍志》卻載有「《黃帝八十一難》二卷，
梁有《黃帝眾難經》一卷，呂博望注，亡。」《太平御覽‧方術部五》引
《玉匱針經‧序》說：「呂博少以醫術知名，善診脈論疾，多所著述。吳
赤烏二年為太醫令，撰《玉匱針經》及注《八十一難經》，大行於世。」
楊玄操《難經集注‧序》說：「逮於吳太醫令呂廣為之注解，亦會合玄
宗，足可垂訓。而所釋未半，餘皆見闕。……非唯文句舛錯，抑亦事緒

人。這段對於《難經》注解的文字，可說為孔穎達的說法提供了一些補充。呂、丁、虞三人分別就《難經》中所說「知三為上工」進行解釋。從《難經》上下文來說，「三」的意思完全是不明確的，也因此提供了後世醫者解釋的空間。呂博望以了解五臟多少來分別上中下工，但卻無解釋「三」是什麼？由一臟、二臟便到五臟。丁德用則以色、脈、皮膚為三。虞庶以上工就是知三，三指《難經》、《素問》、《本草》，三書雖有異於孔穎達所列，大體上仍然是通三種醫學技術（本草、針灸、診脈）作解釋。「醫不三世，不服其藥，謂非工也」可以釋為醫非上工，不服其藥，將「知三」的「三」連繫到「三世」的「三」。從虞庶之言脈絡回頭再看《明堂五藏論》，《明堂五藏論》也是在說明上中下醫之後，再提出「三代醫」。唐宋時代人對「三世」的理解，確有如孔穎達注疏中所述。

　　上述兩條資料分別提及到「三代」、「三世」時，是在說明上醫、上工的脈絡下提及的，「三世醫」、「三代醫」亦即上醫。將這種思考脈絡放入孔穎達注疏中，所謂「三世者，一曰《黃帝針灸》；二曰《神農本草》；三曰《素女脈訣》，又云《夫子脈訣》。若不習此三世之書，不得服食其藥然」，很可能也是在說明上醫懂得針灸、本草和診脈三種醫療技巧。孫思邈在《備急千金要方‧論大醫習業》說欲為大醫，必須熟讀醫書，當中包括「《素問》《甲乙》《黃帝鍼經》，《明堂流注》，十二經脉，三部九候，五臟

參差。後人傳覽，良難領會。」

六腑，表裡孔穴，本草藥對」。孔穎達所說的針灸、本草、診脈，以及《明堂五藏論》所說的經脈、方書、陰陽，通通包括在孫思邈所開列的醫書裡面。孫思邈認為能夠成為大醫者，須對文中提及的醫籍加以鑽研，留意當中妙理。《北齊書‧馬嗣明傳》說馬嗣明，少明醫術，博綜經方，「《甲乙》、《素問》、《明堂》、《本草》，莫不咸誦」，馬嗣明習醫內容範圍與孔穎達所說也是一致的。至此可以進一步思考，醫者掌握什麼醫學知識是很重要的，一般醫者以師徒相承、父子相繼為學醫模式，學習內容隨著師傳、家傳而定，可能各家有所宗主，或者專以某種醫術或醫經為傳承核心。[37]然而，隋唐時代，太醫署成立，作為官方醫學教育機構，傳授醫學內容有了規制，統一了學習內容，以供考核，而習醫生經考試及格後，才可成為官方認可的醫者。在這樣的情況下，要具備官方認可的資格，與官方考核內容就有密切的關係。《唐六典‧太醫署》說：

> 諸醫、鍼生讀《本草》者，即令識藥形、知藥性；讀《明堂》者，即令驗圖識其孔穴；讀《脈訣》者，即令遞相診候，使知四時浮、沉、澀、滑之狀；讀《素問》、《黃帝鍼經》、《甲乙》、《脈經》皆使精熟。
>
> 鍼生習《素問》、《黃帝鍼經》、《明堂》、《脈訣》，兼習《流

---

37 張仲景在《傷寒論‧序》批評時人：「各承家技，始終順舊。」唐代有三代專攻治療眼內障的眼醫，詳見第八章。

注》、《僵側》等圖，《赤烏神鍼》等經。業成者試《素問》
四條，《黃帝鍼經》、《明堂》、《脈訣》各二條。

醫博士掌醫術教授，教諸醫、醫生研讀《本草》、《明堂》、《脈
訣》，文中特別標出此三書，就是本草、孔穴、診脈三種技藝。同
書又說「鍼博士掌教鍼生以經脈孔穴，使識浮、沉、澀、滑之候，
又以九鍼為補寫之法。」乾元三年正月十日制，醫術同明法選人，
各試「醫經方術策十道、《本草》二道、《脈經》二道、《素問》十
道、張仲景《傷寒論》二道、諸雜經方義二道。」乾元三年所確
定的醫術考試的範圍，是唐代太醫署傳授的重點醫籍，與孔穎達
所說的三項（除《傷寒論》外），頗為吻合。

　　孔穎達舉出的醫籍中，其一是《素女脈訣》。後世注疏家也注
意到這個問題，《素女脈訣》似乎不太能接受，改為《素問脈
訣》。[38] 確實，《素女脈訣》頗難說得通。在六朝隋唐，的而且確
有《素女經》，《抱朴子內篇·遐覽篇》便載有《素女經》一卷，
與各種養生道經並列。王燾《外臺祕要方》則引錄了《素女經》
〈四季補益方七首〉、〈八瘕方〉等，與男女交合、生育產乳有關，
而素女這個人物，也常在房中書出現。當然，男女交合、生育產

38 Yüan-ling Chao, "The Ideal Physician in Late Imperial China: the Question
of Sanshi," p. 69. 有關素女考釋，可參李零，〈東漢魏晉南北朝房中經典
流派考（上）〉，收入氏著《中國方術續考》（北京：東方出版社，2000），
頁 350–353。

乳之事也是醫學的重要部分，但唐代所見的《素女經》似乎不是習醫者最必須通達的醫學知識。南北朝以來，醫者已注重《素問》的傳授，如《魏書・崔彧傳》載崔彧少時在青州，得僧人教以《素問》、《九卷》及《甲乙》，遂善醫術，上引馬嗣明例子，及南朝全元起注《素問》，反映《素問》此時已是習醫的重要典籍。唐代王冰亦重注《黃帝素問》二十四卷，王燾《明堂・序》更說：「《黃帝素問》擿孔穴，原經脈，窮百病之所始。」司馬承禎《修真精義論》也多引錄《素問》內容。根據《唐六典》所述，孔穎達注中所說的《素女脈訣》改為《素問脈訣》，也非常可能是為合乎當時醫學內容。

另一方面，父子相承為三世的說法，孔穎達認為於理不合。這種情況極可能是唐代才發展出來的觀念。正如前文六朝至隋唐醫學知識傳授的模式，從家族中累世相傳，發展至官方醫療教育系統，能夠訓練出朝廷官醫時，醫學傳授再不完全依賴父子相承的傳統。如上文已述，討論「三世」時，脈絡其實是在討論上中下醫，唐代人對上中下醫有不同標準，《備急千金要方・診候》說：

> 古之善為醫者。上醫醫國，中醫醫人，下醫醫病。又曰上醫聽聲，中醫察色，下醫診脈。又曰上醫醫未病之病，中醫醫將病之病，下醫醫已病之病。若不加心用意，於事混淆，即病者難以救矣。

「上醫醫國」出自《國語・晉語》，孫思邈列舉出對上中下醫的三

種分類標準。其中,「上醫聽聲,中醫察色,下醫診脈」以醫者診治疾病能力作為標準,而孫思邈在《備急千金要方》和《千金翼方》中強調察色聽聲診脈的重要性,例如《備急千金要方‧治病略例》引張仲景說:「古者上醫相色」、「中醫聽聲」、「下醫診脈」。《千金翼方‧色脈》又說:

> 夫為醫者,雖善於脈候,而不知察於氣色者,終為未盡要妙也。故曰:上醫察色,次醫聽聲,下醫脈候。是知人有盛衰,其色先見於面部,所以善為醫者,必須明於五色,乃可決生死,定狐疑。故立候氣之法冠其篇首。

陶弘景《本草經集注‧序》:「按今自非明醫,聽聲察色,至乎診脈,孰能知未病之病乎?」隋代智顗《摩訶止觀》說:「若善醫術巧知四大。上醫聽聲,中醫相色,下醫診脈。今不須精判醫法,但略知而已。」從這些資料所見,陶弘景對於明醫的標準與孫思邈所說上醫,均以掌握聽聲察色診脈,才能治未病之病。總而言之,以醫者醫術作為上中下醫的標準,是一種共識。當然,不同的人對醫者應掌握什麼醫術會有不同的見解。

孔穎達撰《禮記正義》所作的注文,有其時代背景。「醫不三世,不服其藥」其實在討論上醫的語境中被提出,或可將此話理解為「不是上醫,不服其藥」。什麼才是上醫?唐代以前,醫學傳授依靠祕傳和家傳,然而官方醫學教育體制出現,父子相承不再是成為上醫的必要條件,具備高超的醫術,能夠通過考核,才算

得上是上醫。究竟怎樣才算具備高超的醫術呢?這就出現了對「三世」不同的解說。孔穎達只是引了當時的一個說法,基本上以本草、針灸、診脈為醫學知識的核心內容;而官方醫療教育系統,以本草、診脈、針灸為傳授基礎,孔穎達所說三世解釋由父子相承轉移至三項醫療技術,而這種轉移又與上醫上工的討論有關係,從南北朝至唐代醫療傳授方式的深刻變化,應該是理解孔穎達疏的關鍵所在。

四、小　結

綜合本章研究所得,隋唐統一,重新確立起尚藥局、太子藥藏局、太醫署等官方醫療組織及其職能,造就了隋唐兩代醫學發展的重要方向。在官方醫療組織確立,成為提供醫療教育和診治的重要官方機構,為唐代醫學發展提供了有利的條件:第一,官方編纂醫書是由官方醫療人員負責其事,諸如《諸病源候論》、《新修本草》等等,都可以找到很具體的證據,說明是由官方人員參與編纂的。而且,在隋唐兩代,官方編纂的醫書還有《四海類聚方》、《廣濟方》、《廣利方》,都是很大型的方書,相信也是由官方醫療機構人員參與其事。第二,朝廷、皇室透過官方醫療機構的設立,延攬了一批醫家為朝廷或皇室服務,成為很重要的醫療資源。皇室或朝廷掌握了醫學人才,於是又可以賜藥、為大臣

診治，間接地影響了醫學知識的流傳。第三，太醫署確立最基本
的職能是提供醫學教育，訓練醫學人才。這種醫學傳授雖然不能
完全取代家族相傳的醫學傳授模式，但是以考核方式來授予行醫
的資歷，是很重要的一種轉變。這種轉變很可能導致孔穎達對「醫
不三世」新疏的出現。

第三章　醫學南朝化

——隋唐時代南朝醫學世家

　　上一章交代了隋唐兩代官方醫學機構的確立及其意義，這方面可說是制度上的轉變，同時醫學機構的主事者、領導人物，他們的背景和對醫學的見解，對於隋唐醫學的發展，同樣起了不可忽略的作用。隋唐醫學發展，繼承了魏晉南北朝醫學的遺產。在南北朝分裂格局下，從名醫和醫著數量來看，南朝醫學發展比北朝更盛，而南朝醫學透過北奔醫家，亦傳至北朝。隋朝平陳後，南北復歸統一。從政治層面來看，北方控制了南方。但從文化層面來看，在隋唐初年就似乎有捨北從南的趨向。[1]

　　東海徐氏、武康姚氏是北朝重要的醫術世家，兩個家族入隋後，醫術的傳承就斷掉了，在醫壇上的地位，可說不再舉足輕重。

1　可參唐長孺，《魏晉南北朝隋唐史三論》，頁 468–471。另有關南北朝入　　隋後圖籍問題和捨北取南的趨勢，李廣健文章論之甚詳，可參李廣健，　　〈論隋代私修目錄〉，收入《史學傳薪——社會・學術・文化的探索》　　（香港：中華書局，2005），頁 189–248。

代之而起,是另一批南朝的醫家。文帝平陳後,南朝舊有的文化力量,部分被隋朝所吸納,醫學方面也不例外。南北朝的醫學力量,與家族有密切關係。隋唐時期,官方醫療機構吸納了南朝醫學世家入內,對唐代醫學知識帶來了相當的影響。

所謂「南朝化」,最早是陳寅恪研究唐代江南折納租布時提出,唐長孺在《魏晉南北朝隋唐史三論》發揮陳氏的說法。[2] 簡單來說,「南朝化」是指隋唐對南朝的繼承或制度中的南朝因素。本節借用這個觀念,從醫學傳承角度,了解南朝醫學對隋唐醫學可能的影響。

一、隋代尚藥局與南朝醫學世家

隋唐兩代官方醫療機構,分為尚藥局、太子藥藏局、太醫署。尚藥局是專為帝王醫療的組織,隋時屬門下省,至煬帝時尚藥局改隸殿內省,最高長官是尚藥奉御,又有司醫、醫佐等員。根據《唐六典・尚藥局》所載,尚藥局隸屬殿中省,有尚藥奉御二人、直長四人、侍御醫四人、主藥十二人、藥童三十人、司醫四人、醫佐八人、按摩師四人、咒禁師四人、合口脂匠二人,職責是「掌合和御藥及診候之事」,是皇室醫療機構。

2　相關介紹及討論可參牟發松、王素的研究。

　　太子藥藏局屬門下省，為負責東宮的醫療組織。唐代設有太子藥藏郎、丞、藥童、典藥等。

　　太醫署隸屬於太常寺，由太醫令、丞主管，編制的常制員額達三百四十一人。太醫署的組織是令二人、丞二人、醫監四人、醫正八人、醫師二十人、醫工一百人、醫生四十人、典學二人。在太醫令、丞之下有四個分支：醫師、鍼師、按摩師、咒禁師，「師」字在這處當作「科系」解。在這四個分支中，又分別設有博士，博士之下又有助教，協助博士教學。太醫署主要工作有四方面：第一，太醫署作為中央醫務總署，負責醫政事務。第二，培育醫藥人才，由太醫令、丞所屬的醫師、針師、按摩師、咒禁師主其事，教授學生醫學知識及考課。第三，由醫師、醫監、醫正等人員擔當治療診病的職責。第四，太醫署屬下有藥師，管理藥園，是藥物管理單位。[3]

　　隋代官方醫療機構，上承北朝制度，特別是北齊。《冊府元龜‧卿監部》記南朝醫制，尚藥皆太醫兼其職。梁陳魏三朝皆以太醫兼尚藥局，換言之，太醫署與尚藥局雖是兩個機構，卻仍未有很清楚的分工。北齊則以門下省統尚藥局，並設有尚藥典御、侍御師、尚藥監等職。隋代承襲北齊制度，亦以門下省統尚藥局，直到煬帝大業三年才將尚藥局分屬殿內省，又將尚藥典御改名為尚藥奉御，唐朝襲之。在大業年間，煬帝擴張尚藥局的架構，增置司醫四人、醫佐八人。太醫署方面，煬帝也置醫監五人、醫正

---

3 任育才，〈唐代的醫療組織與醫學教育〉，頁 451–453。

十人。

　　隋代國祚只得三十七年左右，但完成了兩部大型的醫著：《諸病源候論》和《四海類聚方》。《舊唐書‧經籍下》載有《四海類聚單方》十六卷，隋煬帝撰。隋煬帝只屬掛名，在《隋書‧經籍志》又載有《四海類聚方》二千六百卷，《四海類聚單要方》三百卷。《四海類聚單要方》應該就是《四海類聚單方》的節本或一部分，在隋煬帝時完成。《新修本草‧牡荊實》「謹案」引有《類聚方》，很可能就是《四海類聚方》。《諸病源候論》則有五十卷，完成於大業年間。開皇三年，牛弘開獻書之路，搜訪異本和民間異書。開皇開獻書之路，為兩部大型醫書的編著，提供了很好的條件。另一方面，隋代重新確立了官方醫療組織，吸納了醫學人才進入官方架構，同樣提供了有利的條件。

　　隋煬帝除了擴充尚藥局員額外，對醫藥之事，似乎頗為留意。《隋書‧許智藏》記許智藏，高陽人，生於梁陳時期，因母病學醫，成為名醫。陳平入隋，隋煬帝有疾，使中使訪許智藏，以得其方。許智藏雖沒有成為官醫，卻是來自南朝的，早在陳朝時便以醫術聞名。由此來看，至少煬帝是信任南朝醫家的。由於隋代資料缺乏，重建有關官醫的歷史，確實困難，最多只是一些蛛絲馬跡而已。

　　《舊唐書‧許胤宗傳》記許胤宗，常州義興人。在陳朝時已顯露出高明醫術，曾為柳太后治風病。陳亡入隋，曾任尚藥奉御，而入唐後仍然出仕。及至武德初，累授散騎侍郎，此時正值關中骨蒸病流行，得病者必死，又遞相連染，諸醫無能為力。唯獨許

胤宗能治癒此病。⁴ 許智藏、許胤宗兩人雖然不是同一家族，卻都是來自陳朝。許胤宗善於治療關中地區流行的骨蒸病，入隋後即任尚藥典御，執掌尚藥局。此外，許智藏同宗族的許澄，在隋代也任尚藥典御。《隋書‧許智藏傳》附許澄事跡，說許澄以醫術聞名，澄與其父在周隋都很有名，甚至與名醫姚僧垣齊名，醫術當然有一定的造詣。

　　煬帝時，尚藥奉御有兩人，許胤宗是其中一個，另一個在唐代的一片墓誌銘中，可以找到。韓思復撰〈大周故承奉郎吳府君墓誌之銘並序〉，墓誌主人吳續，出自濮陽吳氏，其父吳景達在隋唐兩代也任職官醫。這片墓誌銘記載：

> 君諱續，字光紹，其先濮陽人也。……曾祖孝直，陳散騎常侍、大舟卿；大父敏恭，陳晉安王刑獄參軍，湘鄉、澧陵二縣令；王考景達，隋尚藥奉御，唐秦王祭酒、中散大夫、尚藥奉御、永安縣開國男。⁵

吳景達夫人劉氏亦有墓誌銘，記劉氏卒於貞觀四年。⁶ 根據這兩

4　有關骨蒸病研究，蕭叔軒，〈結核病在中國醫學上之史的發展〉，《醫史雜誌》，復刊號，頁 25–33；《醫史雜誌》，3 卷 2 期，頁 29–40；《醫史雜誌》3 卷 3 期，頁 19–30。余巖，〈中華舊醫結核病觀念變遷史〉，《醫學革命論選》（臺北：藝文印書館，1976），頁 65–76。

5　周紹良主編，《唐代墓誌彙編》，上冊（上海：上海古籍出版社），頁 968–969。

片墓誌銘所載確是有一吳景達,在隋唐兩代歷任尚藥奉御,入唐後又封為永安縣開國男。上章已述,〈大唐故尚藥奉御上柱國吳君墓誌銘並序〉又記有吳本立,傳承父業,其父是唐代太醫令,也是濮陽人。濮陽吳氏來自南朝陳朝,吳景達父祖皆在陳朝任官,所傳承的應是南朝醫學。

研讀這片墓誌銘時,筆者想到《諸病源候論》作者(或編者)的問題。《諸病源候論》究竟作者(或編者)是誰?在文獻記載有兩說:一是巢元方,一是吳景。北宋‧宋綬所撰《巢氏諸病源候論總論‧序》說,《諸病源候論》是隋大業中太醫巢元方奉詔所作。《隋書‧經籍志》記:「《論病源候論》五卷,吳景賢撰」。《舊唐書‧經籍志》記:「《諸病源候論》五十卷,吳景撰」。《新唐書‧藝文志》則記:「吳景,《諸病源候論》五十卷;《巢氏諸病源候論》五十卷」。對於這種紛亂的情況,《四庫提要》這樣說:巢元方與吳景,一為監修,一為編撰,因此書名或題吳景,或題巢元方名,其實都是一部書。所以,《隋書》吳景作吳景賢,賢或監字之誤;五卷亦當脫十字,如是五卷,不應目錄就有一卷。四庫館臣推測是有道理的,吳景與巢元方一為監修,一是編撰,例如武則天時,曾命張文仲編纂風病諸方,尚藥局隸殿中監,同時由對醫術頗有認識的殿中監王方慶監修。所以,一部醫書有編修者、有監修者,完全是可能的。隋門下省尚藥局最高長官,是尚藥典御,設有二人,巢元方為太醫令,則地位在尚藥奉御之下。如果

6　《唐代墓誌彙編》,上冊,頁20。

吳景在編修《諸病源候論》一事上是監修，其地位必在太醫令之上。正史所載的吳景或吳景賢，是否就是吳景達？隋代國祚短速，煬帝一朝，按理曾任尚藥奉御者不會太多人，煬帝時兩名尚藥奉御應該就是吳景達和許胤宗兩人。吳景達在隋亡入唐，仍任尚藥奉御，而《諸病源候論》成於大業中，從大業至隋亡，不多於十年時間，不會有如此巧合，都有「吳景」和「吳景達」姓名如此接近的人擔任尚藥奉御。

不過，尚有一個問題有待斟酌，因在《隋書‧麥鐵杖傳》記有一醫者名吳景賢，謂遼東之役時，麥鐵杖為前鋒，並與醫者吳景賢對話。這位吳景賢會否就是《諸病源候論》的編者？遼東之役是在大業八年，麥鐵杖戰死於大業八年三月。換言之，吳景賢在大業八年仍只是醫者。《諸病源候論》成書於大業中，而大業共有十三年，如果此吳景賢在大業年中編修《諸病源候論》，何以此時又會追隨麥鐵杖？由此看來，若說《諸病源候論》的編者就是這位吳景賢，似乎不大可能。又隋代灌頂《國清百錄》記開皇十八年，有一典籤吳景賢被派往天台山，可見姓吳名景賢者，不只一人。如何能夠解釋上述這些記載紛亂的情況？目前仍很難有明確的答案，總之兩《唐書》記吳景《諸病源候論》五十卷，吳景之下脫的應是「達」字，不是「賢」字，是最可能的。

同時，值得留意濮陽吳氏同樣是來自陳朝，吳景達父祖皆在陳朝任官，應該也是陳亡入隋。由此可見，隋代一位倍受重視的醫者許智藏，兩位尚藥奉御許胤宗、吳景達，均從陳入隋，屬南朝的醫家，可見隋代醫療架構裡面的人才來自南朝。簡言之，南

朝醫家在隋統一後，出仕隋朝，是南朝醫學北傳的另一波，尤其在隋煬帝時，佔據著十分重要的位置。

二、《諸病源候論》與南方醫學

在隋代，南朝的醫家進入了官方醫療組織內，這與煬帝的用人政策有莫大關係。劉淑芬研究隋煬帝的南方政策時，指出隋煬帝即位後信用南方人，作為其統治政策的一部分，起用在揚州任總管時所招攬的南方人，例如裴蘊、虞世基，在政治上有南朝勢力抬頭的傾向，煬帝在其一統帝國下開始了南北文化的融合。[7]由此來看，煬帝重用南方醫家，作為官方醫療組織的執事者，與其南方政策是一貫的。隋朝將南朝醫家吸納入官方之內後，對醫學發展會產生什麼樣的影響？

筆者在《六朝隋唐醫學之傳承與整合》一書研究南北朝醫學的發展，南朝比北朝為盛，無論著名醫家和醫著數量，都反映了這個趨勢。目前，隋代醫書留下來的只有《諸病源候論》，作為官修醫書，而又在南朝醫家為核心力量的隋代醫療組織修成的，會否有可能反映了南朝醫學的特點？確實地說，要在醫書中分辨哪些是南朝的，哪些是北朝的，或者南北朝共有的，是不太可能的

7　劉淑芬，〈隋代南方政策的影響〉，《史原》，第 10 期，1980，頁 59–79。

事。不過，《諸病源候論》對梁朝陶弘景著作的吸收，似乎提供了
一些蛛絲馬跡。

　　《諸病源候論》有論無方，這是人所共知的，但每卷之後都
附有《養生方》，指示如何利用導引法來治療疾病。《諸病源候論·
風濕候》說：

　　《養生方》《真誥》云：櫛頭理髮，欲得多過，通流血脈，
　　散風濕，數易櫛，更番用之。

此條《養生方》直接引錄《真誥》卷七。又《諸病源候論·鬼邪
候》載：

　　《養生方》云：上清真人訣曰：夜行常琢齒，殺鬼邪。

《真誥》之中的重要人物許謐，就是稱作上清真人。在《真誥》
卷十、卷十五均載：「夜行常當琢齒，亦無正限數也。煞鬼邪鬼常
畏琢齒聲，是故不得犯人也。」兩者的記載十分接近。《諸病源候
論·白髮候》及《諸病源候論·鬚髮禿落候》分別引《養生方》：

　　欲理髮，向王地，既櫛髮之始，叩齒九通，而微呪曰：「太
　　帝散靈，五老返真，泥丸玄華，保精長存，左拘隱月，右
　　引日根，六合清煉，百神受恩。」呪畢，嚥唾三過，能常
　　行之，髮不落而生。

　　常向本命日，櫛髮之始，叩齒九通，陰咒曰：「太帝散靈，
　　五老反真，泥丸玄華，保精長存，左拘隱月，右引日根，
　　六合清煉，百神愈因，咽唾三過，常數行之，使人齒不痛
　　髮牢不白。」

《真誥》卷九：

　　《太極綠經》曰：「理髮，欲向王地，既櫛髮之始，而微祝
　　曰：『泥丸玄華，保精長存，左為隱月，右為日根，六合清
　　煉，百神受恩。』祝畢，咽液三過，能常行之，髮不落而
　　日生。」
　　（南嶽夫人喻）理髮，欲向王地，既櫛髮之初，而微咒曰：
　　「泥丸玄華，保精長存，右為隱月，左為日根，六合清煉，
　　百神受恩。」祝畢，咽液三過。

可見《諸病源候論》引載《養生方》與道教經典有一定關係，尤
其是陶弘景《真誥》。又據丁光迪比較道教導引經典與《諸病源候
論》所附的《養生方》導引法，尤其與《太清導引養生經》、陶弘
景《養性延命錄》有很密切的關係。[8] 其中，多條《養生方》導
引法，又與《太清導引養生經》、《養性延命錄》很接近。《諸病源

8　丁光迪，《諸病源候論養生方導引法研究》（北京：人民衛生出版社，
　　1993），頁 1。

候論》與《養性延命錄》關係，又可從四個例子窺見，乾浴、存
思法、握固法、治人耳聾，分別在《諸病源候論》引《養生方》
導引法與陶弘景《養性延命錄》，有完全相同或非常接近的記述。
《諸病源候論·蠱螫候》：

> 陶隱居云：蠱蟲，方家亦不能的辯正，云是蝘蜓子，或云
> 是小烏蟲，尾有兩歧者。然皆恐非也，疑即是蠍。蠍尾歧
> 而曲上，故《周詩》云：彼都人士，拳髮如蠆。

這條資料值得注意的是此處引「陶隱居」，不是在《養生方》內，
而此條亦不見於輯本《本草經集注》和《證類本草》。[9] 如果隋朝
尚藥局是由南朝醫家主事，《諸病源候論》有可能上接南朝醫學，
陶弘景極可能是當中關鍵人物。

丁光迪整理清楚《諸病源候論》中《養生方》導引法的淵源，
認為是來源自道教的。[10]《諸病源候論》作為一部官方醫書，吸
收了道教的導引按摩法，將導引按摩一變而成為官方主流的治療
方法。再往下看，隋唐兩代將按摩科納入官方醫學教育中，就有
其獨特的背景。《唐六典》將醫學共分四科，其中按摩科[11]：

9　文中使用「方家」一詞，陶弘景在《本草經集注》也經常使用這一名詞。

10　丁光迪，《諸病源候論養生方導引法研究》，頁 1–25。

11　慧琳，《一切經音義》卷十八說：「凡人自摩自捏，伸縮手足，除勞去煩，
　　名為導引。若使別人握搦身體，或摩或捏，即名按摩。」導引是自己運
　　動，按摩是別人摩捏身體，兩者有差別。但是，在文獻中，兩詞往往混

（尚藥局）按摩師四人，隋有按摩師一百二十人，皇朝減置。
（太醫署）按摩博士一人，從九品下。崔寔《政論》云：「熊
經鳥伸，延年之術。」故華佗有五禽之戲，魏文有五搥之鍛。《僊
經》云：「戶樞不朽，流水不腐。」謂欲使骨節調利，血脈宣通，
即其事也。隋太醫有按摩博士二人，皇朝因之。貞觀中，減置一
人，又置按摩師、按摩工佐之，教按摩生也。按摩師四人，按摩
工十六人，隋太醫有按摩師一百二十人，無按摩工，皇朝置之。
按摩生十五人。隋太醫有按摩生一百人。皇朝武德中置三十人，
貞觀中減置十五人也。按摩博士掌教按摩生以消息導引之法，
欲除八疾：一曰風、二曰寒、三曰暑、四曰濕、五曰飢、
六曰飽、七曰勞、八曰逸。凡人支、節、府、藏積而疾生，
導而宣之，使內疾不留，外邪不入。若損傷折跌者，以法
正之。

文中所述的按摩法，起源甚早，戰國時期已有，《僊經》所說的
「戶樞不朽，流水不腐」，早見於張家山《引書》。《靈樞・病傳》
說黃帝私覽諸方，其中有導引法，可見導引早是一門醫療技術。
更值得留意的是，隋代按摩師的人數之多，非比尋常。

　　據《唐六典》〈尚藥局〉、〈太醫署〉載隋有按摩師一百二十
人，唐減至四人（同時增設按摩工十六人）；隋朝太醫署有按摩生
一百人，武德朝減至三十人，貞觀朝減至十五人。從隋至唐之間

用或合用，很少作如此清晰的劃分。

的差距，反映了按摩療疾，應該在隋代特別地受重視。在整個尚藥局、太醫署架構中，尚藥局計有尚藥典御二人、侍御醫四人、直長四人、醫師四十人、主藥四人、藥童二十四人、司醫四人、醫佐八人，共九十人。太醫署則計有主藥二人、醫師二百人、藥園師二人、醫博士二人、助教二人、按摩博士二人、咒禁博士二人。單單按摩師就有一百二十人，這一百二十人究竟是合尚藥局和太醫署兩個單位，抑或各自有一百二十人[12]，雖無法肯定，但是從這樣的編制來看，按摩師人數特別多，即是隋代官方投放大量資源在按摩科上面，反映了隋朝官方治病依賴按摩治療的程度，反觀隋時針灸科尚未設立，唐朝始置。《諸病源候論》有論無方而只有「導引法」，與官方按摩師人數數量之多，兩者背後應該受著同樣因素所影響，就是接納按摩作為最重要的治療技術。

　　導引按摩之法，目的是除疾，而且針對某種疾病而做的。《諸病源候論‧白髮候》中《養生方》導引法說：「引之者，引此舊身內惡邪伏氣，隨引而出，故名導引。」中國傳統醫學視風寒暑濕飢飽勞佚為外邪，《諸病源候論‧風邪候》：「風邪者，謂風氣傷於人也。人以身內血氣為正，外風氣為邪。若其居處失宜，飲食不節，致腑臟內損，血氣外虛，則為風邪所傷。故病有五邪：一曰中風，二曰傷暑，三曰飲食勞倦，四曰中寒，五曰中濕。其為病

---

12 宮下三郎認為是各自分開一百二十人。見宮下三郎，〈隋唐時代の醫療〉，載《中國中世科學技術史の研究》（京都：朋友書店，1998再刊），頁262、266。

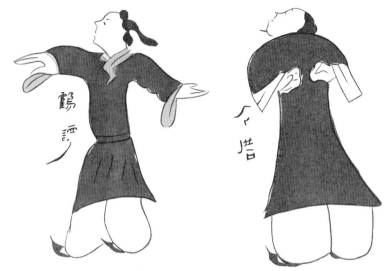

圖6：馬王堆導引復原圖

不同。」《諸病源候論》肯定種種疾病是由外邪所致，透過導引按摩可以治療。

　　陶弘景乃茅山上清一系，在唐代道教史上亦扮演很重要的角色。《隋書·經籍志》說陶弘景，修辟穀導引之法。《隋書·經籍志》載有《導引圖》三卷，法琳《辯正論》載南朝陸修靜答宋明帝所上目錄亦載有《導引圖》一部一卷，上清系傳承有說是由陸修靜至孫游岳，再傳陶弘景，而陶弘景亦撰有《服氣導引法》一卷、《養性延命錄》一卷、《導引養生圖》一卷。[13]隋至唐初，陶弘景的弟子傳陶弘景的各種道法，並一直受到政治人物的重視。據《舊唐書·方伎傳》所載，有很清楚的傳承關係，王遠知，入

13 王家葵，《陶弘景叢考》（濟南：齊魯書社，2003），頁106。

茅山師事陶弘景，傳其道法，隋煬帝曾向王遠知執弟子禮。《隋
書‧徐則傳》記，王遠知行辟穀法，以松水自給，為煬帝所重。
王遠知傳弟子潘師正，潘師正在大業中師事王遠知，盡得道門隱
訣及符籙。[14]《舊唐書‧司馬承禎傳》記司馬承禎，師事潘師正，
說潘師正授司馬承禎辟穀、導引、服餌等術，由陶弘景數下來傳
至司馬承禎，已是第四代。雖然，這個譜系中王遠知上承陶弘景
不一定是真確的。[15]王遠知是南朝人，父祖均在梁陳出仕；另一
唐初道教人物王軌，也在茅山華陽觀，大業十一年，煬帝訪求有
道術異能者，王軌就在其中。[16]可見南朝道教徒在隋代十分受到
重視。《宋高僧傳‧釋元崇傳》記，玄宗時人，時年十五，奉道辭
家，負笈洞天，「師範陶、許」。雖然不知釋元崇奉道是何派，以
陶、許為師，則可見陶弘景至唐的影響力仍然相當之大。司馬承
禎在《服氣精義論》就引載真人的說法，例如「夫可久於其道者，
養生也；常可與久遊者，納氣也。氣全則生存，然後能養志；養

---

14 潘師正在永淳元年卒，時年九十八，據《舊唐書‧潘師正傳》說：「高宗
　及天后追思不已，贈太中大夫，賜諡曰體玄先生。」可見陶弘景所傳一
　系，受到唐代皇室重視。另《外臺祕要方‧婦人上》載有「體玄子為產
　婦借地法」，體玄子即潘師正，參考自高文鑄，〈外臺祕要方叢考〉，頁
　938。

15 有關陶弘景道法傳承譜系，是道教史十分重要但又非常複雜的課題，筆
　者在本書無法仔細處理，請參陳國符，《道藏源流考》，上冊（北京：中
　華書局，1963），頁48。王家葵，《陶弘景叢考》，頁57–64。

16 于敬之，〈王先生碑〉，收入陳垣編纂，《道家金石略》，頁59。

志則合真，然後能久登生氣之域，不可不勤之哉。」此真人即南嶽夫人，《服氣精義論》所提及的真人出自《真誥》。又顏之推在《顏氏家訓‧養生篇》說餌藥，在「陶隱居《太清方》中，總錄甚備」。陶弘景醫方的影響力，實不能忽略。

　　司馬承禎撰有《修真精義雜論》，討論導引服藥治病的方法。《修真精義雜論‧導引論》開首說明導引的功用，說：

> 夫肢體關節，本資於動用；經脈榮衛，在於宣通。今既閑居，乃無運役，事須導引，以致和暢。戶樞不蠹，其義信然。然人之血氣精神者，所以養生而周其性命也；脈經者，所以行血氣也。故榮氣者，所以通津血、益筋骨、利關隔也；衛氣者，所以溫肌肉、充皮膚、肥腠理、司關闔也。

司馬承禎由陶弘景一脈所傳，書中又列舉出各種導引法。《修真精義雜論‧導引論》：

> 先解髮，散梳四際，上達頂三百六十五過。散髮於後，或寬作髻，亦得燒香，面向東，平坐握固，閉目思神，叩齒三百六十五過。

此段可與《諸病源候論》所載相比較。《諸病源候論‧白髮候》：

> 《養生方‧導引法》云：解髮，東向坐；握固不息一通。

舉手左右導引，手掩兩耳。以手復持頭五，通脈也。治頭
風。令髮不白。……又云：伏，解髮東向，握固，不息一
通，舉手左右導引，掩兩耳。令髮黑不白。伏者，雙膝著
地，額直至地，解髮，破髻，舒頭，長敷在地。向東者，
向長生之術。握固，兩手如嬰兒握，不令氣出。不息，不
使息出，極悶已，三嘘，而長細引。一通者，一為之，令
此身囊之中滿其氣。引之者，引此舊身內惡邪伏氣，隨引
而出，故名導引。舉左右手各一通，兩掩耳，塞鼻孔三通，
除白髮患也。

在《諸病源候論》中，具體地說明了解髮、東向、握固的意思。
當然，儘管不能說兩者有很直接關係，但是可以注意的是：從陶
弘景所傳的導引法，經歷南朝至唐，一直代代傳承著；而陶弘景
弟子王遠知又為煬帝器重。陶弘景對隋唐初年醫學發展的影響，
應該佔有一定的位置，值得留意。下面再從另一方面來談。

　　隋代智顗創立天台宗，宗主《法華經》，本家居荊州華容，俗
姓陳，其父陳起祖曾仕梁，封爵益陽侯。十七歲時，出家於湘州
果願寺。陳文帝天嘉元年，往光州大蘇山受教於慧思。陳光大元
年慧思去南嶽，囑他往金陵傳禪法。陳太建七年入天台山創立寺
院。陳至德三年再到金陵傳法，後陳亡，上廬山。隋開皇十一年
晉王楊廣為揚州總管，請智顗出山傳法，後回荊州。開皇十五年
應楊廣之邀，來到揚州，不久辭歸天台，兩年後便去世。綜觀智
顗一生，活動年代在南朝陳代及隋代。智顗所著《摩訶止觀》、

《童蒙止觀》，主旨是教人禪定智慧，但兩書都記載了佛教的疾病觀及治療法，說明如果坐禪不當，便會生病，故此「應當善識病源，善知坐中內心治病方法」，否則的話「一旦生病，非唯行道有障，則大命慮失」。智顗將病源歸納成二種：四大增損和五臟生患，又認為有三種得病因緣：四大五臟增損、鬼神所作得病、業報得病。

不過，值得注意的是《摩訶止觀》和《童蒙止觀》中亦討論了五臟生患及調氣法，這兩者分別屬於中國傳統醫學觀念及道教養生方法，兩書中作為病因及治療方法。智顗在《童蒙止觀・治病》所說及的病源，分別是四大不調和五臟生患，並用調氣法來治療。調氣法是發出「吹、呼、嘻、呵、嘘、呬」的聲響，治療所對應體內臟腑的毛病。此種六氣治病法，屬於道教養生和治療方法。

巢元方在《諸病源候論・五臟六腑病諸候》載肝病、心病、脾病、肺病、腎病諸候所引《養生方・導引法》，孫思邈《備急千金要方・調氣法》、陶弘景《養性延命錄・服氣療病篇第四》引《明醫論》，分別載有調氣治療法，再加上《摩訶止觀》、《童蒙止觀》，就可以將這五部文獻資料載有調氣法加以相比。基本上，除了《童蒙止觀》之外，都呈現十分一致性，下面列表說明。在吐氣聲與五臟關係方面：

	《明醫論》	《養生方·導引法》	《摩訶止觀》	《童蒙止觀》	《備急千金要方》
心	呼、吹	呼、吹	呼、吹	呵	呼、吹
肝	呵	呵	呵	噓	呵
脾	唏（嘻）	嘻	嘻	呼	嘻
肺	噓	噓	噓	呬	噓
腎	呬	呬	呬	吹	呬
三焦	無	無	無	嘻	無

　　《童蒙止觀》與其他諸書完全不同地方有二：第一，六種吐氣之聲與五臟配對，完全不同。第二，多出了三焦一項，為其他諸書所無。除此之外，在所述症候方面，亦可列表說明。

	《明醫論》	《養生方·導引法》	《童蒙止觀》	《備急千金要方》
心	體有冷熱	體有冷熱	身體寒熱及頭痛口燥等	體有冷熱
肝	頭眼疼痛、愁憂不樂	愁憂不樂、悲思嗔怒、頭眩目痛	多無喜心、憂愁不樂、悲思瞋恚頭痛眼闇昏悶等	憂愁不樂，悲思，喜頭眼疼痛
脾	體上游風習習、身癢疼悶	體面上游風習習、痛身體癢、煩悶疼痛	身體面上，游風遍身，瘤癢疼痛，飲食失味等	體上游風習習，遍身痛煩悶
肺	胸背脹滿、四肢煩悶	體胸背痛滿、四肢煩悶	身體脹滿、四肢煩疼、心悶鼻塞等	胸背滿脹，四肢煩悶
腎	體冷陰衰、面目惡瘻	咽喉窒塞、腹滿耳聾	咽喉噎塞、腹脹耳聾	體冷陰衰，面目惡瘻
三焦	無	無	無	無

　　在症候方面，則呈現非常一致性。第一，所有諸書皆無三焦。第二，文字雖略有小異，但內容意思卻無多大分別。第三，《童蒙止觀‧治病》與《養生方‧導引法》的文字，尤其對於腎臟病描述，最為一致，而與他書相異。由此推斷《童蒙止觀‧治病》此部分內容與《養生方‧導引法》比較接近，同出一源頭的機會較大。不過，《童蒙止觀‧治病》以五臟與五官配對來說明病症，其他諸書則沒有。如果再探索《養生方‧導引法》的源流，就可以發現很多材料皆來自《太清導引養生經》，同樣以導引養生並列書名。據丁光迪研究，《太清導引養生經》收入大量古代養生導引服氣之資料，並為《養生方‧導引法》所採用。在《太清導引養生經‧導引服氣存思》記：

> 　　導引思氣者，呵屬心，心主舌，口乾舌澀，氣不通，及諸邪氣，呵以治之。如大熱，大開口，小熱，小開口，貞須作意，量宜治之，過度則必損。
> 　　導引思氣者，呼屬脾，脾主中宮土，如氣微熱，腹肚脹滿，氣悶不洩，以呼治之。
> 　　導引思氣者，噓屬肝，肝主目，目溫赤，噓以治之。
> 　　導引思氣者，吹屬腎，腎主耳，腰膝冷，陽道衰，吹以治之。
> 　　導引思氣者，呬屬肺，肺主鼻，鼻有寒熱不和，呬以治之。
> 　　嘻屬三焦，三焦不和，嘻以理之。
> 　　呵、呬、呼、噓、吹、嘻，是五藏各主一氣，餘一氣屬三焦。五臟六腑三焦，冷熱不調及勞極，依理之立差。

《太清導引養生經・導引服氣存思》所載此六種吐氣聲音對應關係完全與《童蒙止觀・治病》相同。丁光迪注解此段文字，引《太清調氣法》及《幻真先生服內元氣訣》，補上「嘻屬三焦，三焦不和，嘻以理之。呵、呬、呼、噓、吹、嘻，是五藏各主一氣，餘一氣屬三焦。五藏六腑三焦，冷熱不調及勞極，依理之立差。」此段則完全與《童蒙止觀・治病》相同。在《太清導引養生經・導引服氣存思》自言抄集自《寧先生導引圖》和《道林導引要旨》。寧先生即寧封子，傳說是黃帝時人，在《醫心方・導引》載有東晉・張湛《養生集要》引錄了《寧先生導引經》，很可能一是文字說明，一是圖解。故《寧先生導引圖》當成書於東晉或之前。《道林導引要旨》的道林乃可能兩晉南北朝人。在《養性延命錄・序》陶弘景說養生之家有張湛、道林。在孫思邈《備急千金要方・養性》亦載有〈道林養性〉一篇。所以，道教養生術中的調氣法，對於六種吐聲與五臟的配對，可能有兩派，一派是《明醫論》、《養生方・導引法》、《摩訶止觀》、《備急千金要方》，以心肝脾肺腎配呼吹、呵、嘻、噓、呬；另一派是《寧先生導引圖》、《道林導引要旨》、《童蒙止觀・治病》，以心肝脾肺腎三焦配呵、噓、呼、呬、吹、嘻。

　　綜合上文所論，在道教養生術中調氣法，至少有兩個分支（或派別），而南北朝隋唐時人，有時亦將兩個分支內容混在一起。智顗在《摩訶止觀》和《童蒙止觀・治病》中，分別載錄了不同調氣法。本節想說明的是生於南朝隋朝的智顗，他所載錄的調氣法，與陶弘景《養性延命錄》應該有很密切淵源。《摩訶止觀》、《童蒙

止觀》所載與《諸病源候論》所載的調氣法，也顯然有親緣的關係；而智顗又來自南陳入隋，這樣推敲的話，《諸病源候論》的來源與南朝醫學的關係，是不能忽略的。

正如孫思邈在《千金翼方・禁經》所說：「醫方千卷，未盡其性，故有湯藥焉，有針灸焉，有禁咒焉，有符印焉，有導引焉。斯之五法，皆救急之術也。」針灸、湯藥、符咒、導引通通都是治療之術。導引按摩納入成為官方接受的治療方法，一方面與道教有密切關係，當中受到陶弘景的影響。導引按摩在治療上的角色，不只是治未病，而是除疾。當然，最可能的是巢元方、吳景達本身是受道教影響甚深的醫家，醫術上接南朝的陶弘景。進入朝廷後，確立了導引按摩作為治療方法。當然，此說目前只是聊備一說，尚要更多證據來印證，筆者不敢妄下結語。隨著唐代重組太醫署，按摩科似乎重要性下降，按摩師人數大減。但是，將導引法納入官方醫療體系，應該注意其在南朝的淵源。

三、唐代醫學世家義興蔣氏與藥方流傳

筆者在《六朝隋唐醫學之傳承與整合》一書，研究《新修本草》編纂人員時，曾指出唐代有一個醫學世家蔣氏，可惜當時未全面地搜尋墓誌銘資料，探討未見深入。《新唐書・藝文志》載有《新修本草》編修人員，其中有尚藥奉御蔣季璋、太子藥藏監蔣

季瑜、太子藥藏丞蔣義方、太醫令蔣季琬。在《新修本草》編修
人員名單中，姓蔣的其中三人的名字都是「季」字，是兄弟關係
的可能性甚高。尚志鈞輯復《新修本草》時發現在日本重撫的唐
卷子本《新修本草》的人員名單，蔣季琬、蔣季璋、蔣季瑜均將
季字作孝字。當然，按理決不會蔣季琬、蔣季璋、蔣季瑜與蔣孝
琬、蔣孝璋、蔣孝瑜視為不同的人。《新唐書》在此處是錯誤的，
應是「孝」。季孝兩字字形相近，傳寫錯誤而已。

　　首先，在《外臺祕要方》、《醫心方》之中，均作蔣孝琬、蔣
孝璋、蔣孝瑜。其次，《舊唐書‧高宗上》記永徽六年八月，說尚
藥奉御蔣孝璋員外特置。此處也作「蔣孝璋」。第三，慧立、宗彥
《大慈恩寺三藏法師傳》記玄奘法師於顯慶元年生病，太宗派尚
藥奉御蔣孝璋為玄奘治病。第四，另一個更堅實的證據是在〈大
唐故朝散大夫上護軍行魏州武聖縣令蔣府君墓誌銘並序〉，墓誌主
人是蔣義忠，其父就是尚
藥局奉御蔣孝璋。證據確
鑿，當是「孝」字無疑。
蔣氏兄弟分別位居尚藥奉
御、太子藥藏監、太醫令
三職，佔據了當時至為重
要的醫療職務。但是按《唐
六典》所說，尚藥奉御只
得二人，現在卻有三人，
這是由於蔣孝璋是員外特

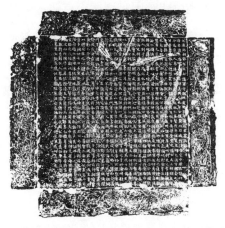

圖 7：〈大唐故朝散大夫上護軍行魏州武聖
縣令蔣府君墓誌銘並序〉

置的緣故。

　　蔣孝璋應是受高宗賞識，醫術高明，才能破格員外特置同時，享有員外正同的待遇。〈大唐故朝散大夫上護軍行魏州武聖縣令蔣府君墓誌銘並序〉記：

> 府君諱義忠，字□政，吳郡義興人也。自金陵霸改，石城隍復，帝宅中原，衣冠北徙，今為京兆人焉。……曾祖子英，梁金紫光祿大夫、上明郡太守、平固縣侯，食邑三千戶；祖歕，皇朝使持節通州諸軍事、通州刺史；父孝璋，朝議大夫、上柱國、行尚藥奉御；……（蔣義忠）以大唐神龍二年七月六日遘疾，終於官舍，春秋六十。[17]

根據銘文內容，可以知道義興蔣氏來自南朝，在陳亡入隋，並北遷，極可能是因官遷居至京兆。由此也可理出一個義興蔣氏的家譜：蔣子英→蔣歕→蔣孝璋→蔣義忠。假若蔣孝璋、蔣孝瑜、蔣孝琬真的是兄弟關係，由孝字輩之後就是義字輩。另一片墓誌銘也帶來一些訊息，員半千〈蜀州青城縣令達奚君神道碑〉記：

> 君夫人義興縣君蔣氏，則尚藥奉御豈之曾孫，太子門郎義安之女。[18]

---

17 《唐代墓誌彙編續集》（上海：上海古籍出版社，2001），頁443。

18 員半千，〈蜀州青城縣令達奚君神道碑〉，收入周紹良主編，《全唐文新

達奚思娶了義興蔣義安的女兒，然則蔣義安的祖父即蔣豈，如果蔣豈即是蔣歇，這個家譜就很順理成章了。原來，蔣豈也曾任尚藥奉御。在《新修本草》編修人員中，有太子藥藏丞蔣義方，在另一片墓誌〈唐故司成孫公墓誌銘並序〉提及：「復蒙皇太子□使舍人就宅降□，□遣藥藏丞蔣義隆專在宅救療。」[19] 即咸亨元年的太子藥藏丞是蔣義隆，而不是蔣義方了。

在唐代墓誌中，有一片〈□故尚藥奉御蔣府君夫人劉氏墓誌銘〉，劉氏名令淑，死於長安二年十一月。在儀鳳三年，蔣尚藥奉御先卒。[20] 據內容所作的推算，劉氏大概生於貞觀十二年，顯慶元年嫁入蔣家，其子名義弼，即屬義字輩，其父應是孝字輩，在孝字輩中可以肯定曾任尚藥奉御者僅得蔣孝璋一人。

在醫籍中，又發現蔣氏的相關資料。孫思邈《備急千金要方‧膀胱腑》記載治霍亂：「武德中，有德行尼名淨明，患此已久，或一月一發，或一月再發，發即至死，時在朝大（一作太）醫蔣、許、甘、巢之徒，亦不能識，余以霍亂治之，處此方得愈，故疏而記之。」文中提及在唐初武德年間在朝大醫，有蔣、許、巢數個姓氏，這三個姓的人也在編纂《新修本草》的人員中出現。在王燾《外臺祕要方‧胃反方二十首》引《救急》療胃反方說：「昔在幼年，經患此疾，每服食餅及羹粥等物，須臾吐出。正觀中，

編》，卷 165，第 3 冊（吉林：長春文史出版社），頁 1923。

19 周紹良主編，《唐代墓誌彙編》，上冊，頁 558。

20 周紹良主編，《唐代墓誌彙編》，上冊，頁 1033。

許奉御兄弟及柴、蔣等家，時稱名醫，奉敕令療，罄竭口馬，所患終不能瘳，漸羸憊，候絕朝夕。」王燾這條資料，記載在貞觀年間，有許奉御兄弟及柴、蔣兩家，當時為名醫，奉旨療病。王燾《外臺祕要方・口脂方三首》引《古今錄驗》記：「武德六年十月，內供奉尚藥直長蔣合進。」《外臺祕要方・山瘴瘧方》引《備急》說有大黃湯方，由蔣家傳。又《外臺祕要方・氣兼水身面腫方》引張文仲，張文仲引錄姚僧垣、甄權藥方之餘，亦有一方謂：「老蔣公處，與張大夫家效。」張文仲在武則天朝，則文中所提及的老蔣公，活動年代必在唐初。由武德至貞觀年間，許、蔣是當朝名醫，也很可能就是本章所提及的兩個家族。

　　無獨有偶，前文提及過陳隋時代有善醫術的許胤宗，而許、蔣兩家，同樣來自義興，亦即同由南朝入隋，而再入唐的家族。義興郡，西晉惠帝時分六縣而立，屬揚州，《隋書・地理志》說：「義興舊日陽羨，置義興郡。平陳，郡廢，改縣名焉。」《資治通鑑》胡三省注說：「義興，漢陽羨縣地，晉置義興郡及縣，隋廢郡存縣，以屬常州。」蔣義忠墓誌銘自稱「吳郡義興人」，仍用回本來郡望，入隋後才定居京兆。《續高僧傳》記載有一高僧釋慧弼，出自義興蔣氏，說「姓蔣氏，常州義興人也。」慧弼活動時間在陳朝，與精通醫術義興蔣氏有何關係，無法知曉，至少知道義興蔣氏在南朝時也累世為官。義興蔣氏懂得醫藥之事，可追溯至齊梁時期蔣負芻。《太平御覽・道部》引《道學傳》記：

　　　蔣負芻，義興人也，與晉陵薛彪之為俗外之交，去來茅山，

　　有志栖託。齊永明中，暫下都，陶隱居一過，便盡素契，

　　陶後解紱，結宇中茅，仍請負芻度嶺相就，經典、藥術常

　　共論之。

蔣負芻應屬道教中人，能與陶弘景論藥術事，應該對岐黃醫術有一定造詣。

　　從現有資料來看，可以見到隋朝至唐初，南朝醫學仍然透過陳亡入朝的醫者而進入朝廷。

　　醫學在家族內傳承，多少帶來祕密傳授，即家族以外的人，不容易獲知當中的某種技術或知識內容，關乎到醫學知識的傳承問題。《舊唐書‧許胤宗傳》記許胤宗醫術高明，有人勸說許胤宗將其醫術著書，以嘉惠後人，許胤宗強調診病必須精於脈候，但診脈之道，言語無法表達，並以「醫者，意也」、「意之所解，口莫能宣」為理由，加以拒絕。究竟這是否真的原因，固然不得而知。許胤宗並不願意著書以將醫術傳予他人，則顯而易見。

　　隋唐時代，官方醫療機構起承續自南北朝以來發展之餘，確立了以下三個重要官方醫療機構：尚藥局、太子藥藏局、太醫署。當南朝醫學世家進入了官方醫療機構後，他們本身只在家傳的醫學知識，會起了微妙的變化，其他人有可能透過某些方式而獲得，而他們的醫方零碎地流傳或被人載錄，並成為《外臺祕要方》的來源之一。先以蔣孝璋、蔣孝瑜、蔣孝琬為例，醫書中通常以「某人處」形式書寫。

蔣孝璋

解肌湯，主天行病二三日頭痛壯熱者方	引自《延年祕錄》	《外臺祕要方》卷三
人參飲，主嘔不能食方	引自《延年》	《外臺祕要方》卷六
白朮丸，主除風痰積聚胃中冷氣每發動令人嘔吐食或吐清水食飲減少不作肌膚方	引自《延年》	《外臺祕要方》卷八
貝母煎，主暴熱咳方	引自《延年》	《外臺祕要方》卷九
杏仁煎，主氣嗽方	引自《延年》	《外臺祕要方》卷九
紫菀飲，主咳方	引自《延年》	《外臺祕要方》卷九
防風丸，主肺間風熱旦朝好噴嚏方	引自《千金翼》	《外臺祕要方》卷十五
生地黃煎，主補虛損填骨髓長肌肉去客熱方	引自《延年》	《外臺祕要方》卷十七
酸棗飲，療虛煩不得眠肋下氣衝心方	引自《延年》	《外臺祕要方》卷十七
酸棗飲，主虛煩不得眠方	引自《延年》	《外臺祕要方》卷十七
茯神飲，療心虛不得睡多不食用此方	引自《延年》	《外臺祕要方》卷十七
竹葉飲，主痰熱眼赤頭痛方	引自《延年》	《外臺祕要方》卷二十一

蔣孝瑜

人參飲，主虛客熱不能食惡心方	引自《延年》	《外臺祕要方》卷八
厚樸湯，療不能食腹內冷氣方	引自《延年》	《外臺祕要方》卷八

蔣孝琬

或病先患冷而卒得熱者，治熱不愈，不愈尋加進平溫之藥而調之，不然，冷方轉增，或冷患熱時治之，不可一用熱藥攻之，反得熱蒸		《醫心方》卷一

《延年》即《延年祕錄》，在兩《唐書》均著錄，共十二卷，不著撰人。換言之，《外臺祕要方》是從《延年祕錄》中引錄蔣孝璋、蔣孝瑜的醫方。蔣孝璋、蔣孝瑜是當朝的官醫，在醫壇有一定地位，特別引錄並標明是他們所處醫方，也是不足為奇的事。而且，當時官醫不只蔣氏兩人醫方被引錄，更多被引錄的是張文仲。《舊唐書‧張文仲傳》說：「自則天、中宗已後，諸醫咸推文仲等三人為首。」張文仲在治療風病方面，是很有名的醫家。能夠擔當官醫大任的，在當世應該有一定醫學造詣，正由於此，不論古今，所謂宮廷祕方，都是時人爭相搜求的對象。[21]在《外臺祕要方》中，引錄了張文仲所處藥方達六十條。身為官醫，他們所處的醫方透過什麼途徑被人收錄？

蔣孝璋雖身為尚藥奉御，「掌合和御藥及診候之事」。但是，有時候為大臣療病，也是職責範圍。從令狐楚〈為人謝問疾兼賜醫藥等狀〉、《舊唐書‧楊綰傳》、《舊唐書‧吳元濟傳》、《舊唐書‧房玄齡傳》可見，唐朝官醫的工作之一，包括隨時奉命為病色大

---

21 例如《外臺祕要方》載有敕賜藥方和武則天留顏益母草方，詳見下文。

臣治病。這點從墓誌銘中，也有不少相關的記載。舉例來說，前引〈唐故司成孫公墓誌銘並序〉記皇太子命太子藥丞蔣義隆至孫處約宅為他療疾。[22]〈唐太原節度使韋湊神道碑〉：「遘疾，詔遣尚藥奉御宗處馳傳診療。」大臣疾危，皇帝、太子，均會遣醫治療，並賜物資，以充藥費。在唐代墓誌銘，就有許多記載關於大臣在病危時，皇帝、太子均會差遣官醫為大臣治病（詳見本書第五章）。從上引資料中，玄奘有病，蔣孝璋被派遣出外為玄奘治病，即使身為尚藥奉御，也須為重要人物或大臣治病。當時大臣，均喜請尚藥御醫治病，這也是人之常情，能當官醫，當有一定醫學成就。《唐會要‧殿中省》條說：「開元五年十月二日勅：尚藥局醫官，王公已下，不得輒奏請將外醫療。」官員大臣隨便延請醫官出外治病，可能在玄宗時已是常見的情況，故下詔禁止。這樣的情況造就了藥方流傳的可能。

太醫署、太子藥藏局、尚藥局都會派出醫官為重要人物治病。在治病過程中，官醫所開處的醫方就會被蒐集。《外臺祕要方》所引唐代官醫的醫方，其中重要的途徑就是這樣而來。《外臺祕要方‧天行嘔噦方》引《救急》：

> 明奉御來象執祕此方，但止煮藥送，來象與方郎中鄰居，後乃方便得之，大良效。

---

22 《唐代墓誌彙編》，上冊，頁 558。

明奉御來象，筆者曾推測可能就是《新修本草》編撰人員中的「胡子象」之誤。[23]不論如何，此位尚藥奉御執此天行嘔哯方為祕方，不肯讓病人知道此方內容，於是為人治病時，只會奉上煮好的湯藥，而不透露藥方。此方之所以外傳，因奉御與方郎中為鄰，關係密切，才能獲得此方。這段資料反映了官醫藥方很可能在官場上，是大家爭相獲得的東西。

當然，這些官醫所處的藥方，是很零碎的，既不成體系，也沒有醫學理論可言，通常只是針對某一種疾病或病情而所處的藥方。因此，這類藥方必然經過搜集、抄錄的過程，才能集中在一起。

四、小 結

本節主要交代了南朝醫家與隋唐醫學發展可能的關係。透過墓誌銘資料，可以見到隋唐兩代官方醫療機構，吸納了南朝醫家入內，其中義興許氏、濮陽吳氏、義興蔣氏，應該是最為重要的。當隋代吸納了南朝醫家後，對醫學發展也帶來一些影響，特別是《諸病源候論》以養生導引法治療疾病，以及按摩法獨立成科，很可能與南朝醫家上承南朝醫術有關係。本來在南北朝家族傳承

---

23 《六朝隋唐醫學之傳承與整合》，頁 224。

是醫術傳授的其中一個重要途徑，隋唐官方醫療機構確立，開通了以官方教授醫術的傳習方式，而且醫術世家的成員進入官方醫療機構，造就了一些不傳之祕有外傳的機會。

第四章 《新修本草》與唐代本草學

高宗顯慶二年，在蘇敬（即蘇恭）建議下，展開了重修本草的工作，兩年後完成了中國第一部官修本草——《新修本草》。《新修本草》的意義不僅是第一部官修本草，而且對自南北朝以來一直紛亂的本草知識，起了整齊異說的作用。《新修本草》的編定，得到尚藥局、太子藥藏局、太醫署等官員的參與。因此，官方醫學機構對於本草知識統一發揮了很大的助力。

一、唐代以前的本草學

在中國醫學中，藥物治療是十分重要的治病方法，以複方煎煮作湯劑，甚為常見。湯劑既然是治療重要的方法，藥物組合成一方劑自有其原則與方法，從《神農本草經》、《黃帝內經》

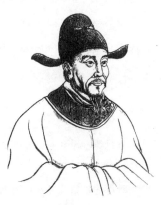

圖 8：蘇敬繪像

所見，已有配伍的觀念與藥性論，作為指導原則。中國古代藥物學的著作，稱為本草。本草典籍記述了有關各種藥物的知識，從名稱、別稱、功能、主治、性狀以至採集時日、加工保存、泡製等，都屬本草學範圍之內。本草學是構成中國醫學的重要基石。

　　從《漢書‧藝文志》到《隋書‧經籍志》，醫書數量大增，而且醫學知識歧見互出，及至唐代出現了重整的訴求。漢唐時期，在醫學經典重整下，發展出以神農、黃帝為醫道創立的醫學歷史觀念。魏晉南北朝時各家說法紛亂，互有異同，而本草學也呈現多元面貌。

　　本草學是中國醫學治療的基石，唐代以前的本草學著作，都是醫家私人撰作的。從現有資料所見，東漢時本草學至少有兩家：「神農」與「子儀」。[1] 換言之，《神農本草經》後世雖奉為本草學的鼻祖，在東漢時還可能有其他本草學派和著作的存在。陶弘景《本草經集注‧序》列出歷代名醫之所以成為名醫，皆以本草學為基礎。西漢時，本草學成為獨立專門學問，是醫者學習的科目。[2] 在本草學邁向成為專門學問的歷程中，就必須有相應專門著作，將這種專門知識記錄下來，以供師弟之間授受。本草學著作的出現，是標幟著本草學成為獨立而專門的學問，具有自身地

---

[1] 參馬繼興，《中醫文獻學》（上海：上海科學技術出版社，1990），頁257。

[2] 有關唐代以前本草學的發展，參范家偉，《六朝隋唐醫學之傳承與整合》，頁16–22。

位，成為中醫學的一個分支。

透過《隋書‧經籍志》所載本草學著作，可以探討魏晉南北朝時本草學的特色。《隋書‧經籍志》所載本草著作數目繁多，對比《漢書‧藝文志》方技類分為醫方、經方、神仙、房中四類而言，雖沒有如此分類或將分類標明，但在編排上大部分的本草學著作仍然放在一起。范行準認為這一時期本草學發展的特點，是在分類上的日趨細緻，說明本草學已因積累了前人極豐富的治病經驗，而走上研究的階段。[3] 廖育群等在《中國科學技術史：醫學卷》中認為南北朝藥物學發展，以《神農本草經》為始的本草主流雛型大定：專科本草、本草圖譜、藥物栽培、炮製等本草相繼湧現，本草學展現欣欣向榮的景象。[4] 如果將《隋書‧經籍志》本草著作分類，專科本草、本草圖譜、藥物栽培、炮製及音義等本草著作，確實展現了魏晉南北朝以來本草學發展的特色。除此以外，還有以下的三個特色：第一，冠以神農之名的本草著作甚多，如《神農本草》八卷、梁有《神農本草》五卷、《神農本草屬物》、《神農本草》雷公集注、《神農採藥經》、《神農本草經》三卷。第二，具作者（或編者）名字的本草著作大量出現，如華佗弟子吳普《本草》六卷、陶隱居《本草》十卷、秦承祖《本草》六卷、王季璞《本草經》三卷、李譡之《本草經》、趙贊《本草經》一卷、甄氏《本草》三卷、徐太山《本草》二卷。第三，探

---

3 范行準，《中國醫學史略》，頁 74。

4 廖育群等，《中國科學技術史：醫學卷》，頁 156–157。

討藥性的著作，如雲麾將軍徐滔新集《藥錄》四卷、李謐之《藥錄》六卷、《藥法》四十卷、《藥律》三卷、《藥性》二卷、《藥忌》一卷。

　　從西漢末到南北朝，本草學有長足的發展。這不僅是本草學著作數目增多，而是本草學著作種類豐富，本草學中部分內容，都能獨立成書，例如關於藥物的採摘時日、種植都有三部專著，這是本草學問趨向專門化、多樣化的表現。

　　後世雖然只得一部《神農本草經》，在當時卻可能有不同卷數或不同作者（編者）群的《神農本草經》。神農，傳說嚐百草，後人假托為撰作《神農本草經》。[5] 當然，古人不太相信在遠古文字未有之前，已經有人可以寫出《神農本草經》來。陶弘景《本草經集注・序》說，神農氏之世，文字還未使用，對於藥物記載，只是口耳相傳，「識識相因」而已。及至「桐（君）、雷（公）」才載錄成書。在陶弘景的時代，所見到的《神農本草經》是四卷本，在記述到藥物出產地時，往往有後漢時代的地名，陶弘景懷疑張仲景、華佗曾經增訂過《神農本草經》。與此同時，又有《桐君採藥錄》及《雷公藥對》。魏晉以來，吳普、李謐之兩人又將《神農本草經》「更復損益」，加以增刪改訂。《隋書・經籍志》所載《神

5　《淮南子・脩務訓》說神農：「嘗百草之滋味，水泉之甘苦，令民知所辟就，當此之時，一日而遇七十毒。」又說：「世俗之人，多尊古而賤今，故為道者，必託之於神農、黃帝而後能入說。」又在《漢書・藝文志》農家載有《神農》二十篇，說：「六國時，諸子疾時怠（怠）於農業，道耕農事，託之神農。」

農本草經》甚至也有很多不同傳本，如葛洪《抱朴子內篇》載有《神農四經》、張華《博物志》載有《神農經》。陶弘景《藥總訣‧序》說《神農本草》「別為四經三家之說」。古書卷數，分合無定，不僅卷數不同，內容也不一樣。據尚志鈞研究，將吳普《本草》所引《神農》與現存《神農本草經》比較，兩者並不完全一致。[6]即是說，吳普《本草》所引《神農》，與現存《神農本草經》可能已是兩個不同的傳本，或者是不同的書。因此，《隋書‧經籍志》收載了不同卷數及冠以神農之名的本草典籍，反映了當時的實況。

這種局面，從上述第二、三個特色中更顯現出來。魏晉南北朝醫家各自撰作編集本草，可能代表了醫壇仍未有醫者共同接受的本草典籍，各自根據個人師承、學派或經驗，而總結個人心得。在魏晉之前，醫學典籍每每託名古聖賢人，如神農、黃帝、彭祖，藉此顯示典籍的尊貴地位或學派所傳。這些本草著作內容，或者會有繼承關係，但內容、看法就不一定一致，且有增刪補訂。透過吳普《本草》有助理解這個情況。

吳普，是華佗的得意弟子，著《本草》。吳普《本草》的撰作方式，其實與一般典籍無多大分別，對藥物的記載，包括了藥物的氣味、藥性、毒性三項，基本上依從五味、四氣、毒性、採摘時間而寫。此書最大的特點是將引錄的資料，說明出處，這是後人最容易注意到的地方。[7]吳普《本草》引用了九家之說，包括

6　尚志鈞，〈吳普所引神農藥性與「證類」本經藥所引神農藥性同異考〉，載《中華醫史雜誌》，第 28 卷 3 期，1998，頁 161–164。

了神農、黃帝、岐伯、扁鵲、雷公、桐君、醫和、李氏、一經。
吳普《本草》有些藥物是沒有引述到上述任何的說法，除去沒有
引述資料出處的藥物後，共有一百三十七條記載引述到九家說法，
或只引一家，或引錄多至六七家不等。就此一百三十七條記載中，
作為隨機選樣，略作統計，可以見到一個現象：一經、醫和被引
錄的次數最少，分別只被引錄了十四次和十七次，而神農則是眾
多家之中，被引錄次數最多，共一百三十次。神農不單是被引錄
次數最多，如果在同一條中引錄數家之說，則神農之說必然列在
開首。在吳普《本草》中九家之說的排列次序，是以神農為首，
至於黃帝、雷公、岐伯、扁鵲，排列先後並無一定成規。[8] 由此
而言，神農、黃帝、岐伯、雷公、扁鵲等家，對於五味、藥性、毒
性都同樣注重，並加以探索。在探索過程，各有所見，自成一家。

　　吳普《本草》引錄諸家說法，基本上以《神農本草經》為首，
並不排斥其他家的說法，而加以保存，可說是「多說並存，匯聚
一家」。如果借用山田慶兒的假說，漢代是有不同醫學派別，冠以
不同宗師的名稱為首、或為書名，作為該學派的代表。很明顯，
透過吳普《本草》得知，黃帝、岐伯、扁鵲、雷公等等，對於同

---

7 廖育群將吳普《本草》所引九家對於不同藥物的氣味、藥性、毒性，相
　　互比較。廖育群，《岐黃醫道》（瀋陽：遼寧教育出版社，1991），頁
　　130-136。又山田慶兒對上中下三品、五味、四氣、毒性為統計對象，見
　　〈本草的起源〉，收入山田慶兒著，廖育群、李建民編譯，《中國古代醫
　　學的形成》（臺北：東大圖書公司，2003），頁 265-274。

8 有關吳普《本草》的研究，可參廖育群，《岐黃醫道》，頁 130-138。

一種藥物的藥性，都有分歧。這些分歧，或許可視為不同派別或醫家之間的差異。吳普引錄諸家之說，談論藥性，極可能參考不同派別的說法。

　　吳普《本草》顯示了一個重要情況，就是當時本草著作並不一定以神農為尊。換一個說法，或者冠以神農為名的本草經是最普及，卻不是絕對的權威，其他各家的本草著作內容對藥物的藥性、四氣五味記載都不一致。因此，當時有不同的《本草》及藥性論著作，應該不是偶然的。由此推論兩點：第一，可以說當時本草學知識中，對藥性仍未統一，也可以說本草學知識未達致統一，是各家表述的局面。[9] 第二，雖然神農一系的本草經並未定於一尊，卻已有成為主流之勢。陶弘景根據《神農本草經》而編撰《名醫別錄》、《本草經集注》，便是肯定《神農本草經》的地位。

二、《新修本草》的編修

　　在南北朝以來留下龐大的醫學寶庫，以及眾說互異的醫學知識情況下，從南朝到唐代，本草學知識整理工作，就顯得甚

9　甚至藥名，亦有同異。葛洪在《抱朴子內篇・仙藥》便說：「按本草藥之與他草同名者甚多，唯精博者能分別之，不可不詳也。」藥名異同，尤其傳寫訛誤，在漢唐以來，是很常見的，《隋書・經籍志》載有沙門行矩撰有《諸藥異名》十卷。

為迫切。

　　南朝陶弘景據《神農本草經》，所撰《名醫別錄》、《本草經集注》，傳至唐代已浮現問題。根據孔志約《新修本草・序》所說，鑑於陶弘景以《神農經》再配合《名醫別錄》而寫成的《本草經集注》，出現了不少問題，錯誤頻生，不再完全合乎當下的要求，需要重修。孔志約《新修本草・序》就說得十分清楚，陶弘景偏居南朝，「聞見闕於殊方」、「詮釋拘於獨學」，藥物分辨不清，分類錯誤，名實混淆。《新修本草》編撰，「徵天下郡縣所出藥物，並書圖之」，是動員全國各州，搜求各地出土的藥物，加以核證，達到「有驗必書」、「無稽必正」。[10]

　　陶弘景乃南朝人，在《名醫別錄》、《本草經集注》使用的地名，都不是唐代的地名，重新編修似乎是必須進行的工作。孫思邈《千金翼方・藥出州土》說：

　　　　按《本草》所出郡縣，皆是古名，今之學者卒尋而難曉。自聖唐開闢，四海無外，州縣名目，事事惟新，所以須甄明，即因土地名號，後之學者容易即知，其出藥土地，凡一百三十三州，合五百一十九種。其餘州土皆有，不堪進御，故不繁錄耳。

10 唐・孔志約，《新修本草・序》（合肥：安徽科學技術出版社，1981），頁11–12。

唐代州縣規劃的工作，在貞觀朝展開，大概到貞觀十三年而大定。[11]唐代建國州縣規劃，完全不同於南北朝，藥物出產與州縣地名配對，確實有急切需要。此外，經歷南北朝，南北語音混亂，本草學對藥名音義統一，亦可能有迫切需要。

在太醫署內，藥物管理是其職能的重要部分，置藥園，設藥園師、藥園生、掌固。《唐六典‧太醫署》說：京師置藥園一所，有藥師，負責藥物種植、採擇、辨識的工作，「凡諸州每年任土所出藥物可用者，隨時收採，以給人之疾患」。在課藥之州，又置採藥師，擇藥物佳品上貢。其實，太醫署已在全國課藥之州置採藥師，對上課藥物進行辨識與選擇，選取優質藥物，以供醫療和教學之用。因此，太醫署人員對各州藥物進行普查，及檢核各州上貢的藥物，早已有相關經驗。

隋唐時代太醫署的分科，分為醫、針、按摩、咒禁，這個分科概念是根據治療方法劃分。太醫令、丞是太醫署最高長官，「掌諸醫療之法」，掌握藥物、針灸諸種療法。《唐六典‧太醫署》說醫博士掌醫術教授，教諸生讀《本草》、《明堂》、《甲乙》、《脈經》，學習基本理論、藥物治療與經脈體系。至於考試之法，則有月試、季試、年終試，考核所讀醫書，除此之外，還要記錄為人治病的成效，作為考課。醫生、鍼生在博士指導下習醫，依據官方定下的課程來學習。不過，南北朝以來醫學典籍傳本、卷數紛亂，顯然會為醫學教育帶來障礙。重新整理這些醫籍，統一教本，

---

11 參程志、韓濱娜，《唐代的州和道》（西安：三秦出版社，1987）。

似乎甚有需要。醫生、鍼生必須共同學習《本草》、《明堂》、《脈訣》、《素問》、《黃帝鍼經》、《甲乙》、《脈經》，這些是學醫的基礎典籍。在醫療規制變動下，醫學知識重新整合如箭在弦。唐代太醫署承繼著魏晉南北朝以來本草學豐富的遺產，進行本草知識教育，必須解決《神農本草經》多種傳本，以及對同一藥有不同說法的分歧問題。因此，太醫署在醫學教育上需要指定而統一教本，是有其實際需要的。

隋唐統一，帶來了新的景象，為醫學知識的整合，提供了有利的條件。在國家統一的情況下，具備充裕資源，可以動員大量人力搜求藥物。因此，無論從本草學本身發展，以及政治環境，本草學整合在唐初已經醞釀，等待時機而已。蘇敬在高宗時提出重修本草，在隋唐時開展魏晉南北朝以來醫學知識的整理工作，促使《新修本草》的誕生，而編修重任正落入太醫署及尚藥局手上。

從太醫署編制及職掌來看，太醫署可算是唐代醫務總署，如前文所述負擔醫學教學職能，還承擔了診病治療的責任，同時肩負醫管、醫政的工作。然而，隋唐政府面對著魏晉南北朝以來醫學知識歧異，無論從教育角度，抑或管理角度，對這筆遺產的重新整合，變成時代的訴求。太醫署、尚藥局官員本來管理政府、皇室藥物事宜，因而參與《新修本草》編修，是很合理的事情。《新修本草》修撰，「徵天下藥物」，太醫署早就管理各州課藥，在兩年內能夠完成如此浩大工程，與此不無關係。

《新修本草》是中國第一部官修本草，在中國本草學有著重要的地位。《唐會要‧醫術》說《新修本草》編修於顯慶二年，由

蘇敬[12]倡議，司空李勣負責主其事，還有中書令許敬宗、太常侍
丞呂才、太史令李淳風、禮部郎中孔志約、尚藥奉御許孝崇並諸
名醫等二十人參與，而實際工作則交付尚藥局、太醫署等人員。
《新唐書‧藝文志》載有《本草》二十卷、《目錄》一卷、《藥圖》
二十卷、《圖經》七卷，在《圖經》七卷之下說：

> 顯慶四年，英國公李勣、太尉長孫無忌、兼侍中辛茂將、
> 太子賓客弘文館學士許敬宗、禮部郎中兼太子洗馬弘文館
> 大學士孔志約、尚藥奉御許孝崇、胡子彖、蔣孝璋、尚藥
> 局直長藺復珪、許弘直、侍御醫巢孝儉、太子藥藏監蔣季
> 瑜、吳嗣宗、丞蔣義方、太醫令蔣季琬、許弘、丞蔣茂昌、
> 太常丞呂才、賈文通、太史令李淳風、潞王府參軍吳師哲、
> 禮部主事顏仁楚、右監門府長史蘇敬等撰。

---

12 蘇敬，又稱蘇恭、蘇長史，是唐代極負盛名的醫者，在王燾《外臺祕要
方》引用蘇恭十二處四十二條，引用蘇長史一條，均轉引自《三家腳氣
論》。參高文鑄，〈外臺祕要方叢考〉，收入唐‧王燾，高文鑄校注，《外
臺祕要方》(北京：華夏出版社，1993)，頁948。在《舊唐書‧經籍下》
載蘇敬等撰有《本草音》三卷，相信蘇敬對本草學也有一定的造詣。蘇
敬治腳氣病，在當時十分聞名，《外臺祕要方》說：「近有蘇恭善醫此疾
(指腳氣病)，馳名於上京，顯譽於下邑，撰《腳氣方》卷，論方則信為
指南，敘灸亦未成膠柱。」蘇敬在京城曾為三百多人治療腳氣病，其醫
術又被王燾徵引，在當時醫壇上應有一定地位。由此而論，蘇敬提出重
修本草，代表在當時醫者或醫界對本草知識整合的訴求。

顯慶四年完成了官修的《本草》，參與編修的人在不同資料之中，
雖有出入[13]，大體上仍是一致的。唐代官方編撰《新修本草》，是
在陶弘景的成果基礎上進行的。在《新修本草》之前的本草學著
作，都是私撰。陶弘景《本草經集注‧序》自言隱居茅嶺，覽本
草藥性，於是「輒苞綜諸經，研括煩省」，綜合各家本草，去其重
複，而以《神農本草經》三品之說，及其收載的三百六十五種藥
為基礎，配合自己所撰《名醫別錄》，撰成《集注》。在《本草經
集注》完成後，陶弘景實際上對本草知識進行一次清理。

　　在《新修本草》編修，無疑強化了一個譜系，就是從《神農
本草經》、《本草經集注》到《新修本草》。《新修本草》的修撰，

---

13 例如長孫無忌，Paul Unschuld 指出長孫無忌晚年被誣謀反而除官，因此
　　長孫無忌之名不列入監修《新修本草》名單之內。Paul Unschuld,
　　Medicine in China: A History of Pharmaceutics, （Berkeley and LA:
　　University of California Press, 1986），p. 46. 此說是否有助解釋為何史料中
　　監修人員名單有出入的地方，仍有待探討。因為在孔志約《新修本草‧
　　序》、《新唐書‧藝文三》仍列明由長孫無忌監修。又《新唐書‧于志寧
　　傳》記載于志寧上言高宗有關《新修本草》之事，在編修人員名單中卻
　　沒有他的名字。據王家葵、張瑞賢、銀海，〈「新修本草」纂修人員考〉
　　一文考證，在編撰《新修本草》時，李勣本為長孫無忌之亞，及後長孫
　　無忌因高宗廢王皇后，改立武后事，被誣而死後，由李勣補上總監定。
　　于志寧亦因黨附長孫無忌而受到牽連免官。于志寧在顯慶四年已去《新
　　修本草》監定一職，由升任侍中的辛茂將補替。此說甚合情理，可參王
　　家葵、張瑞賢、銀海，〈「新修本草」纂修人員考〉，載《中華醫史雜誌》，
　　第 30 卷 4 期，2000，頁 200–204。

其實沒有直接取代《本草經集注》，而是以「謹案」形式，表達了對陶弘景意見的訂正，此亦是《新修本草》在短短兩年完成的原因之一。因此，《新修本草》以承續《神農本草經》，建立其合法性權威。由此推論，《新修本草》編撰，同時也要整齊《神農本草經》異說或集各傳本之大成，成書之後，影響所及，連帶《神農本草》可能也有官方傳本了。魏晉以來，冠以個人姓名的《本草》隨之衰落，而眾家《神農本草》傳本亦趨於一統。

　　當時傾全國上下之力，搜求各地藥物，並集合朝中二十多位專家，花了兩年時間編修而成。唐高宗以李勣、長孫無忌為首掛銜編修，對此書的重視，可見一斑。[14]若將參與《新修本草》編修者分類，大體上可分為三個層次：第一，應只屬掛銜性質，不負實際編修工作，而是「總監定之」，如李勣、長孫無忌，他們不一定具備醫學知識；第二，相信是顧問性質，如許敬宗、李淳風、呂才[15]、孔志約[16]、顏仁楚[17]，他們有可能對醫學有研究，卻在其

---

14 其實，從《舊唐書·高宗紀》所見，在高宗永徽、顯慶年間，李勣、長孫無忌、于志寧、許敬宗都得高宗重用，交付他們不少重要的工作。

15 呂才亦是中國歷史上著名卜筮專家，時為太常丞。太醫署隸屬太常寺，呂才當以太常寺官員身分參與其事。《外臺祕要方·眼》載崔氏療三五十年眼赤並胎赤方，在注中卻說：「西域法，太常丞呂才道效。」可見呂才也留心醫藥。

16 許敬宗、孔志約在永徽至顯慶三年期間，另身負修禮重任。又如李淳風在高宗初年參與注《五曹》、《孫子》十部算經的工作。因此，三人能否在顯慶二年至三年期間投入《新修本草》的工作，不無疑問。孔志約是

他部門任職；第三，肩負實際編修工作，都是尚藥局、太醫署官員，即「諸名醫」，參與者計有尚藥奉御許孝崇[18]、胡子家（或作象）、蔣季璋、尚藥局直長藺復珪、許弘直、侍御醫巢孝儉、太子藥藏監蔣季瑜、吳嗣宗、太醫令蔣季琬、許弘、丞蔣茂昌。由於蘇敬提出編修，亦當參與實際工作。[19]

　　由此可見，編修《新修本草》的實際工作，是交付予太醫署和尚藥局。《新修本草》成書後，成為官方認可、接受的本草典籍，而官方醫療機構以此書作標準教本。《唐六典·太醫署》說：「凡藥八百五十種：三百六十種，《神農本草》；一百八十二，《名醫別錄》；一百一十四，《新修本草》新附；一百九十四，有名無用。」官方《本草》的出現，使原本沒有統一的本草學知識，獲得了整合。《新修本草》是官方頒佈，但伴隨著其他官方法令、規

禮部郎中，唐代禮部下的祠部掌「祠祀、享祭、天文、漏刻、國忌、廟諱、卜筮、醫藥、道佛之事」，禮部職掌關涉到醫學事務，或許因此禮部郎中孔志約代表禮部參加編修。孔志約為《新修本草》寫〈序〉，顯示在編修過程中具有重要的身分，而他又撰《本草音義》，對醫學或有一定造詣。

17 禮部主事顏仁楚，在《外臺祕要方·肺脹上氣方》曾引「顏仁楚處」。

18 《新唐書·藝文志》載有許孝宗《篋中方》三卷，崇、宗兩字形似，極可能是同一人。《醫心方·服藥節度》載有「許孝崇論云」。

19 孔志約《新修本草·序》說：「太尉楊（揚？）州都督監修國史上柱國趙國公臣無忌，太中大夫行尚藥奉御臣許孝崇等二十二人，與蘇敬詳撰。」而在《醫心方》引《蘇敬本草注》凡四十二條。見高文鑄，〈「醫心方」引用文獻考略〉，載丹波康賴著，高文鑄校注研究，《醫心方》（北京：華夏出版社，1996），頁 741。

制，使得《新修本草》具有權威地位。

國家對本草監察的權力，可以從法令、考試兩方面考察。唐高宗永徽三年，下令以長孫無忌領銜，編纂《唐律疏議》，其中對醫師為人合藥而殺人的律令，如果不依今「古藥方及本草」而醫死病人，須負刑責。在魏晉南北朝時代各家本草對藥性仍然分歧時，恐怕無法執行。唐朝國家既然頒佈標準的《新修本草》，民間醫師行醫處方，所謂「本草」必以《新修本草》為據。其次，太醫署醫生必須習本草，也是考核範圍。乾元元年立下的制度是以醫術入仕者，須策《本草》二道。自此無論太醫署醫師或自習醫者，欲以醫術入仕，本草是必考一科，而《本草》當然以國家頒下為準。

《新唐書·百官志》記：「開元元年，改醫藥博士為醫學博士，諸州置助教，寫《本草》、《百一集驗方》藏之。」在敦煌發現《新修本草》殘卷，背面為乾封二年（667年）至總章二年（669年）伊西等州驛牒。這表明了《新修本草》頒佈後八年之內就已經傳播到邊塞伊西等州。[20]而日本發現的《新修本草》，相信是遣唐使在《新修本草》頒行七十餘年後傳入。[21]《新修本草》的頒佈與使用，配合圖譜，易於掌握與學習，因而確實成為用藥的依據，而它的權威地位透過國家權力頒行於地方，無形中建立

---

20 參叢春雨主編，《敦煌中醫藥全書》，頁 27。

21 尚志鈞，〈關於「唐·新修本草」的幾個問題——輯復前記〉，載氏輯《唐·新修本草》（合肥：安徽科學技術出版社，1981），頁 8-9。

起來。

　　《新修本草》在高宗顯慶四年竣工，在短短兩年間就編纂完成，原因是編纂人員採取了以「謹案」形式，匡正陶弘景所注《神農本草經》的錯誤，其實沒有直接取代《神農本草經》、《本草經集注》。陶弘景《本草經集注》傳至唐代，已不再適合時宜。《新修本草》的整個編纂班子，組成人數甚多，蘇敬等醫者根據什麼來匡正陶弘景的錯誤呢？筆者下一步想探究的是《新修本草》編纂人員如何訂正陶弘景的錯誤呢？《新修本草》編修又顯現出什麼特色？《新修本草》的編修，可說是在魏晉南北朝本草學發展的多元格局下形成的。[22]下面嘗試比較陶注與《新修本草》「謹案」，窺探唐代本草知識的特點。

三、《千金翼方》與《新修本草》

　　上文已述，南朝陶弘景據《神農本草經》，所撰《名醫別錄》、《本草經集注》，傳至唐代已浮現問題。如果留意孫思邈在《千金翼方》的寫法，就會發現孫思邈面對著本草學困境，其處理方式與《新修本草》有所不同。孫思邈在《千金翼方》卷一〈藥錄纂要〉分為〈採藥時節〉、〈藥名〉、〈藥出州土〉、〈用藥處方〉，卷

22　參范家偉，《六朝隋唐醫學之傳承與整合》，頁 29–57。

二、三、四分為〈本草上〉、〈本草中〉、〈本草下〉。在〈藥出州土〉，孫思邈列出各州土出產的藥物，並不涉及訂正陶注錯誤，分別在卷二、三、四仍然保留《神農本草經》的原文。《新修本草》則是引錄了《神農本草經》後，再引錄陶注，並加「謹案」。

如果只是重新列舉州土所出藥物，《新修本草》只須如《千金翼方》般，列出各處州土所出便可。《新修本草》處理藥物與出產地關係時，做了更深入的工作。首先，藥物出產與州縣地名配對，例如〈黑石脂〉「謹案」條，記黑石脂出產地，「義陽即申州」，這就是古今地名配對。然而，除了指出因地名轉換而出現的問題外，文中還說明了在唐代藥物出產的情況，與陶弘景時代已經不同了，類似例子不少，例如〈青石脂〉「謹案」、〈太一禹餘糧〉「謹案」、〈鉤吻〉「謹案」、〈芎藭〉「謹案」各條，編纂者根據本草典籍所載，再經調查後，卻發現秦中不出鉤吻、太山不出太一禹餘糧，反而在其他地方出產。又如在〈防風〉「謹案」、〈防己〉「謹案」、〈陽起石〉「謹案」三例則可見到，編纂者點出何處出產是最好的，指出陶弘景的錯誤，對道地藥材的深入調查及使用後所得的結論。由此可見，《新修本草》編纂者不是簡單轉換地名，而是調查了藥物出產地。

《新修本草》「謹案」另一個很重要的地方，是比較同一藥物在不同地區出產的形狀和藥效。例如〈扁青〉「謹案」比較朱崖巴南及林邑、扶南舶、武昌、蘭州、梓州等地出產扁青的外形和藥效。〈石蜜〉「謹案」指出氐羌出產的藥效較佳。〈大黃〉「謹案」則比較幽、并地區和蜀地，認為蜀地出產者較佳。在《新修本草》

中，編纂者往往對陶弘景所列藥性，有所修正，原因或許是陶弘景偏居一隅，無法對各地出產的藥物，瞭如指掌。

　　孫思邈《千金翼方》與《新修本草》會有什麼關係？由於兩書成書的時間很接近，這是研究《新修本草》必然碰到的一個問題。孫思邈雖喚起整理本草，卻沒有參加《新修本草》的編撰。顯慶四年，高宗召孫思邈，拜諫議大夫，孫思邈拒而不受。在《新修本草》完成這個時刻召見孫思邈，可能與《新修本草》完成有關，希望孫思邈予以意見。唐高宗對孫思邈，是十分敬重的。《千金翼方·雜病下》記貞觀中有功臣遠征中箭，在永徽元年秋，令孫思邈診看，足證唐高宗對孫思邈醫術的重視。高宗朝編修《新修本草》，在當時醫壇應該不是一件小事，因為書成後就會成為遵從使用的本草典籍。[23] 孫思邈在顯慶四年，儘管已年過百歲，當

---

23 Paul Unschuld 認為《新修本草》不能稱為世界上第一部藥典，因其法定地位與《紐倫堡藥典》是無法比擬的。Paul Unschuld, *Medicine in China: A History of Pharmaceutics*, （Berkeley: University of California Press, 1986）, p. 47. 筆者認為《新修本草》儘管不能稱為世界上第一部藥典，但是絕不能忽略的是，《新修本草》所具備的法律地位，不是寫在《新修本草》上面，而是寫在唐律上面。《唐律疏議·醫合藥不如方》說：「醫師為人合和湯藥，其藥有君臣、分兩，題疏藥名或注冷熱遲駛，並針刺等，錯誤不如本方者，謂不如今古藥方及本草，以故殺人者，醫合徒二年半。」所謂「不如古今藥方及本草」，唐朝國家既然頒下標準本草用書《新修本草》，民間醫師行醫處方，所謂「本草」必以《新修本草》為據。

時仍在世，有否看過《新修本草》？《千金翼方》與《新修本草》兩者都以《神農本草經》為其基礎，但載錄藥物的寫法仍有一定差距。筆者認為孫思邈應該是看過《新修本草》後，再增補在《千金翼方》中。

在《千金翼方·藥出州土》中，載錄了各州土所出藥物後，最後一句這樣記載：

> 峰州　豆蔻。馬牙石，一名長石，一名太乳，一名牛腦石，出在齊州歷城縣。論曰：既知無物非藥及所出土地，復採得時，須在貯積，以供時急，不得虛棄光陰，臨事忽遽，失其機要，使風燭不救，實可悲哉！博學者深可思之，用為備矣。

筆者翻閱朱邦賢等校注《千金翼方校注》、錢超塵主編《千金翼方詮釋》、李景榮校釋《千金翼方校釋》、劉更生點校《千金翼方》都是這樣載錄的。很明顯，「馬牙石，一名長石，一名太乳，一名牛腦石，出齊州歷城縣」放在峰州之下，完全是不合理的。既然馬牙石出齊州歷城縣，又怎會附在嶺南道峰州之下呢？而且，整句的寫法與全篇不統一。筆者再查《外臺祕要方·藥所出州土》所引《千金翼方》此段時，就發現原來全文是這樣的：

> 峰州：豆蔻
> 馬牙石，一名長石，一名太乳，一名牛腦石，出在齊州歷

城縣。

空青，出蔚州、蘭州、宣州、梓州。宣州者佳。蔚州者無空，塊大色深。

曾青，鄂州、蔚州者佳，餘州者惡。

白青，簡州、梓州者並佳。

石膽，蒲州虞鄉東亭谷及薛集窟塊如雞子大者佳。

芒消，同名為消石，嶺南始安出者佳，萊州、齊州者惡。堅潤，服之勝乳。

乳石第一出始興，其次連、廣、澧、朗、柳等州，今陝州青溪、房州三洞出者亞於始興者，自餘不可用也。

赤石脂，虢州盧氏縣，澤州陵川縣、慈州呂鄉縣並有，凡石中有石骨如玉。

桃花石，舊出申州鐘山縣，似赤石脂，但不著舌。

陽起石，齊州歷城縣西北五、六里齊山，西北六、七里盧山出之，白者佳，黑者不堪。

石腦，一名石飴餅，出徐州宋里山，入土一丈餘得之，大如雞子，觸著即破。

青琅玕，出嶲州西烏白蠻中及于闐國，一名青珠。

蒼石，梁州、均州、房州、金州並出。

凝水石，出同州韓城縣，色青黃，理如雲母者佳。澄城斜理文逆白者劣。

礜石，漢川武當西遼坂名礜石谷，即是其真者，梁州馬道成澗中有。

土陰蘗，色白如脂，出渭州鄣縣三交驛西北坡平地土窟中
乳是也，有六十餘坎，人云服之同鐘乳，不發熱。

戎鹽，沙州名為禿登鹽，廓州名為土陰鹽，生河岸山之陰，
燒之不鳴。

薑石，齊州歷城東者良。

代赭，今靈州鳴沙縣者大勝齊代所出者。

論曰：既知無物非藥，及所出土地，復採得時，須在貯積，
以供時用。不得虛棄光陰，臨時忽遽，失其機要，使風燭
不救，實可悲哉！博學者深可思之，用為備耳。

據《外臺祕要方》此段所引，非常易見，現存《千金翼方》有所
缺漏，而且也能解釋「馬牙石，一名長石，一名太乳，一名牛腦
石，出在齊州歷城縣」其實是與空青、曾青等放在一起，而不是
列在峰州之下。為什麼會出現這樣的編寫安排？若將《外臺祕要
方》引《千金翼方》此段與《新修本草》「謹案」比較，就知道此
段來自《新修本草》「謹案」，兩者有非常密切的關係，文字只有
稍微出入，亦有幾乎全同。[24] 由於諸條文字，涉及到藥物所出很
具體的地點，而編修《新修本草》確實也搜羅全國州縣所出藥物，
並說明州土所出。可以想見，《千金翼方》這幾條的內容，是來源
自《新修本草》的。尚志鈞、馬繼興均認為《千金翼方・本草》

---

24 何以孫思邈只取這幾條？從這幾條藥物的敘述來看，與服食似有一定關
係，故為孫思邈特別取出。

上中下所載實為《新修本草》正文。筆者亦嘗試將《千金翼方·本草》與《新修本草》正文比較，幾乎全同。再進一步要問，這代表什麼意義呢？

　　據干祖望說法，孫思邈在永徽三年左右完成《備急千金要方》，《新修本草·烏芋》「謹案」亦引《備急千金要方》，因此《備急千金要方》必定比《新修本草》早成書。《千金翼方》則成書於《新修本草》之後。[25] 孫思邈在《備急千金要方》撰有〈食治〉以明食療的功效，篇中分為「果實」、「菜蔬」、「穀米」、「鳥獸」四部分，裡面所列各條，皆說明藥性。舉兩個例子來看，《備急千金要方·食治》：

> 蒲桃　味甘，辛平，無毒。主筋骨濕痹，益氣倍力，強志，令人肥健，耐飢，忍風寒，久食輕身不老延年，治腸間水，調中。可作酒，常飲益人，逐水，利小便。

《千金翼方·本草下》和《新修本草》同樣寫道：

> 葡萄　味甘，平，無毒，主筋骨濕痹，益氣倍力，強志，令人肥健，耐飢，忍風寒，久食輕身不老延年。可作酒，逐水，利小便。生隴西五原燉煌山谷。

---

25 干祖望，《孫思邈評傳》，頁 271–273。

《備急千金要方‧食治》主要目的是想說明食療的用處，不列州
土所出，也算合理。上列兩條資料，文字稍有出入，這樣的出入
正顯示出孫思邈前後所據有別。首先，「蒲桃」寫作「葡萄」，《新
修本草》使用「葡萄」的寫法，即是唐代官方採用的寫法，應該
也會成為定名。[26] 其次，部分文字有出入，又例如《備急千金要
方‧食治》記：

> 烏芋　味苦、甘、微寒、滑無毒。主消渴，痺熱，益氣，
> 一名藉姑，一名水萍，三月採。

《千金翼方‧本草下》和《新修本草》同樣寫道：

> 烏芋　味苦、甘、微寒、無毒。主消渴，痺熱，溫中益氣，
> 一名藉姑，一名水萍。二月生，葉如芋。三月三日採根，
> 暴乾。

此條不同的地方是在採摘時日，《千金翼方》寫得更為詳細。從這
兩個例子來看，《新修本草》完成後，成為官方頒佈的本草典籍，

---

26 町田隆吉研究漢文文獻中「蒲陶」、「蒲桃」、「葡萄」，列西域出土文書這
　三個詞的各種用例，並統計在正史中「蒲陶」、「蒲桃」、「蒲萄」、「葡萄」
　四個詞的用例。很可惜他沒有注意到《本草》上的寫法。町田隆吉，〈「蒲
　陶」與「蒲桃」──トゥルファン文書に見える「葡萄（ぶどう）」の漢
　字表記について〉，《西北出土文獻研究》，第 2 期，2005，頁 73–91。

即用藥依據。上文說過《新修本草》編撰，同時也要整齊《神農本草》異說或集各傳本之大成，成書之後，影響所及，連帶《神農本草》可能也有官方傳本了，而眾家《神農本草》亦趨於一統，官方以外的傳本遭到淘汰。經過上述排比之後，這個說法應該可以站得住腳了。還有很重要的旁證，《備急千金要方‧少小嬰孺方》：

> 《神農本草經》說：小兒驚癇有一百二十種，其證候微異於常，便是癇候也。

此段在《外臺祕要方》所引亦同，但此句話既不見於《新修本草》及《證類本草》諸本草典籍，也不見於今本《神農本草經》，可見孫思邈所看到的《神農本草經》與後人看到的，可能是不一樣的傳本。孫思邈在《備急千金要方‧食治》與《千金翼方》所用《神農本草》顯然是有分別的，《千金翼方》則採用了官方的定本。在《新修本草》成書後，孫思邈也要採用官方定本了，可說證明唐代以後《神農本草》趨於一統的說法。

此外，還有一個關係《千金翼方》的重要問題，值得探討。《千金翼方‧藥出州土》列了十三道：關內道、河南道、河東道、河北道、山南西道、山南東道、淮南道、江南東道、江南西道、隴右道、河西道、劍南道、嶺南道。貞觀年間，完成州縣規劃是按地理形勢，分為十道，到了開元二十一年又分為十五道，其中山南、江南分東西，隴西分置河西，京畿、都畿各又自成一道。

馬繼興這樣說：

> 今本《千金翼方》(以及今本《外臺祕要》卷 31 轉引《千
> 金翼方》) 這一篇的某些文字已非原書舊貌。這裡是因為
> 《新修本草》撰成於 657-659 年。孫思邈歿於 682 年（據
> 《唐書》本傳），而這一篇中的「山南西道」、「山南東道」、
> 「江南東道」、「江南西道」 等均係《新修本草》撰成後及
> 孫氏歿後始設的地名。而河西在唐代是鎮名，非道名（見
> 《唐書・地理志》等）。此外《外臺》撰於唐・開元、天寶
> 間（依王燾自序）。但在其所引的《千金翼方》文中卻出現
> 了開元始置的道名（如「江南東、西道」）。這些都說明是
> 北宋人在校刻本書所改正的。[27]

此說看似很合理，但實際上卻不是這樣的一回事情。如果這樣看
唐代十五道的規劃時間，則無法解釋何以關內道仍列 「雍州」。
《千金翼方・藥出州土》在關內道首列雍州，據《舊唐書・地理
一》記：「開元元年，改雍州為京兆府，復隋舊名。」即在開元元
年後雍州改稱京兆府。開元二十一年不可能再稱京兆府為雍州。
況且，若是北宋人在校刻時所改，何以不列開元後所置十五道或

十六道（開元二十六年再置黔中道），卻是十三道呢？又宋人有沒有必要按唐代州縣規劃去修改呢？嚴耕望先生在〈景雲十三道與開元十六道〉一文考證了唐代道的設置時間，為這個問題提供了很好的答案。[28] 嚴氏據《唐會要·州縣分道條》證明在景雲二年實已分為十三道，這正是《千金翼方》所列的十三道。這樣就能解釋《千金翼方·藥出州土》列十三道的同時，又稱京兆府為雍州的原因。

　　一般而言，孫思邈卒年被定為永淳元年。孫思邈也沒有可能知道景雲年間十三道的規劃。換言之，《千金翼方·藥出州土》所列州土出藥，是經後人改寫。改寫的時間，照上文所述，要符合既是十三道，又有稱雍州的兩個條件，就應該是在景雲元年之後，開元元年之前，中間那一兩年的時間。這樣的話，也能解釋為什麼孫思邈明明說：「其出藥土地，凡一百三十三州」，但文中卻只列了一百二十八個州，即是經後人改動過；反過來看，《千金翼方·本草》被改動，顯示本草知識不斷更新的訴求。王燾撰《外臺祕要方》時，所引《千金翼方·本草》是在景雲至開元期間經改寫的傳本。孫思邈死後三十年左右，已有人對《千金翼方·本草》一章進行增補或者改寫的工作，情況果真如此，《千金翼方·本草》所載馬牙石以下諸藥物，不是孫思邈本來列出的，也是有可能的。

---

28 嚴耕望，〈景雲十三道與開元十六道〉，收入氏著《嚴耕望史學論文選集》（臺北：聯經，1991），頁 193–200。

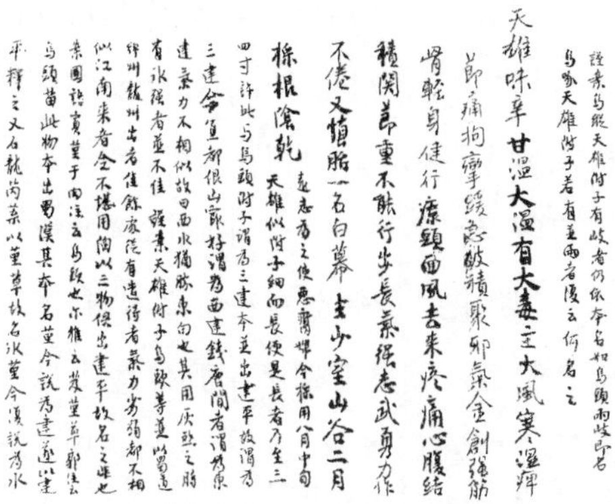

圖9：敦煌出土《新修本草》殘卷

　　《新修本草》編纂人員不是簡單地做古今地名配對工作，而是對藥物產地做了一次清理，訂正了陶弘景因偏居南方一隅，而出現的錯誤。《新修本草》可說是對當時藥物產地的一次普查，比較同一藥物在不同產地出產的藥效，在什麼地方出產。若與《千金翼方》相比，《新修本草》集合了當時朝廷醫學人才，及得到國家資源，所做的工作，自然更為深入。當然，《新修本草》的任務並不限於此，更多部分是對藥物性質、分辨藥物的討論。

四、《新修本草》的幾個問題

　　《新修本草》成書後對本草藥物帶來的影響，已如上文所述及。岡西為人指出《新修本草》正文二十卷並非重新編撰，只是

給《集注本草》加上新注和新藥，藥品分類和次序雖作了若干改動，但《集注本草》的舊文則原封不動地保留。這種編纂方式成為先例，唐代以後本草書都仍然沿用著。[29]《新修本草》編纂者根據當時藥物的實際出產情況，修正陶弘景的說法，在書中是最常見到的情況。[30]如果只是這樣看《新修本草》，本草學就只是單純藥物的記載。但是，編纂者還應用到什麼本草知識來修正陶注的錯誤呢？換言之，《新修本草》的本草知識是怎樣構成的？本節擬從《新修本草》引書入手[31]，窺看蘇敬等人以什麼本草知識來糾正陶注的錯誤。

　　孔志約、蘇敬分別編了《本草音義》和《本草音》，意味著在編修《新修本草》時，都涉及到本草所載藥物讀音字義的方面，亦須進行疏解或整理。《本草音義》極可能就是《新修本草》的副產品。典籍經歷長期間的流傳，書中文字的讀音、意義，後人未必完全知曉，因而有音義類書籍出現，例如《禮記音義》、《尚書音義》、《史記音義》、《漢書音義》、《文選音義》。特別是經歷南北朝分裂，音韻之別成為重要課題。顏之推在《顏氏家訓‧音辭》

---

29 岡西為人，〈中國本草的歷史展望〉，收入劉俊文主編，《日本學者研究中國史論著選譯》，第 10 冊 〈科學技術〉（北京：中華書局，1992），頁 97。

30 尚志鈞在《新修本草研究資料》中，列出了「新修本草編纂時改正陶氏的謬誤」，據他搜尋所得，共七十五條，頁 796–799。

31 尚志鈞在《新修本草研究資料》亦有「《新修本草》編修時所引的書」一節，文中只列出引書，並無任何分析與說明，頁 800。

說明了南北語音混亂與分別，陸法言《切韻序》記載開皇年間，劉臻、陸法言等八人論及南北、古今音韻是非，隋唐時代南北一統，由八位學者共同裁定音韻，本草學對藥物名稱音義相信亦有這方面的要求。

在《隋書‧經籍志》、《舊唐書‧經籍志》、《新唐書‧藝文志》均載錄有本草學音義類的書籍，可惜這類書籍佚逸不存，僅知其名。《隋書‧經籍志》載有姚最《本草音義》三卷，甄立言《本草音義》七卷。《舊唐書‧經籍志》載有蘇敬等《本草音》三卷，殷子嚴《本草音義》二卷。《新唐書‧藝文志》載錄殷子嚴《本草音義》二卷、孔志約《本草音義》二十卷、蘇敬《本草音》三卷、甄立言《本草音義》七卷、李含光《本草音義》二卷。[32]

由於孔志約、蘇敬在顯慶二年至四年參與《新修本草》的編修工作，孔志約《本草音義》二十卷、蘇敬《本草音》三卷兩部書很可能就是配合《新修本草》而寫的。〈有唐茅山元靖先生廣陵李君碑銘並序〉記李含光撰寫《本草音義》，說：

> 嘗以《本草》之書，精明藥物，事關性命，難用因循，著《音義》兩卷。[33]

32 書名冠以「音義」兩字，不一定只限於談音義方面的問題。《外臺秘要方‧明堂灸法》引有楊操《音義》，據高文鑄所考，此即楊玄操《明堂音義》，而所引楊操《音義》內容與音義問題，沒有很直接關係。
33 陳垣編纂，《道家金石略》，頁161。

這一段話點出了《本草》書關乎性命，但使用起來卻有點困難，究竟難在什麼地方呢？也沒有很具體的說明。顯然，音義類書有利本草書使用。透過《新修本草》內容，有助對這類本草音義類書籍的了解。在唐初，甄立言、甄權兄弟是醫壇上重要人物，甄立言所撰《本草音義》在唐代應該受到一定重視，《酉陽雜俎‧貶誤》記：

> 予太和末，因弟生日，觀雜戲。有市人小說呼扁鵲作褊鵲，字上聲。予令座客任道昇字正之。市人言，二十年前，嘗於上都齊會設此，有一秀才，甚賞某，呼扁字與褊同聲，云世人皆誤。予意其飾非，大笑之。近讀甄立言《本草音義》引曹憲云扁布典反，今步典非也。

甄立言是唐初人，下距太和末達百多年，其書仍然流傳。《新修本草》中引錄甄立言此書共兩次，分別在〈天雄〉「謹案」、〈髮髲〉「謹案」。由此看來，本草典籍頗為注重讀音。由於形音錯誤會導致藥名寫法有誤，這類錯誤應該是很常見的，例如〈假蘇〉「謹案」說「此藥，即菜中荊芥是也，姜、荊聲訛矣。」荊芥又名姜芥，在「謹案」就清楚指明荊、姜聲訛而有此名。又〈柴胡〉「謹案」：「傷寒大小柴胡湯，最為痰氣之要，若以此芸蒿根為之，更作茈音，大謬矣。」〈藍實〉「謹案」：「抨，普更切。」〈鹵鹹〉「謹案」：「字作古陷反。」這種寫法在唐代醫籍也可以見到，王燾《外臺祕要方》就可以見到三處以反切方式分別標注讀音。此

外，《新修本草》對字形訛誤，也有所糾正，例如在〈蛇全〉「謹案」、〈伏苓〉「謹案」、〈亂髮〉「謹案」。

　　《新修本草》編撰者與陶弘景對本草藥物的基本態度是有分別的，而這種分別導致《新修本草》與陶注的寫法有一定差別。陶弘景的基本態度，是與道教有關的。陶弘景在南朝至隋唐道教史中佔有很重要的地位，在所著《名醫別錄》、《本草經集注》中，反映了道教與本草知識的關係。陶弘景在解釋本草藥物時，同時引載不同「家」的說法，其中有道家、服食家、方家、術家[34]，及市人；又有不同的「方」，其中有仙方、道方、俗方、醫方。當中，以引錄《仙經》為最多。《續高僧傳‧釋曇鸞傳》記錄曇鸞知道南朝陶弘景精善方術，於是南行入梁找陶弘景學長生之法，陶弘景授以《仙經》十卷。所謂「仙經」是泛指道書，抑或指一本名《仙經》的書，而釋曇鸞所得《仙經》又是否陶注所引的《仙經》，目前無法知曉的。但是，《仙經》屬道教仙術書，內容應是關於長生神仙之術，而葛洪在《抱朴子內篇》也多次引載《仙經》。

　　陶弘景很重視將這些「家」和「方」不同之處分辨出來，及指出某藥物會常用或不用於某「家」、「方」，譬如陶弘景在〈磁石〉「陶注」、〈長石〉「陶注」、〈黃精〉「陶注」、〈菟絲子〉「陶注」、〈女貞實〉「陶注」、〈石鍾乳〉「陶注」、〈紫石英〉「陶注」舉出這些藥物在《仙經》與俗方之間異同；在〈蕤核〉「陶注」、〈蜜

---

34 所謂術家，即行方術。〈麻黃〉「陶注」說：「術家合人參服之，令逆知未來事。」很可能就是麻黃配合人參服用後，施行方術以占測未來。

蠟〉「陶注」、〈白青〉「陶注」則舉出醫方與仙方的不同。又在〈黃連〉「陶注」：

> 俗方多療下痢及渴，道方服食長生。

〈大黃〉「陶注」：

> 此藥至勁利，粗者便不中服，最為俗方所重。道家時用以去痰疾，非養性所須也。

〈枳實〉「陶注」：

> 俗方多用，道家不須也。

由上引這些資料來看，陶弘景將藥物在不同「家」、「方」的使用情況，仔細分辨出來，醫、道、俗對同一藥物的取捨和使用，以及藥效的描述。由於道方、仙方以追求長生為主，對藥物要求與醫方、俗方以治療為主，會有不同。例如〈金屑〉「陶注」：

> 《仙經》以醯、蜜及豬肪、牡荊、酒輩煉餌柔軟，服之神仙。亦以合水銀，作丹沙外，醫方都無用。當是猶慮其毒害故也。仙方名金為太真。

〈銀屑〉「陶注」：

> 《仙經》又有服鍊法，此當無正主療，故不為《本草》所載。

金屑有毒，醫方不用，是考慮到其毒性；而銀屑根本不入藥用來
治療疾病，故不載於《本草》，顯示出道、醫不同之處。這正好表
現出陶弘景對道、醫之間用藥的區別。從陶弘景注文中，可以見
到道教的影響。在《新修本草》確實又可以發現很多訂正陶弘景
的地方，並往往指出「陶誤」所在。除了孔志約所說的知識錯誤
外，那麼蘇敬等人根據什麼來修正陶弘景的錯誤呢？

　　陶弘景在南朝道教史上是重要的人物，以道教知識來看藥物，
以追求長生不老、成仙為目標的道教藥物知識，特別是以《仙經》
為參考資料，是可以理解的。及至唐代，道教對本草的影響是仍
然存在的，諸如《石藥爾雅》、道士李含光撰《本草音義》。然而，
實際投入編纂《新修本草》者是在朝的一批醫者，目前無法考證
這批醫家與道教之間是否有什麼淵源，但從引錄的參考資料來看，
陶弘景《名醫別錄》、《本草經集注》與《新修本草》之間的而且
確有分別。從《新修本草》「謹案」各條中，可以看到下列的情
況。〈吳茱萸〉條引《爾雅·釋木》、〈蓼實〉條引《爾雅》，蘇敬
等引《爾雅》作為修正陶弘景的論據。在《新修本草》中，《爾
雅》是很重要的參考依據，就筆者檢索所得，共有二十七處：貝
母、紫草、菥冥子、白蒿、蛇床子、莬葵、天雄、薑草、蒴藋、
牡桂、吳茱萸、紫葳、薰黃、椋子木、茗、櫨實、零羊角、石龍

子、蠐螬、蛞蝓、彼子、蓼實、麻蕡、苦菜、白瓜子、稻米、蘩
萋，這些條目引《爾雅》及郭璞注作為疏解的依據。《爾雅》是古
人對自然界事物認識的依據。在〈苦菜〉條，陶弘景疑苦菜即茗，
「謹案」則反駁說：

> 苦菜，《詩》云：「誰謂荼苦。」又云：「堇荼如飴。」皆苦
> 菜異名也。陶謂之茗，茗乃木類，殊非菜流。茗，春採為
> 苦搽，搽音遲遐反，非途音也。案《爾雅‧釋草》云：
> 「荼，苦菜。」〈釋木〉云：「檟，苦搽。」二物全別，不
> 得為例。又《顏氏家訓》案《易統通卦驗玄圖》曰：「苦菜
> 生於寒秋，經冬歷春，得夏乃成。一名游冬，葉似苦苣而
> 細，斷之而有白汁，花黃似菊。」此則與桐君略同，今所
> 在有之也。苦蘵乃龍葵耳，俗亦名苦菜，非荼也。

文中又引《詩經》。《詩經》、陸機《毛詩草木疏》（又稱陸氏《草
木疏》，分別在〈吳茱萸〉、〈莢蒾〉），在《新修本草》各曾引錄了
兩次。《爾雅》及郭璞注、陸機《毛詩草木蟲魚疏》二卷，在《隋
書‧經籍志》中均收入經部。在《新修本草》中，本草學知識與
經學之間，顯然也有關係，本草學部分知識仍建基於經學對自然
界事物訓詁上面。與陶弘景注文比較，陶弘景較少引《爾雅》、陸
機《毛詩草木疏》等書為依據。元和年間，梅彪撰《石藥爾雅》，
在〈序〉中這樣說：「夫《爾雅》者，古人以訓釋難尋之所作
也。」梅彪指出了《爾雅》是用來輔助讀經。在唐代《爾雅》沒

有設立學官，在國子學裡面，《爾雅》與《說文》、《字林》等書同列，是暇時誦習。《舊唐書・禮儀志》記：「天寶元年，明經、進士習《爾雅》。」在兩《唐書》的〈禮儀志〉、〈音樂志〉亦多次引用《爾雅》作為論據。《爾雅音義》說《爾雅》「本釋五經。」《隋書・經籍志》也說：「《爾雅》諸書，解古今之意。」段成式《酉陽雜俎・廣動植》是專門記述動植物的，就提及到《爾雅》說：「成式以天地間造化所產，定而旋成形春樊然矣。故《山海經》、《爾雅》所不能究。」段成式表明單單讀《山海經》、《爾雅》不能窮盡世間一切的「造化」，亦即表明以《爾雅》作為認識天地間事物，應就是時人的參考。由此可見，以《爾雅》作為考釋依據，這種作法亦引申至《新修本草》所載藥物上面，與陶弘景引用《仙經》恰成對比。[35]

　　《新修本草》「謹案」的撰寫方式，還可能有其他的源頭，應該再細加追溯。就以上引苦菜為例，在陸德明《經典釋文》《爾雅音義下》記：

　　　茶，音徒。《說文》同。案《詩》云：「誰謂茶苦。」《大雅》云：「菫茶如飴。」《本草》云：「苦菜，一名茶草，一名選，生益州川谷。」《名醫別錄》云：「一名游冬，生山陵道旁，冬不死。」《月令》：「孟夏之月，苦菜秀。」《易

---

35 蘇頌《本草圖經・序》也說：「若陸英為蒴藋花，則據《爾雅》之訓以言之。」可見這種傳統，在唐代以後仍然延續。

通卦驗玄圖》云：「苦菜生於寒秋，經冬歷春，得夏乃成。今苦菜正如此，處處皆有，葉似若（應作苦）苣，亦堪食，但苦耳。」今在〈釋草篇〉。《本草》為菜上品，陶弘景乃疑是茗，失之矣。〈釋木篇〉：「有檟，苦荼乃是茗耳。」

由此見到，《經典釋文》是參考了《本草》、《名醫別錄》而成。《經典釋文》〈釋草〉、〈釋木〉內容很有限，對《新修本草》起了多大的作用，實不宜太高估。《新修本草》編修者對《爾雅》有一定探索，才能說出荼在《爾雅·釋草》、《爾雅·釋木》都出現這樣的話，而且對儒家經注不是全表贊同，《新修本草·稷》「謹案」就說：「儒家但說其義，不知其實。」然而，有兩方面值得留意：第一，在撰寫方式方面，反映了《新修本草》「謹案」的撰寫方式來看，「謹案」的撰寫方式與名物訓詁小學十分接近，很可能是從小學傳統而來。第二，《經典釋文》在〈釋草〉、〈釋木〉對於植物訓詁時，引錄了陶弘景《本草經集注》，例如《經典釋文》《爾雅音義·稷》引錄「陶注云」也就是《新修本草·稷》所引陶弘景的注話。換言之，陶弘景《本草經集注》、《名醫別錄》作為名物訓詁的參考資料，具備了一定的地位。由此可見，在唐代，本草典籍對自然界的認識與經學之間存在著互動關係，相互引用。《新修本草》作為官修本草，由醫家主持其事，與陶弘景注以道教為核心的心態，顯然有別。

　　《新修本草》在討論藥物時，亦會附以方書。但是，書中很多時候沒有明確引用某書，但亦有值得留意的地方。在〈芒消〉

「謹案」說：

> 晉宋古方，多用消石，少用芒消。近代諸醫但用芒消，鮮
> 言消石，豈古人昧於芒消也。

〈葛上亭長〉「謹案」說：「今檢本草及古今諸方，未見用王不留
行者。」〈葎草〉（新附）、〈亂髮〉「謹案」，所謂「晉宋古方」、
「古方」有可能指什麼醫書？在《備急千金要方》、《外臺祕要方》
均載有使用消石的醫方，例如《外臺祕要方・女勞疸方四首》載
有消石礬石散，注說「肘後、小品、崔氏、文仲、千金、范汪、
深師並同」。〈白堊〉「謹案」說：

> 胡居士言，始興小桂縣晉陽鄉有白善。

胡居士指的是胡洽（又稱胡道洽），《隋書・經籍志》記胡洽撰《胡
洽百病方》二卷。《備急千金要方・婦人方中・心腹痛第四》載有
胡洽藥方。〈王孫〉「謹案」、〈陟釐〉「謹案」、〈菫汁〉「謹案」引
有《小品方》。《隋書・經籍志》載有陳延之《小品方》十二卷[36]，

---

36 有關陳延之生平及《小品方》的研究，可參高文鑄，〈「小品方」之研
究〉，氏著《小品方輯校》（天津：天津科學技術出版社，1983），頁
172-202。胡乃長，〈小品方考〉，載《中華醫史雜誌》，第 11 卷 2 期，
1981，頁 116-119。

在唐代就仍然流傳著，劉禹錫說尋求古方時，得《小品方》。《范東陽方》即《范汪方》，《隋書·經籍志》載《范東陽方》一百零五卷，范汪撰。《太平御覽·醫二》引《晉書》說范汪善醫術，治病十癒其八九，撰方五百餘卷，又一百零七卷。陳延之在《小品方·自序》說：「《秦承祖所撰要方》有三十卷，多是范東陽集中單省者耳。」《諸病源候論》、《備急千金要方》提及小兒方，皆有上推「晉宋」的說法，《諸病源候論·養小兒候》說世所相傳有小兒方，「逮乎晉宋，推諸蘇家，傳襲有驗，流於人間。」《備急千金要方·序》：「晉宋以來，雖復名醫間出，然治十不能愈五六。」從《新修本草》所引醫方來看，仍然重視南朝醫著。

　　還有一點，同樣值得注意。編纂《新修本草》人員，引錄了「土人」的看法，「土人」在《新修本草》中應該只是對當地人的別稱而已。如〈五色石脂〉「謹案」記「土人亦以療下痢，舊出蘇州餘杭山大有，今不收採爾。」又例如在〈石腦〉「謹案」、〈長石〉「謹案」、〈土陰孽〉「謹案」、〈代赭〉「謹案」，編纂人員對土人的藥物經驗，雖然說不上很重視，但是仍然加以採集，成為用藥的經驗。這反映了編修者向當地人調查的結果，〈麋脂〉「謹案」說：「麋茸，服之功力勝鹿茸。角，煮為膠，亦勝白膠，言游牝畢即死者，此亦虛傳，遍問山澤人，不聞游牝因致死者。」陶注說雄麋交配後即死，編修者即就此四處向人請教，皆無人可以證實此事。由此來看，《新修本草》雖在短短兩年間完成，儘管大部分的工作是訂正陶注的失誤，卻同時仔細地調查了當時全國藥物情況，它的價值也應在此。

在孫思邈《千金翼方》提及耆婆說,「天下物類,皆是靈藥,萬物之中,無一物而非藥者」。世間上任何東西,都可以是藥。因此,天下各處都有藥物出產,其中有常用、罕見的分別,也有貴賤的等級。在《千金翼方》按唐代劃分的十三道,列舉各道出產的藥物,及後《通典》也載有各地上貢的藥物。

《新修本草》的編纂者似乎很著意藥物流通的情況,並可分為三個流通的層次:朝廷、京師、一般市場。〈石膏〉「謹案」、〈礜石〉「謹案」記有市人。所謂市人,指的就是一般在市場上售賣藥材者。還有今人,例如〈蔓荊實〉「謹案」、〈苦芙〉「謹案」、〈忍冬〉「謹案」指在唐代一般人。《新修本草》又有所謂「京下」,指的就是京師長安,例如〈紫參〉「謹案」、〈澤蘭〉「謹案」、〈側子〉「謹案」、〈連翹〉「謹案」、〈狗脊〉「謹案」、〈牡丹〉「謹案」,都說「京下用者」,說明《新修本草》編纂者注意藥物在京師中使用的情況。

《太平廣記·度支郎》記載一則故事:「貞觀中,尚藥奏求杜若,敕下度支。有省郎以謝朓詩云:『坊州採杜若。』乃委坊州貢之。本州曹官判云:『坊州不出杜若,應由讀謝朓詩誤。郎官作如此判事,豈不畏二十八宿笑人耶?』太宗聞之大笑,改授雍州司法。」此條資料反映了當時負責採購藥物部門缺乏足夠藥物知識及依據,而弄出的笑話。從另一角度看,是因沒有官方《本草》作為指引所致。《舊唐書·職官志》記度支郎中的職責,是掌管全國物資調度與運輸。從上面故事來看,尚藥奉御有藥物須要時,由度支郎中負責在各地搜求。另方面,朝廷所用藥物,也由地方

上貢而來,《通典‧食貨六》記天下州郡時,也列出各州郡上貢之物,當中不乏地方藥材,例如華陰郡(即華州)貢伏苓三十八斤、細辛四斤、伏神三十八斤;靈武郡(靈州)貢鹿魚膠、代赭、花蓯蓉。

　　在太醫署內,藥物管理是其職能的重要部分,置藥園,設藥園師、藥園生、掌固。在太醫署之內,即貯儲各地藥物,實際上是有助《新修本草》編纂人員分辨藥物的工作。由於太醫署隸屬太常寺,上貢藥材,經藥園師搜採後,送去太常寺。《新唐書‧百官二》記尚藥局:「太常每季閱送上藥,而還其朽腐者。」這種情況在《新修本草》中也反映出來。〈狼跋子〉「謹案」記交廣送黃環子入太常、〈黃環〉「謹案」記黃環是太常科劍南道來。〈柴胡〉「謹案」:

　　　　且此草,根紫色,今太常用茈胡是也。

〈石長生〉「謹案」:

　　　　今市人用齙筋草為之,葉似青葙,莖細勁紫色,今太常用者是也。

《新修本草》編纂者說明了太常寺能夠用到的藥材。〈恤纊騎詔〉提及將士的慘況,於是玄宗下令特別照顧彉騎將士,「所須藥物,仍與太常計會,量事供擬,並差醫人救療」。藥物管理,歸太常

寺。太常寺收到藥材後，甚至採用自己所用的藥名，〈藍實〉「謹案」：「太常名此草為木藍子。」〈牛扁〉「謹案」：「太常貯名扁特，或名扁毒。」此外，可以想見的情況是《新修本草》編纂者同時調查了太常寺所貯藥材。〈女萎〉「謹案」：「今太常謬以白頭翁者是也。」〈白頭翁〉「謹案」：「太常所貯蔓生者，乃是女萎。」〈小檗〉「謹案」：「今太常所貯乃葉多刺者。」編纂者掌握了市人及太常藥物的情況，才能提供這樣細緻的說明。《新修本草》編纂者對太常即朝廷裡面、京師、一般人使用藥物的情況，應該有一定的掌握。

五、《新修本草》與士人服乳石

魏晉南北朝時代，文人愛好服散，余嘉錫在〈寒石散考〉一文論之甚詳。[37]從《隋書‧經籍志》所載有關服散書籍，便可見一斑。及至唐代，服餌風氣仍然盛行[38]，特別在官僚階層。王燾所處時代及環境，其實彌漫著這種風氣。王燾在〈乳石論‧序〉：

---

37 余嘉錫，〈寒食散考〉，收入氏著《余嘉錫論著雜著》，頁 223。

38 可參坂出祥伸，〈隋唐時代における鍾乳石服用の流行について〉，山田慶兒編，《中國古代科學史論》（京都：京都大學人文科學研究所，1989），頁 615–644。廖芮茵，《唐代服食養生研究》，臺北：學生書局，2004。

按古先服餌，賢明繼踵，合和調煉，道術存焉。詳其羽化
太清，則素憑仙骨，若以年留壽域，必資靈助。此蓋金丹
乳石之用，豈流俗淺近而能知。所患其年代浸深，訣籙微
密，世有傳習，罕能詳正。更加服石之士，精粗不同，雖
志貪補養，而法未精妙。遂使言多鄙褻，義益繁蕪，每加
披覽，實長疑惑。既子弟不得親授，亦家童莫能曉了。存
諸左右，殆謂闕如。余宿上谷神，棲心勿藥，歲月云久，
經書粗通，知文字之一失，乃性命之深誤。是以會集今古，
考量論訣，取斷名醫，都凡纂要，建題篇目。並五藏合氣，
經絡受病，八風所中，形候論訣，兼諸家會同將息妙術，
及乳石丹與雜石壓理之法，錄定倫次，即以時代為先後，
今刪略舊論，纂集新要，分成上下二卷，可謂價重千金，
比肩萬古，垂之於後學，豁若冰消者乎。

王燾對金丹乳石，持十分肯定的態度，而且長期留心此道。王燾
指出傳習此術，「訣籙微密」，不得妄傳，並且良莠不齊，自言披
覽此類文獻後，疑惑更多。王燾於是集合古今著作，加以考量。
既然，疑惑甚多，如何解決？王燾提出的辦法卻是「取斷名醫」。
服金丹乳石諸法，是道教追求長生祕技，此正是「訣籙微密」的
因由[39]；而王燾不取斷道教中人，而取斷名醫，文中明言金丹乳

---

39 《外臺祕要方·乳石發動熱氣上衝諸形候解壓方》說：「療石熱將行，體
　微飲嗇，即此方從叔汾州刺史河東公口授此法，余久服石，每服此飲頗

石之用，在於延長壽命，而非羽化登
仙。道教對於金丹乳石作為長生祕技，
是以隱密形式傳承；醫家關注的則是
王燾所說「五藏合氣，經絡受病，八
風所中，形候論訣，兼諸家會同將息
妙術，及乳石丹與雜石壓理之法」，即
從服乳石後會產生疾病角度出發，著
重服食節度、禁忌、研煉，以及如何
選擇上等乳石。兩者的基本態度各有
側重。

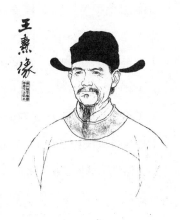

圖 10：王燾畫像

　　然而，王燾所謂「名醫」指的是什麼人呢？〈乳石論上〉引錄
薛侍郎、李補闕、崔尚書、段侍郎（經周處溫授）、孟使君、張文
仲作為標題。王燾既引錄這些人的意見及著作，並依此為準，即
這些人應該就是王燾心目中的名醫了。〈張文仲論服石法要當達人
常性五乘七急八不可兼備不虞藥並論〉說到石發時，隨身備急藥
目：「右以上諸藥，皆乳石所要，仲嗣今與名醫擇之，常用備身備
急。」這些見解，在王燾心目中名醫處得來。從稱謂已可知道，他
們都屬唐代官僚層。下面參考高文鑄考證，交代上述人物的身分。

　　張文仲在《舊唐書‧方伎傳》有傳，武則天時為侍醫，後為
尚藥奉御，撰有《隨身備急方》三卷，可算是以醫術知名的醫者。
據高文鑄所考，同州孟使君即孟詵，曾任同州刺史，故有是稱，

甚為效方。」可佐證服石藥方確有口授的傳統。

曾師事孫思邈。孟詵撰有《補養方》三卷、《必效方》十卷、《食療本草》三卷。長安中，出為同州刺史；神龍初致仕，以藥餌為事。薛侍郎即薛曜，在武則天時期出仕，曾任禮部郎中、正諫大夫、中書侍郎。在《全唐詩》中存詩五首，其中一首為〈送道士入天台山〉，即見薛曜與道士交往詩句，亦參與《三教珠英》編修工作。李補闕，只知存活時間大約在武則天垂拱元年至天寶元年間，確實資料已無所考。[40]崔尚書應是崔知悌，為戶部尚書，《千金翼方》亦引有〈崔尚書乳煎鍾乳〉，又撰有《崔氏纂要方》十卷、《灸骨蒸法圖四首》、《產圖》一卷。在〈周處溫授段侍郎煉白石英粉丸餌法並論紫石英白石英體性及酒法五首〉，文中又說「煉服石英法，周司戶處溫傳授，云於段侍郎處得，甚妙。」由此而論，除了張文仲外，其他人物雖對服石有所探求，或對醫道有所認識，但都同屬官僚階層，既不以醫為業，也非官醫。周司戶從段侍郎處得之，在《外臺祕要方》其他章節，也有類似情況，即某人從某人處得之後，再傳予他人，尤其對於試驗有奇效藥方。

　　唐代官僚階層服乳石，是很普遍的，因而服食過當，違反節度，有失禁忌而得病者，或因服食而中毒者，同樣普遍。孫思邈《備急千金要方・解五石毒》說：「余自有識性以來，親見朝野仕人遭者不一，所以寧食野葛，不服五石。」《千金翼方・飛煉》又說：「今世之人，多有單服鍾乳，礬石、桃花石、紫石，亦有合和草藥服之，此等雖非五石，亦是五石之例。」由於五石法不良後果

40 高文鑄，〈外臺祕要方叢考〉，頁 945。

甚明顯,唐人傾向服鍾乳。王燾在《外臺祕要方》所列皆屬鍾乳,
又《外臺祕要方·乳石發動熱氣上衝諸形候解壓方五十三首》:

> 療乳石發,樊尚書傳、蕭亮常服良驗。余因熱重盛,切慮不
> 安,遍于李虔祐率更吳升諮議處求解法,亦稱此味奇絕方。

文中所說的「余」是指王燾本人,抑或王燾引他人,暫時無考。
樊尚書、蕭亮療乳石發有驗,但對藥方有疑,於是找李虔祐、吳
升尋求意見。《宋史·藝文六》記有吳昇(升)、宋處《新修鍾乳
論》一卷,吳升即《外臺祕要方》所稱名醫,而全書只此一處引
其說法,當是對服食鍾乳有一定研究,而且為人所知。而蕭亮則
是著名的醫者,楊炎〈安州刺史杜公神道碑〉說安州刺史杜鵬舉
與清河崔沔同授醫於蘭陵蕭亮。

　　柳宗元撰有〈與崔饒州論石鍾乳書〉,談論鍾乳石精劣,說崔
饒州曾致送柳宗元石鍾乳,而子敬所服鍾乳與崔饒州所送者類似。
柳宗元於是去書相詢,崔饒州從地理角度證驗,「土之所出乃良,
無不可者」,說明石鍾乳可服。柳宗元則認為「土之所出者,固多
良而少不可,不可謂咸無不可也。」而服食石鍾乳精者,「使人榮
華溫柔。其氣宣流,生胃通腸,壽善康寧,心平意舒,其樂愉
愉。」文中所說出鍾乳之地「始興為上,次乃廣、連。」柳宗元
又在〈零陵郡復乳穴記〉說:「石鍾乳,餌之最良者也,楚越之山
多產焉,於連於韶者,獨名於世。」此說與《外臺祕要方》引〈薛
侍郎服鍾乳石體性論〉相同「謹案鍾乳,第一始興,其次廣、連、

澧、朗、柳等州者。」由此可見，第一，柳宗元與其友人皆服鍾乳，並相互致送，及討論出產地的問題。第二，肯定服鍾乳的功效。第三，柳宗元對鍾乳出產地優劣的認識，似非泛泛。宋‧唐慎微《證類本草》載鍾乳，兩次引述柳宗元此書，即柳宗元對鍾乳的論述，受到後世本草學家的肯定。此即顯示柳宗元對服食鍾乳的知識水平。[41]至此或可得一印象，服食乳石在官僚階層是常見的，他們既有共同興趣，就會形成共同話題，交流相關訊息。服食後出現的身體不適狀況，當是共同關切的。如何能夠知道唐代官僚階層服乳石後出現不適呢？服石之後，其中一個症狀是發熱，即服石發熱須要以藥壓熱。壓熱藥，主要是紅雪、紫雪、金石凌等藥，而這些藥是唐代皇帝最常賜予大臣的（詳見下一章）。

　　《外臺祕要方》其中多次引錄了張文仲的醫著。張文仲是唐初的著名醫家，兩《唐書》有傳。至於引錄張文仲的《元侍郎希聲集》，詳見下文。中書侍郎薛曜〈服乳石體性論〉，是王燾第一個徵引的，薛曜指出服食金石，須注意人體體質，在文中薛曜兩次提及「古法」，並對年五十以上始可服石的說法，大有保留，反駁的理據是個人親身所見，年少者服石，不僅無病，而且氣力充沛。薛曜雖為中書侍郎，卻很留意服石者的情況，親自觀察，對於古法所說的服石季節，應在冬月，而薛曜卻驗證服石後，如果飲食失節、勞役過度，即會發動，與季節關係不大。這帶出了薛

---

41 柳宗元撰〈答周君巢餌藥久壽書〉、〈與李睦州論服氣書〉，並曾親自種藥，可見他對醫藥服餌事也有若干認識。

曜對服石認識的來源，一方面是所謂古方古法，雖然薛曜並不盡信，至少應參考不少這類記載；另一方面則是個人觀察及親身驗證，無疑是持續地觀察，才能提出質疑古方的理據。最後則說：

> 按《本草》：石鍾乳，味甘溫，無毒。主咳逆上氣，明目，益精，安五藏，通百節，利九竅，下乳汁，益氣，補虛損，療腳弱疼冷，下焦傷竭，強陰。久服延年益壽，好顏色，不老，令人有子。不煉食之，令人淋。一名公乳，一名蘆石，一名夏石。生少室山谷及太山，採無時，蛇床子為之使，惡牡丹、玄石、牡蒙、畏紫石、蘘草，少室猶連嵩山也。今第一出始興，而江陵及東境名山石洞，亦皆有之。唯通中輕薄如鵝翎管，碎之如爪甲，中無鴈齒，光明者為善。長挺乃有一二尺者，黃色，以苦酒洗刷則白，仙經用之少，俗法所重，亦甚貴之。謹案鍾乳，第一始興，其次廣、連、澧、朗、柳等州者，雖厚而光潤可愛，餌之並佳。今硤州、清溪、房州三澗出者惡。於始興自餘非其土地，不可輕服，多發淋渴。只可搗篩，白練裹之，合諸草藥，酒浸服之耳。陶云鍾乳一、二尺者，謬說之。

所謂「按《本草》」，其實就是抄錄自《新修本草・石鍾乳》，文中當然也沒有細分《神農本草經》、陶注、謹案的不同內容。即是說，薛曜對鍾乳的認識，其中一部分是來自《新修本草》的，此與上引柳宗元的情況，亦幾乎完全一致。在《外臺祕要方・周處

溫授段侍郎煉白石英粉丸餌法並論紫石白石英體性及酒法》,一開首也引《本草經》,文中也引有「謹案」,內容同樣可以肯定是來源自《新修本草‧白石英》、《新修本草‧紫石英》「謹案」兩條。薛侍郎、周司戶對金石藥物的認識,也是建基於《新修本草》的。《外臺祕要方‧乳石陰陽體性並草藥觸動形候等論並法》引《延年祕錄》說:

> 舊論曰:神農、桐君,深達藥性,所以相反畏惡,備於《本草》,但深師祖學道洪,道洪所傳,何所依據云?
> 鍾乳動朮,令人頭痛目疼;朮動鍾乳,即胸塞氣短;海蛤動乳,即目疼氣短。雖患不同,其療一矣。如與上患相應,速服蔥白豉湯,其五石大散,自後人發動將療,亦非古法。乃云鍾乳與朮更互相動,《本草》既無成文,但學者穿鑿,今但依頭疼目痛胸塞氣短證候,速服蔥白豉湯方。

此段說話正在質疑道洪所傳[42],而反對道洪說法的理據,正是「本草既無成文」,有關藥物的論述,已在深達藥性的神農、桐君所撰本草中,在本草中沒有這樣說,屬學者穿鑿,可見本草在服石知識中的位置。

---

42 《醫心方》載有釋道弘療服石方,道弘會否就是道洪?《隋書‧經籍志》載有釋道洪《寒食散對療》一卷、《釋道洪方》一卷。

六、小 結

　　總的來說，《新修本草》雖然以陶弘景《本草經集注》為基礎，但在基本上《新修本草》與《本草經集注》是有明顯區別的，《新修本草》不是以道教修煉成仙為核心內容。《新修本草》知識的構成有幾方面：一、漢魏晉南北朝以來的本草傳統，包括了陶弘景《本草經集注》、《名醫別錄》及古本草。二、中國傳統對自然界認識，主要是以作為經學典籍的《爾雅》為中心展開的自然觀。三、實地的調查所得的知識，調查範圍其實很廣，包括所謂「土人」即當地人的見解，長安即京下所能見到的市場上藥物，唐代一般人對某藥物的用法，地方出產情況，及太常貯儲的藥物（甚至給予太常寺使用的名稱）。《新修本草》對本草學發展一個很重要的意義，就是對《神農本草經》的傳本，做了整理的工作，並成為唐代用藥的依據。

第五章　皇帝、方書與賜藥

　　從南北朝到隋唐，建立了官方醫療機構，使得唐代皇帝、朝廷掌握了一定的醫療資源，既有系統地培訓醫生，亦有效地吸收醫療人才進入官方醫療體系之內。唐代所建立的官方醫療體系，固然是為皇帝、皇室服務的機構，但是從另一角度看，這個體系其實也是一個很重要的醫療資源，有醫療人才、藥物。當皇帝擁有這樣的醫療資源，在醫學方面能夠做的事情，就完全不同了。例如唐代最為人熟知的就是官方編修了《新修本草》，是中國本草藥物學的一個里程碑。《千金翼方‧針灸上》記孫思邈說，在貞觀年間，入為少府，奉敕修《明堂》，與承務郎司馬德逸、太醫令謝季卿、太常丞甄立言等，校定經圖。由此可見，唐代官方介入醫學經典整理，對於醫學知識統一有其助力，成為統一異說的核心力量。

　　及至唐中葉，有玄宗時編纂的《廣濟方》和德宗時編纂的《廣利方》兩部方書。由於這兩部方書已佚（目前只有《廣濟方》輯佚本），在一般醫學史著作中，極少談及。《廣濟方》、《廣利方》這兩部唐代編修的官方醫著，究竟有什麼意義？

一、唐代皇帝與方書

　　唐代以前亦曾有官修方書，頒佈天下，例如北魏時，李脩集諸學士及工書者百餘人，在東宮撰諸藥方百餘卷，皆行於世。魏世宗詔王顯撰《藥方》三十五卷，頒佈天下。相比隋代兩部官修醫書：《諸病源候論》五十卷、《四海類聚方》二千卷，《廣濟方》、《廣利方》的篇幅，同樣是官修醫書，規模就差很遠了。《新唐書‧藝文》記：「玄宗開元《廣濟方》五卷」、「德宗貞元集要《廣利方》五卷」。雖說古書卷數分合無定，五卷恐怕不會是連篇巨著。《廣利方》是在德宗貞元年間編修的，已是安史亂後，藩鎮為禍，中央無法投入很大的人力物力來編製方書，還可以理解，但是《廣濟方》是在開元年間編修的，安史亂前，正值開元盛世，缺乏資源似乎就解釋不通。

　　在開元十一年七月和九月，玄宗先後兩次下達政令，都是與醫學有關的。玄宗在開元十一年七月，下了一道〈諸州置醫學博士勅〉，說：

　　　　神農嘗草以療人疾，岐伯品藥以輔人命。朕銓覽古方，永念黎庶，或榮衛內擁，或寒暑外攻，因而不救，良可歎息！今遠路僻州，醫術全少，下人疾苦，將何恃賴？宜令天下

諸州，各置職事醫學博士一員，階品同於錄事。每州寫《本
草》及《百一集驗方》，經史同貯，其諸州於錄事，各省一
員，中下州先有一員者，省訖仰州補勳散官。

玄宗在開元十一年七月，下達這條敕令，有幾點值得注意：一、
玄宗自言閱讀古方，因而念及百姓因病失救而死。二、偏僻州縣，
沒有足夠的醫者為人診治。三、天下諸州各置醫學博士。四、每
州寫《本草》及《百一集驗方》，與經史諸書的待遇一樣，在州府
中貯儲。《舊唐書·玄宗紀》記開元十一年九月，「頒上撰《廣濟
方》於天下，仍令諸州各置醫博士一人。」換言之，在前後兩個
月時間，玄宗就下達了兩道政令，都是頒佈醫書的，並三令五申
諸州各置醫博士一人。《通典·醫博士》也說：

医博士一人，大唐開元十一年七月制置，階品同錄事。每
州寫《本草》、《百一集驗方》，與經史同貯。其年九月，御
撰《廣濟方》五卷，頒天下。

杜佑所排列出來的資料，所列時間與上述資料是吻合的。將兩段
史排在一起，就會知道《廣濟方》頒佈天下，極可能是為了取代
《百一集驗方》。所謂「醫博士」指的應是諸州所置的「醫博士」，
不是太醫署內的「醫博士」。在《隋書》、兩《唐書》所提及《集
驗方》不只一部，卻沒有一部稱作《百一集驗方》的。陶弘景撰
有《補闕肘後百一方》，以補葛洪《肘後百一方》（或稱《肘後備

急方》)。

　　《南史·陶弘景傳》記陶弘景撰有「《本草集注》、《效驗方》、《肘後百一方》」,《隋書·經籍志》記《陶氏效驗方》六卷,梁五卷。陶弘景《本草經集注》則說:《效驗方》五卷,《補闕葛氏肘後》三卷。《外臺祕要方·癭腫方》引有《隱居必效方》。所以,陶弘景著作中有稱《效驗方》的。然而《太平御覽·醫三》引《梁書》說陶弘景性好醫方,愛著述,「《集驗方》五卷、廣《肘後方》為百一之製,世所行用,多獲異效焉。」又葛洪原本所撰《肘後救卒方》,經陶弘景補闕後,改名為《肘後百一方》,又可簡稱《百一方》[1]。陶弘景〈補闕葛氏肘後序〉說:

　　葛氏《肘後救卒》,殊足申一隅之思。……方術之書,卷軸徒煩,拯救殊寡,欲就披覽,迷惑多端。抱朴此制,實為深益,然尚做漏未盡,輒更採集補闕,凡一百一首,以朱書甄別,為《肘後百一方》。

　　《百一集驗方》與陶弘景《肘後百一方》和《效驗方》會否有關係呢?宮下三郎則將《百一集驗方》斷為《百一》、《集驗方》,認為《百一》即葛洪著經陶弘景整理的《肘後備急方》,《集驗方》即姚僧垣《集驗方》。[2]

1　北宋時,高保衡在〈校定備急千金要方後序〉說「觀陶隱居《百一方》」。
2　宮下三郎,〈隋唐時代の醫療〉,頁283。

只是短短兩個月的時間，為什麼玄宗不等待九月一同公佈，而要分別下兩道政令呢？如果《廣濟方》在開元十一年七月前就開始編修，玄宗實無必要不待《廣濟方》完成，就匆匆下旨州縣貯儲《百一集驗方》。其中可能性就是玄宗在開元十一年七月後才意識到《百一集驗方》有不足之處，於是下旨修撰《廣濟方》，書成後再頒佈天下。《廣濟方》在兩個月內就可修成且頒佈天下，有可能嗎？玄宗在九月再次頒下同一旨令，只是將《百一集驗方》換了《廣濟方》，同時再重申諸州設醫藥博士。又唐代仍然可見的醫著，隋朝官修的有《諸病源候論》、《四海類聚方》，又有孫思邈《備急千金要方》，何以棄而不用？《太平御覽‧方術部》說：

德宗撰貞元集要《廣利方》，親為之制序，散題於天下通衢，其方總六千三種，五百八十六首。

在此五卷書中，合共有方五百八十六。若參考此數字，《廣濟方》同是五卷，篇幅應該不會差太遠。玄宗既然以《廣濟方》代替《百一集驗方》，從上文頒佈來看，是鑑於偏僻州縣，沒有足夠的醫者為人診治。因此，增加地方上醫者，舒緩醫者不足的困境，同時以州縣貯儲方書和本草，以備地方上治療所需。顯然，這樣作法在玄宗看來，仍然不足夠，於是在天寶五年八月，又下令抄錄《廣濟方》中的重要內容張貼在路上。〈榜示廣濟方勑〉說：

朕頃者所撰《廣濟方》，救人疾患，愛民育物，惠彼黎元，

特念僻遠之家，未能繕寫閭閻之內，或有不知儻，醫療失時，因至夭橫性命之際，寧忘惻隱。宜命郡縣長官就《廣濟方》中逐要者，於大板上件錄，當村坊要路牓示，仍委採訪使勾當，無令脫錯。

《新唐書‧地理志》記開元二十一年分置十五採訪使。採訪使的職權在開元二十一年復置之後，就不斷擴大，甚至取代州刺史，成為地方行政長官。[3] 玄宗在開元十一年（723 年）頒下《廣濟方》，又在天寶五載（746 年）令抄錄《廣濟方》內容在路上，事情前後相隔二十多年。在安史亂前，唐朝基本上仍然維持太平盛世的格局，玄宗在貪圖享樂的同時，仍不忘生民醫藥，並委採訪使監察其事。由此而論，玄宗在開元至天寶年間，儘管諸州下令設醫藥博士一人，但偏遠州縣的醫療情況，沒有改善。因而一改先前的作法，由在州縣貯儲醫方，變成抄寫在路上。

兩部醫方的頒佈，與地方欠缺醫療人才有密切關係。德宗在貞元十二年又御製了《廣利方》，《通典‧醫博士》說：

貞元十二年二月，御撰《廣利方》五卷頒天下。自今以後，諸州府應闕醫博士，宜令長史各自訪求，選試取人藝業優長堪効用者，具以名聞；已出身人及前資官，便與正授，其未出身，且令權知四考後，州司奏與正授。餘准恆式吏

3　張國剛，《唐代藩鎮研究》（長沙：湖南教育出版社，1988），頁 43。

部，更不須選集。

地方州府原設醫學博士，玄宗頒《廣濟方》時，也一併重申諸州
設醫藥博士。命令歸命令，諸州府能否真的有醫學博士，則是另
一問題。德宗在頒《廣利方》同時，則改變了醫學博士選用之法，
由地方長史各自訪求，選取醫療人才向中央上薦。按常理看，過
往地方醫學博士的選取，應不由地方長史自行訪求，德宗將相關
選試的權力下放。當然，德宗目的是透過地方長史擇人，選取適
當人才，令各州不缺醫學博士。

　　雖然尚未能確定《百一集驗方》究竟是什麼書，從書名或可
推測一二。「百一」的說法，一般認為由佛教四大不調說借用，人
由四大地水火風組成，每一大都能生百一種病，故有四百四種
病。[4] 葛洪《肘後救卒方》或《肘後備急方》又稱為《肘後百一
方》，目的是在危急之際，有簡單易用的醫方可用。《集驗方》搜
集用之有驗的藥方而成。《百一集驗方》儘管不知其書內容，從書
名推測也應該是簡單易用而且用之有驗的藥方。《廣濟方》只得五
卷，而且可以抄錄於路上，如果要達到這個目的，卷帙龐大的醫
書，根本不適合傳達於天下諸州。因此，在短短兩個月可以完成，
未必是全無可能。〈頒廣利方勅〉說：

4　申俊龍，〈佛教與中國傳統醫學〉，收入王堯編《佛教與中國傳統文化》
　　（北京：宗教文化出版社，1997），頁 922–956。

立國之道，莫重於愛民；有物之心，期臻於壽域。故安其性命，順其節宜，使六氣不差，百疾不作，斯亦救人之要也。朕以聽政之暇，思及黎元，每慮溫濕不時，壅欝為癘，或僻遠之俗，難備於醫方；或貧匱之家，有虧於藥石，失於救療，遂至傷生。言念於茲，載深憂軫，屬春陽在候，寒暑方交，閭里之間，頗聞疾患。每因服餌，尤感予衷，遂閱方書，求其簡要，並以曾經試用累驗其功，及取單方務於速效，當使疾無不差，藥必易求，不假遠召醫工，可以立救人命。因加纂集，以便討尋，類例相從，勒成五卷，名曰貞元集要《廣利方》，宜付所司，即頒下州府，閭閻之內，咸使聞知。

《唐會要‧醫術》說貞元十二年二月十三日，德宗親頒《貞元廣利方》五卷於州府。德宗是唐代十分關注醫藥的君主，《廣利方》頒佈天下，目的是使一般百姓，有病時可以按方醫治。《廣利方》正是「刪彼繁蕪，摭其簡驗」，臨急時方便尋討。德宗此詔，道出《廣利方》的精義所在。德宗尋搜方書，抽出簡要、累驗、速效的單方，分門別類，纂集成《廣利方》。在危急之時，不須遠求醫工，都可立救人命。這類單方集合，適合牓示於路上。德宗完成《廣利方》後，分賜州縣，州縣首長賜予屬下，以廣流傳。崔浣在〈謝賜廣利方表〉上表回謝德宗，提及《廣利方》的特點：「刪彼繁蕪，摭其簡驗」，並且明言找人繕錄，使人人皆知。《廣利方》完成後，也下賜大臣。劉禹錫在〈為淮南杜相公論新羅請廣利方

狀〉為杜佑上表，也說到《廣利方》另一特點：「藥必易求」。同
樣觀念，在敦煌出土《新集備急灸經》也說：

> 《灸經》云：四大成身，一脈不調，百病皆起，或居偏遠，
> 州縣路遙；或隔山河，村坊草野。小小災疾，藥餌難求，
> 性命之憂，如何所治。今略諸家灸法，用濟不愚。兼及年
> 月日等人神並諸家雜忌，用之請審詳，神儉無比。[5]

其中「或居偏遠，州縣路遙」的口吻，與〈榜示廣濟方勅〉、〈頒
廣利方勅〉非常接近。基本上，從《廣濟方》、《廣利方》立意來
看，務必集合三個特點：簡單，即單方，用藥一兩味；驗方，即
曾經試驗過，確定有療效；廉價藥，即所用藥物是容易獲得而且
便宜。若非如此，就算將藥方抄錄榜上，亦得物無所用。葛洪《肘
後備急方·序》說，葛洪綜合前人諸家的方書，發覺方書之多，
幾近千卷，內容混雜，而使用的藥，又多珍貴，貧家或居山野的
人根本無法找到，於是：「今採其要約以為《肘後救卒》三卷，率
多易得之藥，其不獲已，須買之者，亦皆賤價草石，所在皆有」；
「凡人覽之，可了其所用。或不出乎垣籬之內，顧眄可具，苟能
信之，庶免橫禍焉。」可見葛洪此書，綜合前人諸家備急醫方而
成，取其簡單易用、廉價藥物。陶弘景在補闕《肘後百一方》時，
又再撰《效驗方》。又自言此書，「撮其樞要，或名醫垂記，或累

5　叢春雨，《敦煌中醫藥全書》，頁 200–201。

世傳良，或博聞有驗，或自用得力，故復各題祕要之說，以避文繁。」此外，陶弘景〈補闕肘後百一方序〉更清楚指明：「余所撰本草上卷中，今之人有此《肘後百一方》，未必得見本草，是以複疏方中所用者載之。」在陶弘景的觀念中，是將《本草》、《百一》、《效驗》三者配合起來。魏晉以來方書數目不少，其中卷帙龐大的，使用起來就不太方便，因而亦有刪繁就簡的傾向[6]，從《肘後救卒方》到《集驗方》，再到《廣濟方》、《廣利方》都是相承著這個特點。

　　《太平廣記‧李琚》記載一個故事，故事中提及在一佛寺殿石壁上刻了《廣利方》。我們知道南北朝至唐代，在山林石壁刻上佛經、佛像，或於石窟內畫佛經故事等等行為，被視為功德。將醫方刻在石上，龍門石刻醫方，就最為知名。在石壁造《廣利方》是做功德的行為，將《廣濟方》、《廣利方》頒佈天下，又令在牓上抄錄其要者，會否也是一種功德的行為？廣濟也很可能是佛教的觀念，《續高僧傳‧釋明達》說釋明達，「廣濟為懷，遊行在務。」《續高僧傳‧那連提黎耶舍傳》又載有廣濟寺。《龍門藥方》和敦煌發現的《備急單驗方卷》成書時間可以確定比《廣濟方》早，而且受佛教觀念影響。《龍門藥方》就是刻在石上，共記載了約一百四十首藥方，治療範圍包括了內科、外科、神經科、婦科、兒科、五官科，制劑方法有丸、散、膏、湯及外敷，所用藥物都是一般常見，易在民間採集的。[7] 又如《備急單驗方卷‧序》說：

6　范家偉，《六朝隋唐醫學之傳承與整合》，頁116–117。

人之重□／□信古疑今，如幸黃帝、倉公；和緩、扁鵲之
能，依用自取□／□鳩集單驗，始晤天地所生，還為天地
所用，求刊之岩石，傳以救病，庶往來君子錄之備急用□
／□驗，代勞致遠，深可救之。[8]

石刻藥方的目的是為了方便路人傳鈔使用，從刻鐫者來說，是受
佛教觀念影響，作為行功德。雖然《備急單驗藥方卷・序》缺漏
嚴重，但是仍然可以估計到序中質疑了「信古疑今」的想法，「黃
帝、倉公、和緩、扁鵲」在醫書中是常見人物，依託他們的名字
或將藥方冠以他們的名字，這種想法可說由來已久。葛洪亦有同
樣的想法，《肘後備急方・序》說：

> 世俗苦於貴遠賤近，是古非今。恐見此方無黃帝、倉公、
> 和、鵲、踰跗之目，不能採用，安可強乎。

7　邵殿文在〈藥方洞石刻藥方考〉就龍門藥方與歷代藥方書作比較，龍門
　方比《備急千金要方》、《千金翼方》、《必效方》稍早，而《備急千金要
　方》、《千金翼方》中，轉錄引用或相似石刻藥方的方劑就有二十九首，
　《必效方》則有二十六首。邵殿文，〈藥方洞石刻藥方考〉，載《龍門石
　窟一千五百周年國際學術討論會論文集》（北京：文物出版社，1996），
　頁 110–122。

8　《備急單驗藥方卷・序》現存英國圖書館，有關該卷發現及內容，參王
　冀青，〈敦煌唐人寫本「備急單驗藥方卷」在英國首次發現〉，載《中華
　醫史雜誌》，21 卷 2 期，1991，頁 71–75。

《廣濟方》不用兩個月就可以完成，正如前文所述，與唐代官方掌握醫學資源有莫大關係。《廣濟方》、《廣利方》的編寫與皇帝賜藥方、賜藥，似乎都有共同的條件，可以放在一起察看。

在隋唐代正史中，皇帝遣御醫為大臣治病之例不少，《隋書‧皇甫績傳》、《隋書‧秦孝王俊傳》都記有隋代時大臣有病賜以御藥的情況。《舊唐書‧張嘉貞傳》、《舊唐書‧馬周傳》、《舊唐書‧張文仲傳》、《舊唐書‧楊綰傳》、《新唐書‧吳湊傳》也記載唐代大臣有病賜以御藥的情況。此外，劉禹錫〈為裴相公讓官第一表〉、劉禹錫〈唐故朝議郎守尚書吏部侍郎上柱國賜紫金魚袋贈司空奚公神道碑〉、《舊唐書‧吳元濟傳》、《舊唐書‧房玄齡傳》，上述資料記載顯示皇帝對臣子關顧之情，命令官醫為其治病。

玄宗、德宗對臣下甚為關顧，尤其疾病方面。例如自玄宗開始，每於歲首賜臣下鍾馗畫，就有歲首辟除癘疫之意。張說〈謝賜鍾馗及曆日表〉獲賜畫鍾馗一，功用「屏祛群厲，績神象以無邪允。」劉禹錫〈為李中丞謝賜鍾馗曆日表〉，說鍾馗畫「績其神象表去厲之方。」劉禹錫〈為杜相公謝賜鍾馗曆日表〉，說鍾馗畫「伏以圖寫威神，驅除群厲。」在唐代，臘日賜臣下鍾

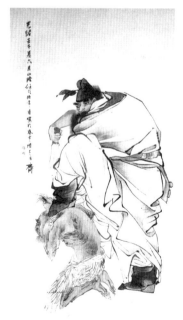

圖11：清‧任頤〈(鍾馗)剖鬼圖〉

馗畫，威武鍾馗神像，具有「袪群厲」、「去厲」、「驅除群厲」的目的。《太平廣記‧李宣古》記有一首詩，詩文有一句「頭上有鍾馗。」即指掛上鍾馗畫，可見是唐代流行的辟疫習俗。追溯鍾馗畫辟疫來源，來自唐玄宗夢見鍾馗為其捉瘧鬼故事而來。玄宗亦下令：「有司歲暮驅除，可宜偏識以袪邪魅，並靜妖氛仍，告天下悉令知會。」因此，自玄宗始賜大臣鍾馗畫辟邪妖氣，辟除疾病。

　　德宗似乎也愛賜臣下藥方。權德輿〈代盧相公謝賜方藥並陳乞表〉記德宗不單賜柳湯煎驢頭方，還找來供奉僧智昌負責為他治療。符載〈謝賜藥方表〉載符載風疾，賜「御箚藥方四道」。其他唐代皇帝也有類似的記載，例如孔戣、令狐楚就撰有為人謝賜藥方狀。

　　玄宗對患病的大臣，常有賜藥方之舉。《新唐書‧畢構傳》：「玄宗立，授河南尹，進戶部尚書。久之，移疾，帝手疏醫方賜之。」《舊唐書‧張說傳》：「十八年，遇疾，玄宗每日令中使問疾，並手寫藥方賜之。」玄宗寫的醫方、藥方是什麼？固然不得而知，所謂親手御寫，也應該是由官醫提供藥方內容，玄宗抄寫而已。當然，亦有其他資料具體說明所賜藥方，例如張說〈謝賜藥狀〉記賜痢藥、張九齡〈謝勅賜藥狀〉記賜鹿角膠丸、苑咸〈為李林甫謝臘日賜藥等狀〉記賜吃力伽丸、白黑蒺藜煎、楷齒藥。其中吃力伽丸，沈括《夢溪筆談‧人事》說：

　　　王文正太尉氣羸多病，真宗面賜藥酒一注缾，令空腹飲之，可以和氣血，辟外邪。文正飲之，大覺安健。因對稱謝，

上曰：「此蘇合香酒也。每一斗酒，以蘇合香丸一兩同煮，極能調五臟，却腹中諸疾，每冒寒夙興，則飲一杯，因各出數榼，賜近臣。」自此臣庶之家，皆倣為之。蘇合香丸盛行於時，此方本出《廣濟方》，謂之白朮丸。後人亦編入《千金》、《外臺》，治疾有殊效。

孫思邈兩《千金方》撰於玄宗之前，當然不會看到《廣濟方》。所謂白朮丸，指的其實是吃力伽丸，《太平惠民和劑局方》記有蘇合香丸，此蘇合丸方與《外臺祕要方·古今諸家丸方》引《廣濟》所載的吃力伽丸幾乎是一樣的，王燾記：

療傳屍、骨蒸、殗殜、肺痿、疰忤、鬼氣、卒心痛、霍亂、吐痢、時氣、鬼魅、瘧瘴、赤白暴痢、瘀血月閉、痃癖丁腫、驚癇、鬼忤中人、吐乳狐魅。

吃力迦（即白朮）、光明砂（研）、麝香（當門子）、訶黎勒皮、香附子（中白）、沉香（重者）、青木香、丁子香、安息香、白檀香、畢撥（上者）、犀角各一兩、薰陸香、蘇合香、龍腦香各半兩。

右十五味搗篩極細，白蜜煎，去沫，和為丸，每朝取井華水，服如梧子四丸，於淨器中研破服，老小每碎一丸服之，仍取一丸如彈丸，蠟紙裹，緋袋盛，當心帶之，一切邪鬼不敢近。千金不傳。

吃力迦即白朮，在《外臺祕要方》不稱白朮丸，因另有白朮丸，沈括指出此丸又稱蘇合香丸。《外臺祕要方・風痰方》引《延年》載有白朮丸：

> 《延年》白朮丸，主除風痰積聚，胃中冷氣，每發動令人嘔吐食，或吐清水，食飲減少，不作肌膚方。白朮五分、白芷三分、乾薑、石斛各六分、五味子、細辛、橘皮、厚朴（炙）、桂心、防風、茯苓、甘草各四分。右十二味，搗篩，蜜和丸如梧桐子，服十丸飲下，日二，加至二十丸。忌桃李、雀肉、生蔥、海藻、菘菜、生菜、酢物。一方有人參五分，十三味。蔣孝璋處。

白朮丸未必如沈括所言出自《廣濟方》，《外臺祕要方》所載白朮丸凡三處，皆引自《延年》，其中一處卻明言由「蔣孝璋處」的。沈括說白朮丸出自《廣濟方》，至少是沈括所看到《廣濟方》有白朮丸，才會這樣說。情況果真如此，《廣濟方》的白朮丸也有可能來自蔣孝璋留在宮廷中的藥方。而玄宗朝顯然宮中有製吃力伽丸，並賜予大臣。

　　雖然，《廣濟方》已散佚，但《外臺祕要方》在很多章節皆有引《廣濟方》，更重要的是王燾往往指出《廣濟方》所列藥方與其他方書（或藥方來源）的同異，就筆者搜尋所得，計有《肘後》、《備急》、張文仲、《備急千金要方》、《千金翼》、范汪、《集驗》、《救急》、崔氏、《延年》。換言之，《廣濟方》的內容很可能也參

考上述諸書而來。

二、口脂面藥與駐顏術

　　唐代官方利用所擁有的醫療人才，編修多部醫書。除此之外，皇帝對臣下的賜藥，也是掌握醫療資料的一種表現，當中包括賜藥、藥方或者令醫官看病。當唐代皇帝掌握了醫療資源後，透過賞賜與大臣共用這些醫療資源。皇帝藉著向官員賜藥，以表關顧之情，有時是每年例行賞賜，有時特別照顧患病大臣。本節透過唐代大臣回謝賜藥的資料，配合醫書、文集記載，探究皇帝最經常賜予的藥物，並嘗試將這些賜予的藥物放在唐代醫療史脈絡中，了解當時醫療、疾病的情況。

　　在賜藥項目中，口脂面藥是最為常見的。在《文苑英華》、《全唐文》所載謝表之中，以臘日賜口脂面藥居多，計有李嶠、張九齡、邵說二份、王諫、呂頌三份、常袞三份、李舟兩份、韓翃、劉禹錫、令狐楚、權德輿、鄭絪、崔行先三份、白居易，共二十一份謝表。杜甫〈臘日〉說景龍中，臘日賜近臣口脂面藥，詩云：「口脂面藥隨恩澤，翠管銀罌下九霄。」又《酉陽雜俎・史志》說：「臘日賜北門學士口脂、臘脂，盛以碧鏤牙筒。」碧鏤牙筒或者就是杜甫所形容的翠管。王建〈宮詞一百首〉：「公主家人謝面脂。」臘日賜大臣口脂面脂，確為常制，甚至地方官員同樣

可獲得賞賜。憲宗時，權德輿〈謝停賜口脂等表〉，稱口脂等物既非厚賜，又勞師動眾，不如停賜。可見每年臘日都會賜送口脂等物予大臣[9]，慰勞地方大員、將士。從邵說〈謝墨詔賜曆日口脂表〉、韓翃〈謝敕書賜臘日口脂等表〉、劉禹錫〈謝敕書賜臘日口脂等表〉，可見賞賜兼有慰勞的意味。權德輿卻直言賜贈口脂，既不屬厚賜，又勞師動眾，似不值得。在權德輿看來，賜口脂已變成例行公事，多於皇帝寵愛的賞賜。

《四庫全書總目提要・外臺祕要方》說：「唐制：臘日賜口脂面藥。今不知為何物，其方亦具在三十一卷中，皆足以資博物。」口脂面藥雖是唐代臘日恩賜臣下的藥物，四庫館臣顯然不知來龍去脈，直至參看《外臺祕要方》才知其梗概。唐代皇帝喜愛將口脂、面藥、澡豆、紅雪、紫雪一同賞賜，例如邵說〈謝賜新曆日及口脂面藥等表〉：「並口脂面藥紅雪紫雪等。」但從功效而言，口脂、面藥、澡豆可歸屬一類，紅雪、紫雪則與金石凌可歸為一類，本節分為兩類來處理。

在史料中所見，賜口脂面藥資料是最多的，而口脂面藥往往同時賜贈。為什麼唐代皇帝在臘日賜大臣口脂面藥呢？臘日是在十二月，在天氣寒冷日子賜大臣口脂面藥，有一定意義。據白居易〈臘日謝恩賜口蠟狀〉記，憲宗在臘日賞賜白居易口脂、紅雪、澡豆，時屬寒冬，有「皸瘃而潤」、「不龜之澤」的功效。在《莊

9　口脂藥物多用合來盛載，在唐代，盒作合。參見陳國符，《中國外丹黃白法考》（上海：上海古籍出版社，1997），頁 42。

子·逍遙遊》載有宋人善為不龜手藥，其事雖只屬寓言，但在冬
天，對不龜手藥確有需要。《諸病源候論·瘡病諸候》說在嚴冬
時，寒氣入侵，會凍傷手腳，便成凍瘡，皮肉爛潰，甚至支節墮
落。觸冒嚴寒而令手足瘃壞，實有保護的必要。

　　綜合醫書資料，口脂、面藥、澡豆等方主要是與改善儀容有
關。白居易詩有「私語口脂香」句（〈江南喜逢蕭九徹，因話長安
舊遊，戲贈五十韻〉），口脂能令口氣芳香。《備急千金要方·唇
病》記甲煎口脂：「治唇白無血色及口臭方」。《通典·職官四·尚
書上》記在漢代，尚書郎朝向皇帝報告事情，要口含雞舌香，以
防口臭。皇帝賜口脂莫非也有同樣的作用？

　　《外臺祕要方·面部面脂藥頭膏髮鬢衣香澡豆等》載口脂方：
「以甲煎和為膏，盛於匣內，即是甲煎口脂。」凡口脂皆須以甲
煎和為膏，此即李嶠〈謝臘日賜臘脂口脂表〉所說：「糅之以辛夷
甲煎。」所謂甲煎，則全是以香藥燒製而成，例如沉香、丁香、
麝香、薰陸香、蘇合香（見《外臺祕要方·面部面脂藥頭膏髮鬢
衣香澡豆等》）。《備急千金要方·唇病》載蠟合甲煎法，煉蠟後再
加紫草，冷凝後，「便成好口脂也。傅口面，日各三」。即口脂也
用來塗在口面。面藥則用來塗在面上，《千金翼方·婦人面藥》載
有面藥方：「淨洗面，夜塗之。以一兩藥和面脂，令稠如泥，先於
夜欲臥時，澡豆淨洗面，並手乾拭，以藥塗面……其色光淨，與
未塗時百倍也。」面藥混和面脂一齊使用。在謝賜藥表中，面脂
一詞出現次數更多，例如張九齡〈謝賜香藥面脂表〉、張九齡〈謝
賜藥狀〉說賜「駐年面脂」、苑咸〈為李林甫謝臘日賜藥等狀〉說

賜「駐顏面脂」、邵說〈為郭令公謝臘日賜香藥表〉說賜「面脂一
盒」、劉禹錫〈為淮南杜相公謝賜曆日面脂口脂表〉、劉禹錫〈為
李中丞謝賜紫雪面脂等表〉等等，表中往往都以「潤」字形容這
些口脂面藥，「凝膏芳潤，獲滋蒲柳之容」（李舟〈謝敕書賜臘日
口脂等表〉）、「玉潤凝脂」（張九齡〈謝賜香藥面脂表〉）、「蘭膏芳
潤，以疵賤之質」（常袞〈謝敕書賜臘日口脂等表〉）、「蘭膏滋潤」
（邵說〈謝賜新曆日及口脂面藥等表〉）、「塗傅而口容芳潤」（令
狐楚〈為人謝賜口脂等並曆日狀〉）、「脂膏一潤，覺面目之有功」
（令狐楚〈謝敕書賜臘日口脂等表〉）等等，可見以滋潤面部皮膚
為主。面脂塗面功用，《千金翼方·婦人面藥》說：「主面及皺黶
黑皯，凡是面上之病悉皆主之方」、「令色白」。

　　澡豆主要用來洗手洗面，尤其在塗上面脂面藥前，清潔面孔，
例如《外臺祕要方·面膏面脂兼療面病方》記有面膏方「澡豆洗
面後，塗敷之」、崔氏蠟脂方「澡豆洗面後以塗之」。當然，單單
使用澡豆也可「去面上諸疾」、「百日面如玉，光潤悅澤，去臭氣
粉滓，咽喉臂膊皆用洗之，悉得如意」、「每旦取洗手面，百日白
淨如素」。《備急千金要方·面藥》記載的是面脂和面膏，而澡豆
也包含在內。由此可知，賜予大臣時面脂澡豆是連在一起的，是
必須的。

　　面藥面膏面脂能令面色變白、光澤、青春常駐。《備急千金要
方·面藥》，玉屑面膏方，「治黑無光澤，皮肉皺黑，久用之令人
潔白光潤」；面脂，「主悅澤人面，耐老方」；玉屑面脂方，「令黑
者皆白，老者皆少方」；面膏，「去風寒，令面光悅，卻老去皺

方」；桃花丸，「令人潔白光悅」；鉛丹散，「治面黑，令人面白如雪方」。這些面藥令面黑者變白，充滿光澤，而且去面皺，令人不老。大臣在謝賜藥表中，都表達了同一觀念，就是皇帝所賜這些藥物，具有駐顏功效。例如崔行先〈為王大夫謝恩賜口脂曆日狀〉說：「蠲邪愈疾，驗絳雪於仙方，卻老駐顏，覿瓊膏於寶器。」崔行先〈為昭義李相公謝賜臘日口脂狀〉：「仙方澤變衰顏。不知老之將至。」劉禹錫〈謝敕書賜臘日口脂等表〉：「冀頹顏而可駐。」常袞〈謝敕書賜臘日口脂等表〉：「永駐衰容。」苑咸〈為李林甫謝臘日賜藥等狀〉賜駐顏面脂：「伏以嘉平舊節，鍊藥良辰。錫靈仙之秘方，均雨露之殊澤。金膏玉散，駐齒髮於衰容。」邵說〈謝賜新曆日及口脂面藥等表〉：「潤飾而衰容坐變。」張九齡〈謝賜藥狀〉：「右高力士奉宣恩賜臣等鹿角膠丸及駐年面脂。……更霑御藥駐年之賜。」

　　玄宗賜張九齡鹿角膠丸，應該同樣是駐顏寶藥。《千金翼方‧婦人面藥》載有鹿角塗面方，方法是「鹿角先以水漬之，百日令軟，總納乳中，微火煎之令汁竭，出角，以白練袋盛之，餘藥勿收，至夜取牛乳石上摩鹿角塗面，曉以清漿水洗之，令老如少也。」《備急千金要方‧面藥》載鹿角散，與《千金翼方》所載相同，但可「令百歲老人面如少女，光澤潔白方」。《外臺祕要方‧虛勞下》說鹿角膠：「主補虛勞，益髓，長肌，悅顏色，令人肥健方。」

　　面脂面膏的方劑冠名為「令面生光方」、「令面白媚好方」、「治婦人令好顏色方」、「令人面水白淨澡豆方」，都是令面部白滑，臉色光潤，例如《千金翼方‧婦人面藥》載面脂傅面「令色

白」；治婦人令好顏色方是用白瓜子、白楊皮、桃花為散，服用後
「三十日面白，五十日手足白」；令人面水白淨澡豆方綜合二十種
藥，用來洗面，「十日內色白如雪，二十日如凝脂」；澡豆方，「常
用洗手面作妝，一百日，其面如玉，光淨潤澤，臭氣粉滓皆除，
咽喉、臂膊皆用洗之，悉得如意」、「令人面手白淨澡豆方」。口脂
面藥澡豆等物，令人面部生光及變白，與唐人對健康身體的觀念，
應有密切關係。[10]

三、金石凌、紫雪、紅雪與服石

除了口脂面藥之外，紅雪、紫雪也是一併賜予的。唐代皇帝
賜臣藥物中，有一種名叫金石凌，是貴重的藥品。權德輿〈為趙
公謝賜金石凌表〉，說賜金石凌並方及服法。可見皇帝所賜的金石
凌，是連同藥方及服法。方和服法同時賜下，代表金石凌所依據
的服食方法，不一定都是人人懂的。元稹〈為令狐相公謝賜金石
凌紅雪狀〉，在表中提及令狐楚在元和十五年，恩賜金石凌、紅雪
各一合。令狐楚為山陵使，時屬暑天，因而特賜紅雪。在唐代，
得到皇帝恩寵才會賜予金石凌。《酉陽雜俎‧史志》說安祿山恩寵
莫比，玄宗賜予物品中，就有「金石凌湯一劑及藥童」。《冊府元

---

10 范家偉，《六朝隋唐醫學之傳承與整合》，頁 186–195。

龜‧帝王部》又記元和七年二月，唯獨李吉甫賜馬二匹，通天犀帶一條，金石凌一合。由此可見，賜金石凌比起賜衣物，更為貴重，李吉甫得到特別恩寵才有金石凌。那麼，究竟金石凌是什麼呢？李景榮校釋《備急千金要方》時，謂金石凌的「凌」字作「侵」解，但金石凌作何解，則說不出道理來。[11]蕭璠也認為金石凌，其配方是什麼，已難考出。[12]

《備急千金要方‧胃腑》說：

> 凡人患大熱，皆須候脈。若大大熱者，不得一準方用藥，皆準病用藥。大熱不可那者，當兩倍、三倍。大大熱者，乃至十倍用之，乃可制之爾。有人苦熱不已，皆由服石所致，種種服餌，不能制止，惟朴消煎可以定之。武德中有貴高人師市奴，謂之金石凌，非也。此方直用二消寒水石石膏可也，即不勞金。有金者，貴高人所加也。

根據孫思邈的說法，金石凌至少可上溯至武德年間。《外臺祕要方‧乳石論上》記載說到石發時，隨身備急藥目，當中包括金石凌，與紫雪、甘草、大黃、朴消等同列，並說：「右以上諸藥，皆乳石所要，仲嗣今與名醫擇之，常用備身備急。」同書又說：「又

---

11 李景榮校釋，《備急千金要方‧胃腑‧痼冷積熱》。

12 蕭璠，〈漢宋間文獻所見古代中國南方的地理環境與地方病及其影響〉，《中央研究院歷史語言研究所集刊》，第 63 本 1 分，1993，頁 132。

若覺大熱者，可服紫雪或金石凌或絳雪或白雪等，但溫半大升水，取次研一大兩香湯，浴後頓服之，候一兩行利，熱乃退矣。凡此救急，紫雪為上，如不得通泄，宜服黃芩飲子法。」《醫心方·服丹發熱救解法》引《太清經》：「若金石凌，凝雪膏及朴消粉等，宜蜜水各一雞子許，先和之，令相得，因以朴消粉大稱半兩，又合攪相得，服之立解。」按照上引資料，金石凌作為治療服石之後，身體發熱的藥物，而且在武則天時（張文仲在武則天朝為御醫），張文仲與名醫都已知道有金石凌，並作為常用備急之物。

金石凌是經炮製而成的藥物。《千金翼方·壓熱》載金石凌：

> 主服金石熱發，醫所不制，服之立愈方。
> 上朴消一斤　上芒消一斤　石膏四兩　凝水石二兩
> 上四味，熟沸水五升漬朴消、芒消令消，澄一宿，旦取澄消，安銅器中粗搗，寒水石、石膏納其中，仍納五兩金，微火煎之，頻以箸頭柱看，著箸成凌云瀉置銅器中，留著水盆中，凝一宿，皆成凌，停三日以上，皆乾也。若熱病及石發，皆以蜜水和服半雞子大。

宋代《太平聖惠方》仍本孫思邈此方，至《聖濟總錄》則加上其他藥物。《聖濟總錄·骨癰》載：

> 金石凌法　治附骨癰
> 梔子仁半斤　犀角屑　麝香研各半兩　桔梗剉炒二兩半　石

膏搥碎　寒水石搥碎各四兩　木通剉　甘草剉炙　鬱金剉各
二兩　青木香剉一分　朴硝研四斤　金二十兩

右十二味。除朴硝麝香外，先將寒水石、石膏、金以水二
鬥於銀器內，慢火煎至一鬥。次下前犀角等草藥七味，再
煎至五升，以生絹濾去滓，下朴硝，以柳木篦攪，勿住手，
候稍凝，即住火，入麝香，拌令勻，盛密器中。每服一錢
匕，新水調下，老小加減服。

朴硝（即朴消）和金是炮製金石凌的重要成分，而凝水石、石膏
之類則用來起凝固作用。《千金翼方・本草上》記：「朴消，味苦
辛，寒、大寒，無毒。主百病，除寒熱邪氣，遂六腑積聚，結固
留癖，胃中食飲熱結，破留血閉絕，停痰痞滿，推陳致新。能化
七十二種石。煉餌服之，輕身神仙。煉之白如銀。」服石熱積在
胃中[13]，朴消性寒，能療大熱。朴消味苦（金石凌也形容為「苦
口之滋」），用蜜水調服。《千金翼方・飛煉》又說：「治金石發熱
及諸熱朴消丸方：朴消成煉者一斤。上一味，研令成粉，以白蜜
和調作丸如梧子，每食訖，以蜜水服三十丸。服金石經年以來，
覺身中少熱，即以丸壓之，每至夜欲臥時，服三十丸或至四十丸，
取胸膈涼冷為度。此用之極有效。」服食金石過度，身體產生反
應而發熱，唐代人以金石凌壓制熱發。

---

13 《備急千金要方・解毒並雜治》：「石性沉滯，獨主胃中，故令數發。……
　石不住胃中，何由而發？」可見服石，毒會積在胃中。

　　金石凌其實是混和數種物料，煎至成凌，當中金是不可缺的。回頭再看《備急千金要方》的說法，則知道金石凌不只是朴消煎，要再加上金，才成為金石凌。若據孫思邈所說，金石凌是在武德年間才被發明的，主要用來治療大熱，尤其服石後引發身體發熱，即所謂石發，包括範圍可以是「種種服餌」而不能制。由於金石凌成分有金，特別顯得貴重。所謂金石凌，混和了金、石煎煮，去渣滓及冷卻後而成。

　　白居易亦有一詩，提到金石凌。〈十二年冬江西溫暖，喜元八寄金石凌到，因題此詩〉：「今冬臘候不嚴凝，暖霧溫風氣上騰。……欲將何藥防春瘴，只有元家金石稜。」白居易時為江州司馬，氣候乖異，冬天不太寒冷。剛巧元八將金石凌寄至，白居易明言金石凌作用是「防春瘴」。換言之，在醫書中主要用作治療石發大熱的金石凌，又用來防瘴。在唐代，瘴是十分複雜的概念，瘴瘧、瘴氣、炎瘴、瘴癘等連用，包括的疾病或病徵甚多。《醫心方‧服金石凌法》有引《服石論》說：

　　　　金石凌，若有溫疫熱黃病，取少稱一兩，水和服之，即得瘥。若金玉諸石等發熱，以水和稱一兩，上凝者服之。

若由溫疫得引致發熱，同樣可服金石凌。《外臺祕要方‧山瘴瘧方》引《備急》說患瘧後，有可能會「大熱盛」，因而「與紫雪如雨棗許大，水和俲之，並燒豬糞、人糞作黃龍湯亦善，各可服三二升。又搗一大鼠絞汁與服，大止熱毒，瘴熱病服此俱效。」染

瘴後，有可能出現「大熱」病狀，又可服紫雪。上引《外臺祕要方》亦提到，若有大熱，服紫雪或金石凌皆可。宋‧周去非《嶺外代答》有這樣的記載：「治瘴不可純用中州傷寒之藥，苟徒見其熱甚，而以朴消、大黃下之。苟所稟怯弱，立見傾危。」此條資料雖屬宋代，或許能反映的情況正是染瘴發熱，利用朴消、大黃之類治石發藥來治熱。由此而論，元八正因白居易居炎瘴地，送寄金石凌以防瘴熱。

又正如周去非《嶺外代答》所說：「南人凡病，皆謂之瘴。」唐代人凡到南方皆稱患瘴，是很廣義的用法，而瘴瘧又互通用[14]。雖然，白居易說是防春瘴，但治瘴病藥，似乎又有別的。元和八年，元稹臥病，白居易贈藥，並賦詩一首。白居易〈聞微之江陵臥病，以大通中散、碧腴垂雲膏寄之，因題四韻〉：「已題一帖紅消散，又封一合碧雲英。……未必能治江上瘴，且圖遙慰病中情。」元稹〈予病瘴，樂天寄通中散、碧腴垂雲膏，仍題四韻，以慰遠懷，開坼之間，因有酬答〉：「紫河變煉紅霞散，翠液煎研碧玉英。金籙真人天上合，鹽車病驥輥前驚。」當白居易知道摯友元稹貶官至通州患瘧，贈送通中散和碧腴垂雲膏，以防備瘴。

在王建〈宮詞一百首〉說：

> 黃金合裡盛紅雪，重結香羅四出花。一一傍邊書敕字，中

---

14 元稹〈酬樂天東南行詩一百韻〉記元稹到通州，先是說：「予時瘧病將死」，之後再說「染瘴危重」。

官送與大臣家。

由黃金合載著紅雪，合邊寫上敕字，由中官送至大臣家中，描述的正是中官將紅雪送至官員時的實況。張九齡〈謝賜香藥面脂表〉說獲賜「小通中散」；苑咸〈為李林甫謝臘日賜藥等狀〉說獲賜「通中散」。所謂通中散，原來即紅雪，上引兩詩則又稱為紅霞散、紅消散。《醫心方·服紅雪方》引《服石論》說：

> 八仙云：絳雪療諸百病，八公所授淮南王絳雪方者，即此是也。公曰：子得此方，當不夭不暴，神妙無比。大和先生名之曰通中散，深重此方，每合之進上，又常勸人服之。世人或有竊得此方合之者，俗共名之曰紅雪。

> 療一切丹石發熱，天行時行，溫瘧疫疾，癰疽發背，上氣咳嗽，腳氣風毒，肺氣肺癰，涕唾涎黏，頭風旋憒，面目浮腫，心胸伏熱，骨熱勞熱，口乾口臭，熱風衝上，目赤熱痛，四肢癱緩，心鬆驚狂，恍惚謬語，骨節煩疼，皮膚熱瘡，昏沉多睡，赤白熱痢，大小便不通，解藥毒、食毒酒毒。

紅雪是很祕密傳授的[15]，治療範圍甚廣，當然元積所謂病瘧，正

---

15 《醫心方·服紅雪方》引《服石論》說有「經師口訣」、「此皆按經方師

如前說，不一定指瘴癘，而可指在瘴地患病的總稱。上引資料中
有白居易〈臘日謝恩賜口蠟狀〉：「右，今日蒙賜臣等前件口蠟及
紅雪澡豆等，仍以時寒，特加慰問者。」換言之，白居易在長安
時，曾受聖恩獲賜紅雪，白居易送予元稹的通中散，很可能就是
當年在長安時所獲賜藥。到宋代，紅雪通中散已連在一起組成方
名，例如在《太平惠民和劑局方》卷一和卷六、《普濟方》卷八十
七都載有「紅雪通中散」。通中散稱為紅雪，藥散色紅，令狐楚
〈謝賜臘日口脂紅雪紫雪曆日等狀〉說：「仙散擬雪花之狀。」劉
禹錫〈謝賜曆日面脂口脂表〉：「珍樂（當作藥）斯見，膏凝雪
瑩。」則藥散形狀似雪花，故稱為紅雪。令狐楚〈謝敕書賜臘日
口脂等表〉：「雪散擁紅紫之名。」紅雪亦即絳雪，《外臺祕要方·
古今諸家散方》載仙人煉絳雪、《太平惠民和劑局方》說紅雪通中
散，兩者方名不同，製法卻頗為接近。至於紫雪，《外臺祕要方·
腳氣》說：

　　凡腳氣復發，或似石發，惡寒壯熱，頭痛，手足冷或似瘧
　　發，發作有時，又似傷寒，脈甚洪急，七日以後，壯熱既
　　定，則腳氣狀見也。冷毒盛脹，即服金牙酒；熱盛脹，即
　　服紫雪；平平脹者，單用檳榔飲子亦差。

同書又說紫雪散：

　承口訣……宜寶秘，慎勿輕泄。」

黃金一旦兩左側　寒水石　石膏各三斤，於用滑石　玄參一
斤　羚羊角屑　犀角屑　沉香　青木香各五兩　丁香一兩
甘草八兩，炙。上十味，切，以水三鬥，煮取一鬥，去滓，
取消石四升，芒消亦可，用朴消十斤投汁中，微火煎，以
柳木篦攪，勿住手，候欲凝入盆中，納朱砂三兩，麝香一
兩，急攪即成霜雪紫色。……腳氣、乳石、天利熱病等服
之皆神。

　　《千金翼方‧飛煉》載治石氣發，身體微腫，面上瘡出，也
用紫雪。紫雪仍然是治熱為主，卻包括許多不同的疾病。在謝表
中，也提及紅雪、紫雪功效，同樣能治許許多多不同的疾病。

　　唐代皇帝賜藥中，亦常有紫雪、紅雪，這兩藥物在醫書中，
與金石凌有很接近的治療功用。邵說〈謝賜新曆日及口脂面藥等
表〉：「絳雪珍芳，捧持而炎瘴自消。」劉禹錫〈謝賜曆日面脂口
脂表〉：「永去癘疵之患。」劉禹錫〈為李中丞謝賜紫雪面脂等
表〉：「功能去疾，岐絕於癘疵。」上述三篇謝表，形容紫雪紅雪
功效：「捧持而炎瘴自消」、「永去癘疵之患」。崔行先〈為王大夫
謝恩賜口脂曆日狀〉：「蠲邪愈疾，驗絳雪於仙方。」令狐楚〈謝
敕書賜臘日口脂等表〉：「藥石載攻，知肺腑之去疾。」常袞〈謝
勑書賜臘日口脂等表〉：「欲臣除去人患，故良藥下霑。」崔行先
〈臘日謝賜口脂紅雪等狀〉：「玄霜絳雪，素能愈病。」李舟〈謝
勑書賜臘日口脂等表〉：「苦口以愈沉屙。」鄭絪〈臘日謝賜口脂
曆日狀〉：「賜以蘭膏錫之絳雪……五藥蠲痾瘴癘，潛銷於腠理。」

紅雪、紫雪能消除炎瘴、瘴癘，並能治病。《千金翼方・壓熱》說金石淩、紫雪、玄霜，「凡諸霜雪等方，皆據曾服金石大藥，藥發猛熱，非諸草藥所能制者，則用之。若非金石發者，則用草藥等湯散方制之，不得雷同用霜雪方。」

　　根據上文所述，金石淩與紫雪、紅雪等藥，治服石發大熱，《外臺祕要方》又說到紅雪、紫雪，「凡服石人當宜收貯藥等。」唐代皇帝在臘日賜予這些藥物，與官員流行服石，似有相當關連。孫思邈認為服石對身體大佳，卻不服五石，說：「人不服石，庶事不佳。惡瘡、疥癬、溫疫、瘴疾，年年常患，寢食不安，興居常惡，非止己事不康，生子難育，所以石在身中，萬事休泰，要不可服五石也。……余自有識性以來，親見朝野仕人遭者不一，所以寧食野葛，不服五石。」又說：「今世之人，多有單服鍾乳，礜石、桃花石、紫石，亦有合和草藥服之，此等雖非五石，亦是五石之例。」由於服五石會有明顯不良後果，唐人傾向服鍾乳。[16]王燾在《外臺祕要方》所列皆屬鍾乳：王燾〈乳石論・序〉、中書

---

[16] 余嘉錫指出孫思邈所說可服石指的是鍾乳。見余嘉錫，〈寒食散考〉，收入氏著《余嘉錫論著雜著》（北京：中華書局，1963），頁 223。鍾樞榮統計過兩《千金方》中五石補益石劑，共有三十六方，其中石鍾乳和白石英使用的次數最高，均佔十七次。鍾樞榮，〈論孫思邈對「五石補益石劑」與相關石菌之認識〉，收入《第六屆科學史研討會論文彙編》（臺北：中央研究院科學史委員會／新竹：清華大學科技與社會中心，2002），頁 101–129。坂出祥伸，〈隋唐時代における鍾乳石服用の流行について〉，頁 615–644。

侍郎薛曜〈薛侍郎服鍾乳石體性論〉、〈李補闕研煉鍾乳法〉、〈曹公草鍾乳丸法〉、〈崔尚書乳煎鍾乳餌法〉。唐太宗曾賜高季輔「鍾乳一劑」。《舊唐書‧元載傳》記元載在大曆末年被誅，家藏鍾乳五百兩，每次煉鍾乳通常不過二、三兩，或多至一斤[17]，家藏五百兩，數目甚為可觀。代宗分賜臣予上品官員，足見其貴重。賜予金石之類藥物，也見於玄宗，《大唐新語‧容恕》說：「端什日，玄宗賜宰臣鍾乳。宋璟既拜賜，而命醫人錬之。」苑咸〈謝賜藥金狀〉記，玄宗向李林甫賜可以服食的江東成金，稱為仙方靈藥，功效卻是「駐百年之命」，在早衰之時有益於壽。苑咸〈謝賜藥金盞等物狀〉，玄宗賜李林甫江東成金（苑咸代寫謝表），不久再賜藥金盞，並將所賜江東成金的服法一併由中使親授。此服金方法固屬不傳之祕，李林甫說「真方不祕，更示八公之法」，此「八公之法」極有可能就是上引《醫心方》「八公所授淮南王絳雪方」中提及的「八公」。

　　唐代官員服藥風尚，韓愈在〈故太學博士李君墓誌銘〉說李幹遇方士柳泌，從受藥法服之，服後往往下血，後死，韓愈舉出「皆有名位，世所共識」，就有工部尚書歸登、殿中御史李虛中、刑部尚書李遜、遜弟刑部侍郎建、襄陽節度使工部尚書孟簡、東川節度御史大夫盧坦、金吾將軍李道古。白居易〈思舊〉詩中提

---

17 醫書教人吃鍾乳，也不過三斤。《外臺祕要方‧崔尚書乳煎鍾乳餌法》說：「服一斤，百病自除；二斤，流及三世；三斤，臨死之時，顏色不變，在土下滿五百年後，乃成強壯人。」

及衛中立（一說韓愈）、元稹、杜元穎、崔玄亮等人，同有服藥之習，「或疾或暴夭，悉不過中年。」白居易早年曾嘗煉丹，又有詩提及煉丹不成及藥術之事。[18] 此外，白居易與友人亦有述及鍾乳的詩，在〈酬思黯戲贈同用狂字〉說：「思黯自誇前後服鍾乳三千兩，甚得力，而歌舞之妓頗多，來詩戲予羸老，故戲答之。」詩說：「鍾乳三千兩，金釵十二行。妒他心似火，欺我鬢如霜。慰老資歌笑，銷愁仰酒漿。眼看狂不得，狂得且須狂。」思黯即牛僧孺。雖然煉丹不成，對醫藥之事有一定認識卻十分可能。前述柳宗元有談論鍾乳石精劣問題，同樣顯示他對服食鍾乳的知識水平不低。

四、賜藥與藥方流傳

　　總結上文所述，唐代皇帝在臘日賜予口脂面藥，已是常制；賜藥予大臣，及派醫官為大臣療疾，也不罕見。從這些賜予藥物來看，與當時社會上風尚、患病的情況有一定關係。除了上述所論與服石、駐顏關係之外，唐朝在掌握醫療資源背景下，為賜藥

---

18 如白居易〈燒藥不成命酒獨醉〉、〈不二門〉、〈予與故刑部李侍郎早結道友以藥術為事與故京兆元尹晚為詩侶有林泉之期周歲之間二君長逝李住曲江北元局昇平西追感舊遊因貽同志〉。

與編纂方書提供很有利的條件。

　　皇帝賜藥予臣下原因主要是大臣有病，皇帝找御醫視病，並賜藥物；或在臘日，賜臣口脂面脂等藥。賜藥與其他物品不同，藥物有服用方法，與藥方、醫者有緊密連繫，因此賜藥很多時候並不單單只是藥物，而是包括御醫看病及藥方。在賜藥活動，官方應掌控了一定醫療資料，才能在臘日賜口脂等物。從謝表資料中，發現賜大臣藥物最早是在玄宗朝，即張九齡所上謝表。當然，玄宗朝以前相類的資料較少，但是從玄宗身上卻可發現很不同的一點，即玄宗愛與臣下共用醫療資源。玄宗〈答張九齡謝賜藥批〉說：

　　　　臘日所惠，固其常耳。信則微物亦有嘉名，與卿共之，何足為謝。

玄宗賜口脂予張九齡，「與卿共之」其實就是共享醫療資源。玄宗〈與寧王憲等書〉又說：「頃因餘暇，妙選《僊經》，得此神方，古老云服之必驗。今分此藥。願與兄弟等同享。長齡永無限極。」玄宗對神仙之事甚有興趣，尋求仙方煉製藥物，而且將仙藥分予弟兄，希望同享長壽。《舊唐書·方伎傳》有姜撫，自言通僊人，有不死術。開元末年，玄宗延攬此人。姜撫對玄宗說：「服常春藤，使白髮還鬢，則長生可致。藤生太湖最良，終南往往有之，不及也。」玄宗於是遣使者至太湖搜尋，並「多取以賜中朝老臣」；姜撫又說：「終南山有旱藕，餌之延年。」玄宗於是以旱藕，

作湯餅賜大臣。又除了上述的醫方、藥物外，皇帝所擁有的醫療資源，不止於此，還有其他，溫湯便是其一。溫湯即溫泉，入溫湯洗浴，具有療疾的功效，唐玄宗共有兩詩談到溫湯，其中〈惟此溫泉是稱愈疾，豈予獨受其福，思與兆人共之。乘暇巡遊，乃言其志〉，從詩題「思與兆人共之」，即可為證。《廣濟方》頒佈更是遍行全國。皇帝能夠將藥物分賜，必須具備賴以製藥的條件，一隊健全官方醫療隊伍，是不可或缺的。唐代官方醫療資源健全是皇帝得以賜藥的重要因素。

唐代皇帝從太宗始似乎已特別留心醫藥，《舊唐書‧李勣傳》記李勣「時遇暴疾，驗方云鬚灰可以療之，太宗乃自翦鬚，為其和藥。」太宗並曾親訪名醫甄權，又看過《明堂圖》後知道了人身背部乃五臟所繫而禁止鞭背。

前文討論過官方醫學機構的成立。在太醫署和尚藥局支援下，不僅編修官方本草，應該也參與方書編撰。唐玄宗在開元十一年九月親頒《廣濟方》於天下，此書雖已佚，但王燾《外臺祕要方》引錄了此書不少部分。及後又有《廣利方》編修。

唐代皇帝留心醫藥，對醫藥發展提供了助力。太醫署、尚藥局延聘醫者及培訓醫生，集合了當世醫學人才。這些官方醫療資源，造就了可供賜藥的條件。《唐六典‧尚藥局》在尚藥奉御之下，設有合口脂匠二人，皇朝初置。而少府監的中尚署負責「臘日，進口脂、衣香囊。」《新唐書‧百官》中尚署：「臘日，獻口脂。」《外臺祕要方》即載有武德年間尚藥直長蔣合進口脂。簡言之，皇宮掌握著口脂製作祕方。孫思邈在《千金翼方‧婦人面藥》

指出這些口脂面藥在當時，屬於不傳祕法，說：

> 面脂手膏，衣香澡豆，仕人貴勝，皆是所要。然今之醫門
> 極為祕惜，不許子弟瀉漏一法，至於父子之間亦不傳示。
> 然聖人立法，欲使家家悉解，人人自知。豈使愚於天下，
> 令至道不行？擁蔽聖人之意，甚可怪也。

當時醫家對口脂面藥的製法，極為祕惜，不願輕易傳授他人。這
種情況，極可能造成一般人根本無法取得口脂面藥，屬宮中祕傳，
只能由皇帝賜贈。呂頌〈謝敕書賜臘日口脂等表〉說：「靈長上
藥，列在仙方；芬馥蘭膏，出於中禁。」常袞〈謝敕書賜臘日口
脂等表〉：「方傳上仙，藥成中禁，卻老除患，妙絕如神。」令狐
楚〈謝敕書賜臘日口脂等表〉：「發於中禁。」常袞〈謝敕書賜臘
日口脂等表〉：「玉散降於仙官。金膏流於秘藏。」崔行先〈臘日
謝賜口脂紅雪等狀〉：「金膏不秘於上清，蘭澤遠傳於中禁。」呂
頌〈謝敕書賜臘日口脂等表〉：「詔垂御箚，藥稟仙方。」金石凌
稱為「御方靈藥」（權德輿〈為趙公謝賜金石凌表〉）。崔行先〈臘
日謝賜口脂紅雪等狀〉所稱「玄霜絳雪」，《酉陽雜俎》稱為仙藥。
謝表中每稱所賜口脂面藥紅雪紫雪等為出自禁中仙方。這些資料
都說到口脂面藥等藥是在宮中煉製的，而且屬於駐顏術。《外臺祕
要方》引《近效》收有則天大聖皇后煉益母草留顏方：

> 用此草，每朝將以洗手面，如用澡豆法。面上䵟及老人皮

膚兼皺等並展落浮皮，皮落著手上，如白垢，再洗，再有效。淳用此藥已後，欲和澡豆洗亦得，以意斟酌用之。初將此藥洗面，覺面皮手滑潤，顏色光澤，經十日許，特異於女面。經月餘，生血色，紅鮮光澤，異於尋常。如經年久用之，朝暮不絕，年四、五十婦人如十五女子。俗名鬱臭，此方仙人祕之，千金不傳。即用藥亦一無不效，世人亦有聞說此草者，為之皆不得真法，今錄真法如後，可勿傳之。

文中對益母草留顏方的描述，與謝表資料有頗為接近之處。益母草留顏方是武則天所採用的，屬宮中祕方，即出於中禁，不輕易外傳，民間所傳不是真法。謝表中稱口脂面藥為仙方仙藥，益母草留顏方都是駐顏妙藥，令人面色光澤、不老，而且說是「仙人祕之」，極可能都是由道教而來。

　　至此可以換成輸出與輸入角度來看。尚藥局、太醫署等官方醫療機構，作為醫學知識流傳的轉輸點，輸入至官方醫療機構的有佛、道兩教及醫者。

　　趙翼《二十二史箚記》有〈唐諸帝多餌藥丹藥〉條，指出唐代皇帝多服丹藥致死。唐代皇帝追慕長生，服餌丹藥，崇信道教，大不乏人，而尋求的藥物或藥方，來自胡僧、道教徒。太宗相信天竺國方士那羅邇娑婆寐有長生之術，而命令造延年之藥，並搜求天下奇藥異石。高宗服胡僧盧伽阿逸多所做長年藥。敬宗在寶應元年遣中使往湖南、江南等道及天台山採藥，求訪異人。憲宗、

武宗等均因服食過甚而致病。《舊唐書‧武宗紀》說武宗重方士，頗服食修攝，親受法籙，而服藥過後就喜怒失常，最嚴重時疾口不能言，而宰相李德裕等請見，也不接見。憲宗晚末更勤於服餌，寵信柳泌、僧大通待詔翰林等，在台州煉神丹，服丹後，則暴成狂躁而死。穆宗時，時裴潾勸諫，以先朝皇帝服藥不果，而致命危為鑑。《舊唐書‧裴潾傳》記裴潾說：

> 若夫藥石者，前聖以之療疾，蓋非常食之物。況金石皆含酷烈熱毒之性，加以燒治，動經歲月，既兼烈火之氣，必恐難為防制。若乃遠徵前史，則秦、漢之君，皆信方士，如盧生、徐福、欒大、李少君，其後皆姦偽事發，其藥竟無所成。事著《史記》、《漢書》，皆可驗視。《禮》曰：「君之藥，臣先嘗之；親之藥，子先嘗之。」臣子一也，臣願所有金石，鍊藥人及所薦之人皆先服一年，以考其真偽，則自然明驗矣。

皇帝修煉金石之類藥物，而且「含酷烈熱毒之性」。皇帝煉丹，對服石風氣應有一定影響。上引權德輿〈代盧相公謝賜方藥並陳乞表〉提到盧相公有病，時皇帝以僧智昌為其治療。宮中供奉僧人提供醫療服務，從此節所見，唐代皇帝從太宗始，便很相信胡僧及僧人煉藥，又如有僧崇一，為讓皇帝憲療疾。胡僧，特別是天竺來的僧人，受到唐代皇帝禮遇，並為皇帝合長生藥，有關資料很多，不再贅引。其中，《證類本草‧仙茅》引《續傳信方》記：

主五勞七傷，明目，益筋力，宣而復補，本國域道人所傳。
開元元年，婆羅門僧進此藥，明皇服之有效，當時禁方不
傳。天寶之亂，方書流散，上都不空三藏始得此方，傳與
李勉司、路嗣恭尚書，齊杭給事，張建封僕射服之，皆得
力。路公久服金石無效，及得此藥，其益百倍。

不空是印度密教高僧，更曾為肅宗誦經祛病。這個故事說明了好
慕長生促成醫學、藥物等知識輸入至禁中，在某種因緣下，藥方
又流出禁中，本來祕而不傳的，卻因此而為人知曉。唐代外丹術
盛行，煉金服石甚為常見，而術士有煉丹術而入中禁，亦不罕見。
《雲笈七籤‧金丹訣部》載有〈辨金石藥並去毒訣〉謂守仙丸方，
「唐開元中，通玄先生張果進上此方，玄宗大喜，秘於禁中。」
而玄宗尤愛將能人異士收入禁中。[19] 再經賜藥，官員大臣就有可
能得到禁祕藥方。李林甫就是一個好例子，玄宗曾賜金及服金法
（表中稱「仙方所秘，靈藥稱珍」），而權德輿代盧相公謝賜方藥
時提及派遣僧智昌醫療。佛道又可入為翰林醫官。藥方皆由禁中
外傳，而且多稱為仙方仙藥，藥物則有來自西域，可見官方機構
所掌控醫療資料來自佛、道、醫。

　　從輸出角度來看，是唐代醫書的醫學知識來源之一。在醫書
中，也可以找到敕賜藥方。《外臺祕要方》引《必效》療瘠雞子常

---

19 《明皇雜錄》記有張果、李遐周、孫甑生、紀明。此書真偽參雜，僅供
　參照。

山丸方,「方勑賜喬將軍服之立效」、「勑賜長孫祥極效常山湯方」、「勑賜源乾曜療赤眼方」。薰衣香方,「正（貞）觀年中蹎賜此方」。〈寒疝不能食方四首〉記有:「龍朔元年三月十七日詔書十一物七熬方。」〈腳氣上氣方五首〉:「敕賜慕容寶節將軍,服者云神效。」敕賜藥方,與隋唐皇帝常常命醫官為大臣治病、賜藥,這些中禁藥物及其使用藥方,經敕賜後即在大臣之間流傳,並載入醫書之中。[20]王建〈宮詞一百首〉:

> 供御香方加減頻,水沉山麝每迴新。內中不許相傳出,已
> 被醫家寫與人。

王建此詩道出專供皇室享用的香方,當中使用沉香、麝香之類,本來不許外洩,如孫思邈所謂醫家極其祕惜的口脂面藥,卻「已被醫家寫與人」,這可能是賜藥賜方從宮中流傳出來,如上引武則天留顏益母草方極可能就是從禁中流出。不難理解,宮中祕方一旦流出,很自然會成為外間爭相傳誦。從王燾《外臺祕要方》中收載敕賜藥方、官員之間流通藥方,也是《外臺祕要方》醫方來

---

20 范家偉,《六朝隋唐醫學之傳承與整合》,頁 114–121。唐代人贈藥,除了本文所說白居易贈元稹金石淩外,在唐詩中亦可見一斑:如劉禹錫〈洛濱病臥,戶部李侍郎見惠藥物,謔以文星之句,斐然仰謝〉、吳融〈病中宜茯苓寄李諫議〉、包佶〈抱疾謝李吏部贈訶黎勒葉〉、權德輿〈唐開州文編遠寄新賦,累惠良藥,詠歎仰佩,不覺斐然走筆代書,聊書還答〉、段成式〈寄周繇憲求人參〉。

源之一。

五、小　結

　　透過上文的討論，可以得出這樣的看法：《廣濟方》能夠在短短兩個月內完成，顯然是以已有方書，以及宮廷內的存錄藥方為基礎，編撰而成。《廣濟方》亦具備《肘後》、《集驗》諸方書的性質，即以簡單易用，廉價藥物為主。方書具備這種簡單易用、廉價藥物的性質，至少從葛洪《肘後備急方》已見到，雖然今天見到孫思邈《備急千金要方》內容也不少，但孫思邈撰寫《備急千金要方》，提及見到醫方博浩，忽遇危急時況，要求一方也很難，就算找得到，時機已過，病已無法救治，於是博採群經，刪裁繁重，務在簡要。

　　《外臺祕要方》全書引錄《廣濟方》處甚多，《廣濟方》其書雖已不存，卻是構成《外臺祕要方》的一環。《廣濟方》很可能也有宮廷藥方在內，宮廷藥方同樣是被王燾收集，載入《外臺祕要方》之中。若要了解《外臺祕要方》，對王燾如何收集、引錄唐代方書的探討，相信是重要的一環。如果轉換至輸入與輸出角度來看，佛道醫進入官方醫療機構或皇室，將醫學知識輸入；再透過本文各種形式賜藥，變為輸出。一方面，再經《外臺祕要方》吸納，而構成唐代醫學資源；另方面，亦構成官員所具的醫學資源

和知識。

　　至於唐代皇帝所賜藥物主要是口脂面藥與駐顏術有關，而紅雪、紫雪、金石凌則與服石有關。賜藥的目的，從政治言，是對君臣關係維持的一種，以賜送禮物方式，君主與人臣分享所擁有的資源。君主與人臣所分享的資源，口脂面藥令到人看起來有健康的外表，紅雪、紫雪則有助治療服金石藥後而令身體發熱症狀。皇帝透過將所擁有醫療資源與臣下分享，顯現出關心人臣身體健康情況。進一步而言，在當時情況下，人臣身體狀態也是皇帝可以涉足的範圍。下一章轉而討論唐代皇帝如何透過貶官作為懲罰手段，拘禁臣下的身體。

第六章　貶官、南方形象與劉禹錫《傳信方》

前文討論唐代皇帝對大臣賞賜藥物、藥方的情況，有賞亦有罰，對於犯錯的官員，皇帝會將他們外貶至南方蠻夷之地。貶官是唐代很常見的政治運作。漢代以來，南方已被視為暑濕之地，古人抱著入南必死的心態。在唐代，這種心態在大量官員外貶情況下更為牢固。官員外貶到南方，亦即蠻夷之地[1]，不單只代表遠離中央、遠離文明，也意味著走進容易感染疾病的地區。唐代皇帝將官員外貶，作為懲罰，無疑是將官員身體拘禁於容易患病的地區、不文明的地區，只有在皇帝恩赦時，才能解禁。官員知道自己要外貶，心理上出現莫名的恐懼，懂得醫學者便會在醫療方面做點準備功夫。

---

1 唐代貶官是政治很常見的情況，也有不少學者探討這個課題。有關研究可參辻正博，〈唐代貶官考〉，《東方學報》，第 63 冊，1991，頁 265–390。謝元魯，〈唐代官吏的貶謫流放與赦免〉，收入《中國古代社會研究——慶祝韓國磐先生八十華誕紀念論文集》(廈門：廈門大學出版社，1998)，頁 95–108。

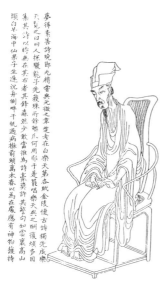

劉禹錫

夢得素善詩晚歲尤精嘗與元微之韋楚客在白樂天第各賦金陵懷古詩獨先成樂天覽之曰四人探驪龍子先獲珠所餘鱗爪何用耶于是罷唱樂天與之酬復煩多曰集其詩以啟與右者其鋒森然少敢當推為詩豪醫藥句如雲裏高山顒向早海中仙景子生沈身偏咿千帆過病撬前頭萬木春以為在廖應有神物維持

劉禹錫，字夢得，洛陽人，是唐代有名的詩人，生於代宗大曆七年（772 年），卒於武宗會昌二年（842 年）。劉禹錫一生仕途不濟，參與王叔文改革運動，在憲宗時被貶朗州司馬，及後又再出為連州刺史，在連州五年，才量移至夔州。劉禹錫在連州時，撰有《傳信方》，其書已佚失，從書名及該書來源來看，「傳而有信」就是該書重點所在。本章的目的是探討唐代貶官、南方形象與《傳信方》撰寫背景。[2]

圖 12：劉禹錫繪像

一、劉禹錫與《傳信方》

劉禹錫政治生涯，屢經起跌，詩文卻是為人熟知的。劉禹錫亦留心醫藥，撰作文章之中亦偶有涉及醫藥之事。[3] 劉禹錫在貞

---

2 范行準在《中國醫學史略》首先注意到《傳信方》的重要性，並有一節〈傳信方及其流變〉，可惜太過簡略，未有深入探討。范行準，《中國醫學史略》（北京：中醫古籍出版社，1986），頁 118–122。

元二十一年被貶連州時，與友人薛景晦共論方書，在薛景晦編撰
《古今集驗方》基礎上，編寫了《傳信方》，並附有序言。

　　唐代有不少醫學史上名醫，例如孫思邈、張文仲、韋慈藏，
若論醫學史上的貢獻，劉禹錫當然無法與他們相比。劉禹錫雖然
不是唐代有名的醫家，所輯撰《傳信方》卻也未至於湮沒無聞。[4]
劉禹錫接觸醫藥，乃自學而來，〈答道州薛郎中論方書書〉記，劉
禹錫與薛景晦談論方書，談及三件事情：第一，兒時患病，家中
保母找巫醫治療。唐代有巫醫為人治病，固不足奇。巫醫治病，
雖不知所用何方何藥，則是「鍼烙灌餌」方法。劉禹錫習醫後，
對醫學知識有了一定掌握，其「術足以自衛」，這種自衛具體地表
現於家門之內可以自行治療，「家之嬰兒未嘗詣醫門求治者」。第
二，劉禹錫習醫，自學而來，當長大後，具備了自學能力，就自
己尋找醫書研讀，在眾多醫書之中，《素問》、《藥對》自然是必讀
醫籍，其中發現陳延之《小品》[5]為群方中最古。第三，劉禹

3　例如劉禹錫撰有〈鑒藥〉、〈述病〉兩文。

4　南唐筠州刺史王紹顏撰《續傳信方》治風躄方時，提及「因覽《傳信方》
　　備有此驗。」馮漢鏞輯，《古方書輯佚》（北京：人民衛生出版社，
　　1993），頁112。北宋時，高保衡等校正《備急千金要方》時，在〈新校
　　備急千金要方序〉中提到：「尚有所闕，而又溯流以討原。」其中參考的
　　就有《夢得傳信》，此即劉禹錫《傳信方》。馮漢鏞、陶敏分別根據唐宋
　　史料輯復劉禹錫《傳信方》。

5　《小品方》在唐代，仍然有傳本，而且應該是頗受醫者重視的醫籍，《新
　　修本草》分別在〈王孫〉、〈陟釐〉、〈菫汁〉三條引錄了《小品方》。

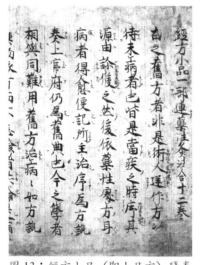

圖 13：經方小品（即小品方）殘卷
書影

錫習得醫術，行之有驗，想將之編次成一家方書，雖未談得上著書立說，卻想把金針度與人，分享個人經驗。薛景晦將自己編定的方書給劉禹錫參閱，兩人是在同僚、朋友關係下進行醫學知識的交流。兩人抱持心態都不是將醫學知識或者藥方隱密，而是相互討論，交換心得。

《新唐書・藝文志》載劉禹錫著《傳信方》二卷，《傳信方》在後世典籍亦有引錄（如《夢溪筆談》、《證類本草》）。劉禹錫對醫藥留心，本有編定方書的心願，但自言「顧力不足」，及後江華守薛景晦「以所著奇方十通」相寄，並加試驗，最終完成《傳信方》。《傳信方》顧名思義就是傳而有信的醫方，〈傳信方述〉說到江華守河東薛景晦以所著《古今集驗方》給劉禹錫，劉禹錫試驗其中五十餘方，並帶在身上，目的是「用塞長者之問」。所以，此書雖名為劉禹錫所撰，部分藥方實際上是由薛景晦提供的，再經劉禹錫試驗，並「申之以書」。但是，《新唐書・藝文》分列薛景晦《古今集驗方》十卷、劉禹錫《傳信方》二卷，可見兩書獨立流傳。劉禹錫既懂醫理，早就留意可用藥方以編次一書，《傳信方》亦是他本人取而試驗之後所傳，因此劉禹錫在書中亦加入個人經驗與意見。

　　總結來說，要理解劉禹錫撰寫《傳信方》的背景，至少可以放在唐代醫學發展的三條脈絡下察看：第一，唐代人對南方疾病地理觀，以為入南者必死，深懷恐懼，而謫宦嶺南者編寫醫書以防範疾病。第二，他們撰集方書，目的是將試而有驗的藥方加以整理及流傳，絕非將醫方隱密不傳。薛景晦將所集藥方悉予劉禹錫過目，當知道劉禹錫有意將方書撰寫時，更加增補藥方，兩人在此方書上交流意見。第三，他們特別重視驗方搜集，曾經試而有驗的藥方，他們都努力搜集，不論古今，範圍廣泛，反映了唐代人相信驗方的心態。

　　薛景晦在兩《唐書》無傳，在元和中為尚書刑部郎中，因訕而為道州刺史。道州屬江南道，武德四年由零陵郡的營道、永陽二縣置，天寶元年改為江華郡，在唐時也是貶官的地點。劉禹錫當時被貶連州，連州屬嶺南道。兩人貶官外放，有著相同的背景，而所貶之地同是南方所謂炎瘴之地，劉禹錫在〈謝上連州刺史表〉提到：「伏以南方癘疾，多在夏中」，並說「臣自發柳州，便染瘴癘，扶策在道，不敢停留」，即途中已染瘴癘。從這個思路出發，再可以看到楊炎曾貶為道州刺史及崖州，也撰有《南行方》（《證類本草》曾引有《南行方》三條藥方）[6]；另《舊唐書‧陸贄傳》說：「贄在忠州十年，常閉關靜處，人不識其面，復避謗不著書。家居瘴鄉，人多癘疫，乃抄撮方書，為《陸氏集驗方》五十卷行於代。」《新唐書‧陸贄傳》又說：「為今古集驗方五十篇示鄉人

6　楊炎，《南行方》，收入馮漢鏞輯，《古方書輯佚》，頁 132–133。

云。」忠州在山南道，即今四川，也是唐人心目中的瘴鄉，例如白居易曾對元稹說：「君還秦地辭炎徼，我向忠州入瘴煙」、「莫嫌冷落拋閒地，猶勝炎蒸臥瘴鄉。」龔勝生指出隋唐五代瘴的分佈在大巴山長江以南為瘴域的北界，而大庾嶺以南為甚，範圍涵蓋四川、兩湖、贛、浙、閩、雲貴兩廣。[7]

劉禹錫與陸贄的心態很接近，藉此「塞長者之問」和「示鄉人」，為當地人提供藥方。陸贄抄集方書的目的是因鄉人苦於瘴癘，此書卷至五十，數目之大，所收藥方當不以瘴癘為限。「瘴」字在唐代有原本義及引伸義兩義，既可指醫書上所謂瘴癘，也可以引伸為蠻、南方炎熱之地疾病的總稱。據左鵬統計，《全唐詩》收載詩歌，使用「瘴」字入詩的就有二百八十三首。[8]

不過，若將薛景晦、劉禹錫、楊炎、陸贄、柳宗元[9]五人的情況連繫在一起，五人皆被貶至南方或炎瘴之地，並作出很一致的反應，搜集藥方以備不時。上述五人既非醫者，也不是以醫學知名於世，為什麼會編纂醫書？就身分而言，是對醫藥有濃厚興趣的官員，因外貶而撰集方書。時人既有入南必死而自護的心態，謫宦嶺南者面對著新的疾病環境及落後醫療水平，柳宗元、劉禹錫、陸贄等人也應有同樣的心態，並且面對南方醫療落後，或抱

7　龔勝生，〈2000 年來中國瘴病分佈變遷的初步研究〉，《地理學報》，48 卷 3 期，1993，頁 306–309。

8　左鵬，〈漢唐時期的瘴與瘴意象〉，頁 270。

9　《傳信方》引有《唐柳柳州纂救方》，柳柳州就是柳宗元，被貶柳州，柳州也是在嶺南。

持改善南方醫療落後的理想，分別收集醫方，撰寫醫書。所以，他們輯集這批驗方，應當放在這種背景和心態下來理解。

二、唐代貶官與南方疾病觀

有關唐朝人對南方行患病的恐懼，筆者曾作過相關研究，指出從漢代開始，形成了以南方為炎濕之地，易生疾病，其中腳氣病、瘴瘧、蠱毒，是時人認為最普遍及嚴重疾病。[10]在唐代，嶺南乃貶官之地，中原人士對南方，尤其是嶺南地區，視為瘴癘之地，懷有強烈的恐懼感。

劉禹錫貶官地連州是在嶺南道。嶺南一地，歷來被視為炎瘴之地，在魏晉南北朝已是外放犯人之地。及至唐代，嶺南地區則成為貶謫官員的首選地方，較為人所知的就有長孫無忌、王叔文、劉禹錫、柳宗元、韓愈、李德裕等等。唐初張九齡開通大庾嶺路，嶺南地區在不斷開發的同時，卻沒有脫離蠻瘴之地的污名。南方天氣炎熱，潮濕多雨，為暑濕極重之地。古人認為，人生活於地勢低、天氣潮濕的環境，就會很易於患病，因而壽命也較短。《史記‧貨殖列傳》：「江南卑溼，丈夫早夭。」《隋書‧食貨志》：「江南之俗，火耕水耨，土地卑濕。」江南地區土地「卑濕」，指的是

---

10 范家偉，《六朝隋唐醫學之傳承與整合》，頁 127–154。

地勢低下，氣候潮濕。《史記》和《隋書》的成書，約相差了七百多年。在七百多年之中，南方土地卑濕，這種觀念絲毫沒有改變。嶺南地區，尤其嚴重，《隋書‧地理下》說：「自嶺已南二十餘郡，大率土地下濕，皆多瘴癘，人尤夭折。」在中國傳統醫學論述中，南方一直被視為暑濕之地，男子早夭，而且疾病流行；唐代人對南行深懷恐懼，以為必染疾而死。

　　唐太宗為了加強對嶺南的管治，遂派盧祖尚出鎮嶺南，盧祖尚本來答應了唐太宗，後來卻因害怕嶺南瘴癘而不敢赴任，唐太宗以他言而無信，最後斬其首級，以儆效尤。《隋書‧厙狄士文傳》記隋文帝時，厙狄士文拜貝州刺史，發擿姦隱，「得千餘人而奏之，上悉配防嶺南，親戚相送，哭泣之聲遍於州境。至嶺南，遇瘴癘死者十八九，於是父母妻子唯哭士文。」隋唐兩代，犯錯官吏及犯人多謫配嶺南，從這個例子可見北人入嶺，遇上瘴癘，就以為十死八九。《新唐書‧江夏王道宗》記李道宗弟道興，「貞觀九年，為交州都督，以南方瘴癘，恐不得年，頗忽忽憂恨，卒于官，贈交州都督。」《新唐書‧宋慶禮傳》記武則天時，宋慶禮為嶺南採訪使，「時崖、振五州首領更相掠，民苦于兵，使者至，輒苦瘴癘，莫敢往。」《新唐書‧陳少游傳》記永泰中，陳少游為隴右行軍司馬，擢桂管觀察使。少游不想遠去，於是賄賂宦官董秀，陳少游向董秀哭訴說：「嶺南瘴癘，恐不得生還見顏色。」《舊唐書‧列女列傳》記李德武因事徙嶺南，對妻裴氏說：「方遠投瘴癘，恐無還理。」《冊府元龜》載開成五年嶺南節度使盧鈞上奏說嶺南：「道途遐遠，瘴癘交侵。」從這些例子足證唐人對南方

癘瘧的恐懼，相信走入嶺南，必死無疑，心理上害怕的程度，可
見一斑。[11]

上述種種並不僅是時人的觀察，實際上也是作為解釋疾病的
依據。柳宗元〈先太夫人河東縣太君歸祔誌〉：

> 先夫人姓盧氏諱某，世家涿郡，壽止六十有八。元和元年
> 歲次丙戌五月十五日，棄代于永州零陵佛寺。明年某月日
> 安祔于京兆萬年棲鳳原先侍御史府君之墓。其孤有罪，銜
> 哀待刑，不得歸奉喪事以盡其志，姪泊夫人兄之子弘禮承
> 事焉。嗚呼天乎！太夫人有子不令而陷于大僇，徙播癘土，
> 醫巫藥膳之不具，以速天禍，非天降之酷，將不幸而有惡
> 子，以及是也。

柳宗元自言貶官，徙播癘土，醫藥不完備。從柳宗元所見，貶官
柳州既謫遷到癘土，又無醫藥，更加害怕有人放蠱（柳宗元寫有
〈種白蘘荷〉一詩，談嶺南地區放蠱和防備事情），可說是三者集

---

11 洪邁《夷堅志・支景・陽春縣》記：「嶺南大抵皆瘴毒，而春州最甚。自
唐以來，北客謫徙者罕生還。」《嶺外代答・瘴地》說：「嶺外毒瘴，不
必深廣之地。如海南之瓊管、海北之廉、雷、化，雖曰深廣，而瘴乃稍
輕。昭州與湖南、靜江接境，士夫指以為大法場，言殺人之多也。若深
廣之地，如橫、邕、欽、貴，其瘴殆與昭等。」馮漢鏞，《唐宋文獻散見
醫方證治集》（北京：人民衛生出版社，1994），頁25–32，列有相關史
料可參考。

於一身。劉禹錫〈謝上連州刺史表〉也說：「臣自發柳州，便染瘴癘，扶策在道，不敢停留。」在〈臥病聞常山旋師，策勳宥過，王澤大洽，因寄李六侍郎〉又說：「南國異氣候，火旻尚昏霾。瘴煙跕飛羽，沴氣傷百骸。」劉禹錫臥病，友人問疾，提到南方瘴癘傷及身體。柳宗元、劉禹錫自覺身體受南方瘴癘之害。

謫宦嶺南者面對新的疾病環境及落後醫療水平，劉禹錫等人很可能交織著兩種心態：既懷恐懼心態之餘，又具改革落後醫療的心態，是很正常的。官員被貶是人生在政治仕途中的挫折，但往往是暫時，只要政治風暴一過，或遇大赦，就會量移，或者有回京的一天。一方面，根據唐制，被貶官員又稱左降官，在任時所任職務，雖有品級與俸祿，其實多為閒散官職。另一方面，官員以京為家，居帝皇之都，南方是蠻荒異域，不文明的地方。元稹〈和樂天送客遊嶺南二十韻〉就說：「南方去京華絕遠，冠冕不到，唯海路稍通。」《舊唐書‧劉禹錫傳》：「坐貶連州刺史，在道，貶朗州司馬。地居西南夷，土風僻陋，舉目殊俗，無可與言者。」嶺南風俗殊異，楚風巫俗，蠻夷聚居，醫療落後，為尚未開發之地。

在心態方面，柳宗元〈送李渭赴京師序〉：「過洞庭，上湘江，非有罪者罕至。」《太平廣記‧楊藟》：「言嶺外地，非貶不去。」這種以罪人心態下謫宦嶺南，對嶺南落後情況，或有改革地方風俗之心。《舊唐書‧柳宗元傳》：「江嶺間為進士者，不遠數千里，皆隨宗元師法。凡經其門，必為名士，著述之盛，名動於時，時號柳州云。」劉禹錫〈送曹璩歸越中舊隱〉：「余為連州，諸生以

進士書刺者，浩不可紀。」既然謫宦者被貶至瘴癘之地，在醫療方面，為了留居嶺南而作準備，也是必須的。

　　結合唐代人對南方恐懼及上述五人貶官至南方或炎瘴之地的情形來看，兩者可扣上一定關連。貶官至嶺南者其實一方面面對新的疾病環境，另一方面面對南方的醫療落後情況。在他們眼中，南方差不多等於蠻夷異域、遠離文明中心的意思。貶官至嶺南或南方者身處瘴癘地，為了保護自己，作出相應行動，完全是可以理解的。此外，貶官者面對南方蠻夷、落後，兼且迷信鬼神的地方，也因而嘗試改善醫療水平，達致教化。

　　在唐代出現了專為到嶺南而寫的嶺南方。《新唐書‧藝文三》載有佚名《嶺南急要方》、鄭景岫《南中四時攝生論》、李繼皋《南行方》，而《通志‧藝文七》將此三書列入嶺南方，再加上可能是宋代的《治嶺南眾疾經效方》、《廣南攝生方》，共五部醫方。《新唐書‧藝文三》又載李暄《嶺南腳氣論》。另據馮漢鏞所考，唐代有王方慶《嶺南方》[12]及楊炎《南行方》。[13]元代釋繼洪集宋代醫方撰成《嶺南衛生方》，專門治療瘴癘。又《外臺祕要方‧山瘴瘧》載麻黃散方「元比部云在嶺南服得力大驗。」又引《近效》調療瘴瘧、孟補闕嶺南將來極效常山丸方。這些醫書部分內容及

────────────

12　《舊唐書‧王方慶傳》記王方慶在武則天朝拜廣州都督，又曾監修張文仲撰療風氣諸方，撰有《新本草》四十一卷、《隨身左右百發百中備急方》十卷。雖不是貶官，卻曾出鎮嶺南，因而有《嶺南方》的撰寫。

13　馮漢鏞，《古方書輯佚》，頁 131–133。

藥方都是專門針對嶺南地區常見疾病而寫，尤其瘴氣病與腳氣病，表示在唐代時期越來越多人進出嶺南，伴隨著入嶺患病恐懼，嶺南方應運而生。此外，涉及醫治嶺南地方病的醫書，就更多了。

　　孫思邈在《備急千金要方》曾三次提及遊宦至南方者，必須小心照料自己及預防疾病。其一，《備急千金要方‧針灸上》說凡人到吳蜀地區遊宦，都要施灸以防瘴癘溫瘧毒氣等侵襲，而吳蜀多行灸法，有阿是之法。阿是穴其實是不問孔穴，只在痛處灸刺，優點就是孔穴名稱及其主治症都不用記憶，極為簡易。其二，南方地區的飲食習尚，異於北方，同樣被視為引致疾病的元兇，必須謹慎。《備急千金要方‧養性》引嵇康「穰歲多病，飢年少疾」的說法，並說江南嶺表，食物豐足，海陸佳肴，無所不備，因而土俗多疾，而人早夭。北方仕子游宦到此，以為有口福，天天飽嘗大餐，誰不知放肆飲食，於是「或患霍亂腳氣脹滿，或寒熱瘧痢，惡核丁腫，或癰疽痔漏，或偏風猥退，不知醫療，以至於死。」反而導致百病纏身，不知醫療。其三，江南嶺表的日常生活、飲食環境，容易為人帶來各種疾病，「惡核丁腫」便是其一。《備急千金要方‧丁腫癰疽》說惡核、瘑病、瘭疽等病多在嶺表出現，中原地區很少會有的，與南方人所食雜類繁多有關。所以，仕人往彼，須做足預防，帶備藥物。南北飲食迥異，北人入嶺，往往遭遇疾病，其中屬腫癰之類疾病尤多。孫思邈這三段話，非常明顯，是針對進入嶺南的仕人而發的。孫思邈因應唐代一統以後，北人仕宦南方日趨頻繁的情況，特別加以警惕遊宦者。

三、《傳信方》與驗方的搜集

雖然這些嶺南方、南行方沒有完整地保留下來，但是透過《傳信方》卻可發掘一些線索了解它們的特色。從《傳信方》佚文所見，〈治蛇咬蠍螫方〉、〈藍實治蟲豸傷咬方〉、〈羊乳療蜘蛛咬遍身生絲方〉、〈治蚰蜒入耳方〉、〈療蚯蚓咬方〉（《傳信方》據陶敏等在《劉禹錫全集編年校注》所輯，方名亦是陶敏等所加），是與治療蛇蟲之類傷人相關的醫方。「柳柳州纂救三死方治腳氣方」、「治毒風方」，是與腳氣病相關的醫方。「蜣螂巴豆拔箭鏃並療諸瘡方」，是與中箭受傷相關的醫方。這些醫方治療的疾病是唐人認為會在嶺南感患的疾病。

劉禹錫說：「皆有所自，故以傳信為目云」，「皆有所自」是什麼意思呢？齊推〈靈飛散傳信錄〉，記述齊推與崔晦叔（即崔玄亮，撰有《海上方》）談論煉丹事，並提及「傳信」的意思。齊推獲得靈飛散後，「考其傳授，乃（應作及）藥力驗應。」這應該是「皆有所自」最主要的意思。劉禹錫〈答道州薛郎中論方書書〉說薛景晦以所著奇方十通予劉禹錫，這些奇方的特點：「商加古今之宜而去其並狠，以一物足以了病者居多，非累試輒效，不在是族。」此處扼要地說出三個重點：搜羅古今醫方、醫方以單味藥居多、經試驗有效。這三個重點應該也是薛景晦《古今集驗方》

和劉禹錫《傳信方》的特色。

元稹〈送崔侍御之嶺南二十韻〉記載元稹提醒崔侍御到嶺南，必須留心南方的物候飲食，兩次提到有所謂「驗方云」。在南北朝到隋唐時代，從《隋書‧經籍志》到《新唐書‧藝文志》，都記錄有一批驗方書。傳統方書專門針對疾病，收載藥方，其中一種特別標榜其驗效的藥方，屬於所謂「驗方」。驗方與普通藥方之間，其實沒有什麼分別，最重要的是若該條藥方曾經使用而有其驗效，該條藥方便可稱之為「驗方」。其實，一條藥方在當時人眼中是否驗方，有時是無法確定的，不過唐代人特別將某些藥方標籤為「驗方」，並往往書寫來源，有出處或傳授者，以證古人或今人用過該藥方而有其效。

《隋書‧經籍志》所載醫方，從書名推知屬於驗方的，計有：姚大夫《集驗方》十二卷、《陶氏效驗方》六卷、徐太山《試驗方》二卷、徐氏《效驗方》三卷、《徐王八世家傳效驗方》、姚僧垣《集驗方》十卷、《集驗方》十二卷、陶氏《名醫集驗方》三卷。上述方書書名冠以集驗、效驗、試驗，表示記載藥方有驗。從姚僧垣撰《集驗方》，可略窺驗方書的特色。《周書‧姚僧垣傳》說姚僧垣為《集驗方》，「搜採奇異，參校徵效」，即是搜採珍貴奇異藥方，並加以參考研究，取其有效用。因此，醫家「搜採奇異」是蒐羅藥方的態度，搜集藥方完備後，本著「參校徵效」態度，證明藥方效用。姚僧垣子姚最，亦習醫術，「十許年中，略盡其妙。每有人造請，效驗甚多。」姚最得姚僧垣所傳，亦可能習《集驗方》而為人治病。

甄權《古今錄驗》，據《舊唐書・經籍志》有甄權《古今錄驗》五十卷，而《新唐書・甄立言傳》卻說甄立言撰《古今錄驗》。[14]從《古今錄驗》書名來看，甄權將古今驗方載錄。據高文鑄對《外臺祕要方》引《古今錄驗》考究所得，《古今錄驗》乃收集古今驗方而成，從佚文中引用漢魏至隋唐驗方極多，舉出名字達四十多人，都是魏晉南北朝留下名聲的醫家。由此可見，《古今錄驗》亦顯出博採古今的性格。

因此，醫家編撰驗方書，務求匯集古今奇方而成。薛景晦、陸贄撰成驗方書都稱冠以「古今」兩字，籠統而言，前代即古，當世即今。搜集前代驗方，最合理莫過於參考前代名醫著作、治病記錄。如果根據前節的討論，從《備急千金要方・序》到《外臺秘要方・序》的比較，魏晉南北朝以來醫家藥方，就算是「古」的範圍了，而「迄于聖唐」應該是「今」的範圍了。

更進一步觀察上述諸人的身分，陶弘景、姚僧垣、徐之才都是南北朝極有名的醫家，他們雖都入仕，卻以醫術馳名，而甄權、孫思邈情況亦相若。但及後劉禹錫、薛景晦、陸贄、楊炎等，全不是以醫術為業，只是在貶守外郡時，特別留心醫藥，而搜集及撰成這些驗方書。劉禹錫等人只是平時留心醫藥，卻不是以醫為業。

---

14 甄權、甄立言兩兄弟，事跡被後人混淆，並不出奇。據高文鑄考究《外臺祕要方》所引《古今錄驗》，得出結論是《古今錄驗》作者為甄權，其弟甄立言可能協助編寫或成書之後進行修訂補充。高文鑄，〈外臺祕要方叢考〉，頁 931–932。

　　《傳信方》對於收載藥方，每每說明出處及曾經試驗而得其效用，記載甚詳，例如〈治眼風淚癢或生翳或赤眦方〉便說：「前後試驗數十人皆應。」〈治痢〉：「後累試於虛冷者必效。」〈治嗽及上氣方〉：「多效，試之信然。」〈治蛇咬蠍螫方〉：「此極神驗，得力者數十人。」劉禹錫頗為強調驗效及經試用，而且某些藥方曾經不止在一人身上試驗過。這種對驗效的標榜，主要帶出多次及多人試驗過的訊息。[15]醫書載錄藥方，目的是為了救治病人，但病人在接收醫療訊息時，採用藥方與否有許多因素左右。醫書編撰者為了想書中藥方為人採用，或為時人所承受，就特別標榜藥方驗效，口說無憑，將治癒經驗一併載錄，令藥方顯得更加可信。

　　馮漢鏞、陶敏分別搜尋後世醫書中載錄《傳信方》，得五十多方，與劉禹錫謂《傳信方》載方之數相約。透過輯錄出來的資料，可見劉禹錫《傳信方》如何傳而有信。劉禹錫《傳信方》驗方來源大致有三：第一，從《備急千金要方》、《唐柳柳州纂救三死方》、《唐太宗實錄》[16]、蘇恭等引錄藥方，屬於唐代流傳藥方。

　　第二，個人經驗。劉禹錫自言有一定醫學知識，能自護家門。而習醫者記錄個人行醫經驗，也有傳來世之心態。〈盧會治濕癬方〉：「余少年曾患癬，初在頸項間，後延上左耳，該成濕瘡。……

---

15 又例如崔玄亮在《海上集驗方》治黃方記：「元亮用之及治人皆得力，極效。」

16 《傳信方‧治氣痢方》：「《唐太宗實錄》云：貞觀中，上以氣痢久未瘥，服名醫藥不應，因詔訪其方。有衛士進黃牛乳煎蓽方，御用有效。」

偶於楚州，賣藥人教用盧會一兩研末，炙甘草半兩末，相和令勻，先以溫漿水洗癬，乃用舊乾帛子拭乾，便以二味合和傅之，立乾便差，神效。」此方經劉禹錫親身經驗而證明其驗效。

　　《外臺祕要方・瘰病》〈疬瘰方五首〉引姚僧垣《集驗》，提及姚僧垣親自為燕國公治病的經驗。翻開《備急千金要方》，孫思邈自己親身經驗，證明藥方的功效，有關例子很多。在孫思邈《備急千金要方》中，亦可以見到同樣情形。例如孫思邈每每將行之有效的驗方記下，目的是以傳後世。《備急千金要方・丁腫癰疽》說孫思邈有療腫方，「余以此藥塗之得愈。已後常作此藥以救人，無有不差者，故特論之以傳後嗣也。」同卷又記孫思邈在貞觀七年三月八日，飲酒後額左角腫痛，自處治諸丹神驗方，「經七日，余自處此方，其驗如神，故疏之以傳來世云耳。」由此可見，孫思邈對於親身行之有驗的藥方，巨細無遺清楚地記錄有驗的時間、地點，及相關事情。在《備急千金要方》類似的例子不少，孫思邈將個人處藥有效的經驗記錄下來，作為後世參考。這樣的記載反映了醫家對個人治病經驗的重視，目的也同樣只是增加藥方可信程度。

　　第三，吸收別人經驗。當知道了某藥方試用有效後，即加以載錄。不論個人抑或他人的經驗，為了使人相信藥方真的有效，在載錄方面，將使用藥方的時間、人物及出處列明，增加可信程度。《唐柳柳州纂救三死方・治乾霍亂鹽湯方》：「元和十一年十月，得乾霍亂，上不可吐，下不可利，出冷汗三大斗許，氣即絕。河南房偉傳此湯，入口即吐，絕氣復通。」〈訶梨勒治赤白下方〉：

「予曾苦赤白下，諸藥服遍，久不差，轉為白膿。令狐將軍傳此法……。」〈合香法〉：「此法出自劉兗奉禮也。」〈療瘻方〉：「得之邕州從事張岩。」以上四例，劉禹錫將驗方來自何人或流傳自何人列明，是載錄的一種方式，資料相對簡單一些。另一種方式，則極可能是劉禹錫耳目親聞，並將整個使用藥方故事，較為詳盡地記下來。〈療暴中風方〉：

> 此方得之岳鄂鄭中丞，鄭頃年至穎陽，因食一頓熱肉，便中暴風。外甥盧氏為穎陽尉，有此方，當時便服，得汗隨差，神效。

〈療心痛地黃冷淘方〉：

> 貞元十年，通事舍人崔抗女患心痛，垂氣絕。遂作地黃冷淘食之，便吐一物，可方一寸已來，如蝦蟆狀，無目足等，微似有口，蓋被此物所食，自此遂愈。

〈拔箭鏃方〉：

> 此方傳於夏侯鄆。鄆初為閬州錄事參軍，有人額上有箭痕，問之：「云隨馬侍中征田悅中射，馬侍中與此藥，立可拔鏃出，後以生肌膏藥傅之，遂無苦，因並方獲之。云：「諸瘡亦可療。」鄆得方，後，至洪州，逆旅主人妻患瘡，呻吟

方極，以此藥試之，立愈。

〈藍實治蟲豸傷咬方〉：

> 昔張薦員外在劍南為張延賞判官，忽被斑蜘蛛咬項上，一
> 宿，咬處有二道赤色，細如箸，繞項上，從胸前下至心。
> 經兩宿，頭面腫疼如數升碗大，肚漸腫，幾至不救。張相
> 素重薦，因出家資五百千，並薦家財又數百千，募能療者。
> 忽一人應召云：「可治。」

從以上例子，《傳信方》收載藥方記載曾經使用時間、人物，目的
是增強藥方可信性，表明是經試驗的，而非道聽塗說，人云亦云，
顯現出傳信意義。從這四個例子帶出一個現象，驗方來源者的身
分皆是入仕當官者。這個現象並不只在《傳信方》有明顯的展現，
在《外臺祕要方》也有同樣的現象。

　　王燾也是官員身分，搜集古今藥方，情況與陸贄等人很相似。
此外，《外臺祕要方》還引錄了一批時人藥方，這些藥方經時人試
驗後，輾轉流傳。《外臺祕要方‧鬼氣方》引〈崔氏〉說：「禮部
孫侍郎家中有此病，所在訪問，有人從梁漢來云，官人百姓服此
得效者十餘家，孫侍郎即令依方進服，七、八日即效，便以此法
傳授親知，得驗者非一。余時任度支郎中，欲廣其效，故錄之。」
《外臺祕要方‧卒中風方七首》引〈崔氏〉記說小續命湯：「余昔
任戶部員外，忽嬰風疹，便服此湯，三年之中，凡得四十六劑，

風疾迄今不發。余曾任殿中少監，以此狀說向名醫，咸云此方為諸湯之最要。」孫侍郎得一驗方，即廣為流傳；崔知悌遇到藥方有效，即欲記而廣之，並與其他名醫交流。崔知悌在高宗時官至戶部尚書，並撰有《產圖》、《崔氏纂要方》、《骨蒸病灸方》。《外臺祕要方‧乳石發動熱氣上衝諸形候解壓方》記應揚州得單蔥白湯，療乳石發，知樊尚書、蕭亮用之有驗，但對藥方有疑，於是找李虔祐、吳升尋求意見。劉禹錫另一好友崔玄亮，曾任湖州刺史，亦撰有《海上集驗方》，可見官員投入方書編撰，是很值得留意的風氣。《外臺祕要方》引錄驗方的情況，在《傳信方》中也有很接近的形式。例如〈煨蔥治打撲損方〉：

　　　　劉禹錫《傳信方》云：「得於崔給事。」

〈李亞治治一切嗽及上氣者方〉：

　　　　劉（禹錫）在淮南與李（亞）同幕府，李每與人藥而不出方，或譏其吝。李乃情話曰：「凡人患嗽，多進冷藥，若見此方，用藥熱燥，即不肯服，故但出藥。」多效，試之信然。

〈羊乳療蜘蛛咬遍身生絲方〉：

　　　　貞元十一年，余至奚吏部宅，坐客有刑部崔員外（從質），因話及此。崔云：「目擊有人被蜘蛛咬，腹大如有妊，遍身

生絲，其家棄之，乞食於道。有僧教吃羊乳，未幾而疾
平。」

綜合《傳信方》與《外臺祕要方》，書中記載的藥方來自官員之間
的傳遞，這種現象應當如何理解？

　　在複雜社會中，人生病後求醫過程中，存在著許多尋求諮詢
的可能性，而個人社會網絡擔當了重要的角色。人在患病時，透
過與別人接觸而獲得醫療諮詢及幫助，是很常見的。至於治療的
方式，病者可自我治療，或求助身邊的人，諸如親戚、朋友、鄰
居。[17]學醫者當然不一定以醫為業，如劉禹錫般，以醫術護祐家
門為目的，都應是常見的。時人在入仕後，展開個人在官宦場中
的社會網絡。唐代官以京城為家[18]，在官員間形成的社會網絡中，
醫藥方面的信息交流，很可能已形成一種風氣，例如段成式《酉
陽雜俎‧續集》記說一次討論藥方的聚會：「一日江楓亭會，眾說

---

17 Arthur Kleinman 認為在一個複雜社會中，可以分成三個既重疊，又內在
　連繫的醫療部分：popular sector、folk sector、professional sector。在
　popular sector 裡面，病者是自我治療，並以家庭為活動場所，求助對象
　往往是身邊的人，諸如親戚、朋友、鄰居。參 Arthur Kleinman, *Patients
　and Healers in the Context of Culture: An Exploration of the Borderland
　between Anthropology, Medicine, and Psychiatry*, （Berkeley: University of
　California Press, 1980）.

18 甘懷真，〈唐代官人的宦遊生活：以經濟生活為中心〉，收入《第二屆唐
　代文化研討會論文集》（臺中：中國唐代學會，1994），頁 39–60。

單方，成式記治壁鏡用白礬。」大家在聚會中獻出有用的單方，彼此交換，或許是一種時代風氣。

前文已論，官員間流行服餌，有關節度、方法、材料亦具載於方書、本草之中，而服餌後出現身體毛病而須要治療的情況，很自然涉及到方書。唐德宗編有《貞元集要廣利方》，之所以興起編纂方書的念頭，是因「每因服餌，尤感予衷，遂閱方書，求其簡要」。德宗自言因服餌後常感不適，而翻檢方書，並擇其可用，遂成《廣利方》。由此可見，官員流行服餌，連帶留心醫學，不足為奇。

藥方在官員之間流傳中，形成的不是祕而不傳的風氣。上引劉禹錫說李亞不肯說出藥方，時人評為吝惜，而時人在聚會中都說出曾經所用藥方，正因為官員不是醫者，也不是以醫為業，可能沒有祕而不傳的必要。

唐代人對驗方相信的心態，不僅是構成《傳信方》的核心內容，在《外臺祕要方》中也是一個組成的部分。《舊唐書・李勣傳》記李勣「時遇暴疾，驗方云鬚灰可以療之，太宗乃自翦鬚，為其和藥。」唐太宗從驗方中知道，鬚灰可以療疾，因而為李勣剪下鬚子。又元積〈送崔侍御之嶺南二十韻〉也說：

> 古朋友別皆贈以言。況南方物候飲食與北土異。其甚者，
> 夷民喜聚蠱，私方云：以含銀變黑為驗，攻之重雄黃。海
> 物多肥腥，啖之好嘔泄，驗方云：備之在鹹食。

〈巴蛇〉：

　　驗方云：「攻巨蟒用雄黃烟，被其腦則裂。」

文中所謂「驗方」，雖然不知道是什麼藥方，不過卻反映了唐人相信驗方的心態，而方書更是在日常生活中翻檢。《新唐書・藝文》載錄稱為驗方的醫籍，除了薛景晦《古今集驗方》之外，計有《名醫集驗方》、陸贄《陸氏集驗方》、崔玄亮《海上集驗方》、《楊氏產乳集驗方》、《韋氏集驗獨行方》、白仁敘《唐興集驗方》、《包會應驗方》。《外臺祕要方》引有《元侍郎希聲集驗》[19]；又前文提及，玄宗、德宗分別頒下《百一集驗方》、《廣濟方》、《廣利方》，目的都是「求其簡要」、「曾經試用，累驗其功」、「及取單方，務於速效」、「藥必易求」、「刪彼繁蕪，摭其簡驗」，對於僻遠州縣，醫療資源不足，這類簡單有驗的藥方，似乎可以有用武之地。《廣利方》編撰目的在於百姓緩急有所用，所收藥方均要簡要和有驗的單方。從《傳信方》來看，驗方在撰寫方面也能顯現出本身特色。前文已述，劉禹錫和陸贄撰寫驗方書的目的就是為了「塞長者之問」及「示鄉人」，在此前提下，驗方書必然寫得簡單明確，

---

19 據高文鑄所考，崔涅撰有《故吏部侍郎元公碑》記元希聲河南洛陽人，拜吏部侍郎。兩《唐書》著錄有《元希聲集》是否即此書，仍未可肯定。《外臺祕要方》引有《元侍郎希聲集》及《元侍郎希聲集驗》，共十二條。〈外臺祕要方叢考〉，頁 946-947。由《外臺祕要方》引文所見，《元侍郎希聲集》引有張文仲醫方，此亦可證明官員之間醫學知識方面的交流。

隨時檢查時可用，正如李商隱在〈代安平公遺表〉所敘述情況，突然染了霍亂，於是「檢驗方書，煎和藥物」，可見方書要便於翻閱。歷來研究中國醫學史，論說中國醫學發展，大多從經典傳承、醫著及醫家入手。以《黃帝內經》、《難經》等經典為代表的醫學理論知識固然是中國醫學的基礎，但對於患者或一般人而言，這種醫學理論知識對患者解除疾病痛苦，既不急切，而患者也不一定具備足夠知識來理解。在有須要或危急時，能夠迅速地取有效用藥方，反而最為迫切的。這類所謂「傳而有信」的藥方，只是單行驗方，目的為患者開方治病，不是在傳授醫學知識，故不涉及深奧的醫學理論，才能方便地傳遞。當然，書中也不需抬出黃帝、岐伯的名字。

四、小　結

本來皇帝對大臣控制，不一定只是掌控生死，可以透過外貶將人臣身體禁錮在蠻荒異域，被視為容易生病而死亡的地方，只有在恩赦情況下才能回京。皇帝不是直接使用暴力將犯罪違規或觸犯皇帝的官員處死，輕率地將人臣下獄或處死，或會換來殘暴不仁之名。貶官是皇帝對大臣施加的一種懲罰，貶官者既然是走進南方，暑濕多毒、瘴氣之地，這些觀念的形成，與古代醫學疾病地理觀、南方想像有密切關係。被貶官員既非醫者，不是以醫

為業，為了保護性命，臨急有所用，在醫療方面自然需要有所準備，遂編纂方書。

　　在這樣的背景下，可以察看唐代醫療史的發展：第一，本文探討了一批官員在外貶情況下，編纂方書。唐代官員所編纂的方書，諸如劉禹錫《傳信方》、李絳《兵部手書》，在宋代這兩部書甚至是用來輯校《備急千金要方》的依據。[20]本書開首提出過一個問題：兩《唐書‧方伎傳》所載有醫者最晚也不過是武則天朝人。再翻閱《舊唐書‧經籍志》也可發現，武則天朝以後不是沒有醫者和醫著，只是他們的身分同時是通醫的官員，例如賈躭《備急單方》一卷、薛弘慶《兵部手集方》三卷、崔玄亮《海上集驗方》十卷、《楊氏產乳集驗方》三卷、《韋氏集驗獨行方》十二卷、陳元《北京要術》、司空輿《發焰錄》一卷。這樣的話，或者可以解釋為什麼兩《唐書‧方伎傳》沒有列出他們，因為是通醫的官員，如能入傳，也大概不會入〈方伎傳〉，例如崔玄亮、李絳在《舊唐書》有傳，卻不入〈方伎傳〉。[21]

20　高保衡等，〈新校備急千金要方序〉，見《備急千金要方校釋》，頁 16。

21　賈躭應該就是賈耽，在《舊唐書》有傳，德宗、順宗兩朝位至宰相。《兵部手集》是由兵部尚書李絳所傳，而編著者薛弘慶在大和年間任河中少尹。李絳則是在憲宗元和十一年任兵部尚書。崔玄亮，歷仕德宗、憲宗朝，史稱「好道術」。楊歸厚，元和中，自左拾遺貶鳳州司馬，虢州刺史。韋宙，宣宗時嶺南東道節度使。陳元為太原少尹。司空輿，大中時商州刺史。在《舊唐書‧崔玄亮傳》只記載文宗時宋申錫被鄭注所構，崔玄亮率諫官進諫一事。白居易〈唐故虢州刺史贈禮部尚書崔公墓誌銘〉

第二，藥方在官員之間的流通，這類藥方不是祕而不傳的，也無所謂師承。此與唐代醫學經典傳授情況有所不同，例如王勃從曹夫子處傳《難經》、王冰自言從郭子齋受先師張公祕本《黃帝內經》，王冰《素問六氣元珠密語》傳授，皆祕密傳授，師弟相承。由此來看，在同一時代，不同類型的醫學知識，可能會有不同的流傳方式。

第三，官員編纂、搜集的藥方，涉及三個觀念：簡要、有驗、備急。這類藥方以救急治療為主，不在於醫學理論的詮釋，從魏晉南北朝隋唐的方書，多少體現了這三個觀念。[22]

南北朝隋唐初編撰驗方的，都是當時有名的醫者，但是唐初以還，介入編纂方書的不少是官員，而他們所編纂的方書，至宋代猶存，以應用為主。當然，不能忽略資料本身所帶來的限制，既然官員是為社會上較重要人物，也具備學識與能力，有關他們的資料，能夠傳世的機會自是較多、較易。其中，以官員身分而

只說崔玄亮「凤慕黃、老，齋心受籙，伏氣鍊形。」亦無一語涉及撰寫《海上集驗方》事。值得留意的是，《舊唐書‧劉禹錫傳》同樣沒有提及劉禹錫撰《傳信方》。當中情況及反映心態，有待進一步研究。

[22] 《隋書‧經籍志三》載有《治卒病方》一卷、《遠東備急方》三卷、《舊唐書‧經籍下》：許澄《備急單要方》三卷、葛洪《肘後救卒方》四卷、《新唐書‧藝文三》：陶弘景《補肘後救卒備急方》六卷、《袖中備急要方》三卷、《嶺南急要方》二卷、賈耽《備急單方》一卷、張文仲《隨身備急方》三卷、王方慶《隨身左右百發百中備急方》十卷、《宋史‧藝文六》載有元希聲《行要備急方》二卷。

編纂醫書者，王燾《外臺祕要方》也應注意，王燾為何能編纂一
部如此浩大的醫書？書中為何引錄了這麼多方書？或許可以放在
本文所說的背景去理解。王燾在《外臺祕要方‧序》自言：「以婚
姻之故，貶守房陵，量移大寧郡，提攜江上，冒犯蒸暑，自南徂
北，既僻且陋，染瘴嬰痾，大有六七，死生契闊，不可問天，賴
有經方僅得存者，神效妙用，固難稱述。遂發憤刊削，庶幾一
隅。」王燾貶官到房陵，後量移至大寧郡，同行者大多染病，因
有方書可用，才得幸免，遂發憤撰成《外臺祕要方》。此與本文所
述說的背景，正相配合。[23]

---

23 房陵屬山南東道，武則天曾將唐中宗外放房陵，從地理位置來看，尚未
　　過長江。大寧郡屬河東道。因此王燾說「自南徂北」，指的正是從房陵量
　　移至大寧郡。

第七章　禁咒法

——從宗教化到儒家化

　　禁咒療法在中國醫學史上，經歷了兩次轉變。[1] 六朝隋唐禁咒法經歷了宗教化的過程，可說是第一次轉變。大體而言，禁咒療法的施用者，在魏晉以前主要是巫祝，六朝隋唐時期隨著佛、道兩教成為社會的主流信仰，並且在醫療市場上佔據一定位置，僧道皆以禁咒為人治病，因而禁咒的內容力圖擺脫巫覡色彩，增加更多宗教元素。唐代官方醫療機構，亦將禁咒列為學習的科目，成為醫者可用的治療方法，採用佛、道兩教禁咒，嘗試把巫覡的禁咒傳統排除在外。禁咒自此成為配合佛、道兩教科儀，及具宗教色彩的治療方法。六朝隋唐以後，在中國醫學中，既有佛、道教禁咒傳統，也有巫覡使用禁咒的傳統。這次轉變除了將禁咒的內容宗教化之外，對禁咒功效方面的解釋，也是從宗教角度來加

1　范家偉，《六朝隋唐醫學傳承與整合》，頁 59–88。佛道兩教禁咒研究，則可分別參蓋建民，《道教醫學》（北京：宗教文化出版社，2001），頁 283–309。陳明，〈沙門黃散：唐代佛教醫事與社會生活〉，頁 252–295。

以發揮。道教著重世間有一套鬼神秩序，禁咒以召喚天上神祇，對付鬼物、精怪、動物；佛教著重以消滅業力及因果報應來解釋禁咒作用。

　　宋代是中國學術鼎盛的時代，隨著皇帝對醫學重視，醫學也有長足發展。宋代醫學發展令學者注目的是儒醫出現，由於儒家思想的影響和科舉造成大批落第者，儒者習醫蔚然成風，是很突出的現象，也是近人研究的焦點所在。[2] 儒者習醫，不僅提升醫者地位，儒家思想也滲透到醫學思想層面。這種滲透不只是「不為良相，便為良醫」、「仁者愛人」作為推動儒者習醫之類說話，還涉及醫學思想、觀念、用語等等方面。[3] 宋代儒者習醫成為風尚，因而禁咒療法也經歷了另一次洗禮。這次轉變是將原本宗教化的禁咒，從儒家角度重新加以解釋，活現了儒醫成為醫壇主流力量後所帶來的轉變。

　　本章的目的主要從《千金翼方》和《聖濟總錄》兩書所載符咒為線索，了解《聖濟總錄·符禁門》收載禁咒的來源及運用原

2　Robert Hymes, "Not Quite Gentlemen?—Doctor in Sung and Yuen," *Chinese Science*, Issue 8, 1987, pp. 11–85. 馬伯英，《中國醫學文化史》，頁494–496。陳元朋，《兩宋的尚醫士人與儒醫——兼論其在金元的流變》。上述學者對「儒醫」及宋代儒者習醫現象有深入探索。

3　林殷，《儒家文化與中醫學》（福州：福建科學技術出版社，1993）。徐明儀，《理性與岐黃》（北京：中國社會科學出版社，1997）。孟慶雲，〈宋明理學對中醫學理論的影響〉，《中華醫史雜誌》，32卷3期，2002，頁131–134。

理的解釋，探索宋代儒家思想盛行，如何具體地影響禁咒療法的解釋。

一、禁咒獨立成科與宗教化

　　《千金翼方》是孫思邈為了補《備急千金要方》而撰的，孫思邈是唐代大醫，在醫學史上有崇高地位。在《千金翼方》卷二十九、三十，分別是〈禁經〉上下，如何看待兩篇〈禁經〉，近人每以除魅心態，批評禁咒法是中醫的糟粕。如果將〈禁經〉放回在魏晉隋唐醫學史發展脈絡來看，禁咒是一種十分重要的治療手段，既可獨立使用，還與其他療法配合。孫思邈撰寫〈禁經〉上下，與隋唐太醫署把禁咒科列入教學科目之內，表示禁咒被視為與針灸、藥物具有同等地位的治療方法。

　　前文已述，根據《唐六典》、兩《唐書》記載，在太醫署、尚藥局編制之中，都設有咒禁師。太醫署又有咒禁博士，博士之下又有助教，協助博士教學。咒禁博士條記載：「隋太醫有咒禁博士一人，皇朝因之，又置咒禁師、咒禁工以佐之，教咒禁生也。」除了鍼博士之外，其他都是在隋代已經設置了。在今天而言，可能是較難理解的現象，在隋代竟然先設咒禁博士，而無鍼博士。禁咒在唐代成為一門獨立的科系。

　　醫生、鍼生在博士指導下習醫，依據政府定下的課程學習，

內容以經典為核心。在《唐六典・太醫署》記載咒禁之法，相對其他分科較為簡略，甚至連教授內容都沒有列舉，這可能與禁咒傳授具神祕性有關係。文中只說明了三點：第一，咒禁科的設置及結構；第二，咒禁法使用在於「被除邪魅之為厲者」；第三，咒禁之法分佛教和道教，並有五法配合使咒禁發揮奇效，施咒禁亦有一定科儀。

　　禁咒能夠成為太醫署一個分科，就要禁咒能被醫家認同為治療方法，這反映了禁咒觀念的變動。《千金翼方・禁經上》指出湯藥、針灸、禁咒、符印、導引五者「皆救急之術也」，五者都具有同樣治療疾病的效能。《千金翼方・針灸上》也說治療方法有針刺、灸方、藥餌、禁咒。湯藥與針灸在中國醫學治療方法上的重要性，固不待言，有所謂「湯藥攻其內，針灸攻其外」，但某些疾病卻非藥石所能除。從孫思邈這兩段來看，禁咒作為治療方法，與湯藥、針灸等具同等地位。在孫思邈《千金翼方》留下了〈禁經〉上下二十二篇，為唐代禁咒法提供了重要的資料。雖然在〈禁經〉中禁咒很多時候是獨立使用，但在《備急千金要方》中見到的現象是禁咒除了單獨使用之外，往往與其他治療手段合用，而禁咒形式亦多樣化。

　　《唐六典》謂咒禁出自釋道，而不及巫覡，當中正透露出重要的訊息，禁咒脫離巫覡色彩，走向宗教化。儘管禁咒無論在病因解釋上、施行方式上、原理上，都承繼了巫覡傳統，卻為佛、道兩教所吸收，而呈現不同的面貌。在魏晉南北朝，巫覡會遭到士大夫階層的抨擊，但僧侶、道士卻為士大夫所接受，兩者地位

有天壤之別。[4] 更進一步來說，佛、道兩教的禁咒，無疑將禁咒更規範化、制度化，形成一套體系。《千金翼方‧禁經》兩卷記載的禁咒，與前代禁咒不盡相同之處，在於已形成一整套儀式，並配合道教獨有科儀、祕技施用。因此，咒禁科成立，不是將巫覡納入官職的結果，正好相反是將巫覡部分排除於醫學之外。[5]

〈持禁齋戒法第一〉引《神仙經》說有五戒、十善、八忌、四歸。〈禁經〉的篇章結構以〈持禁齋戒法〉、〈受禁法〉、〈雜受禁法〉、〈禁法大例〉、〈掌訣法〉為次序，講授施行禁法的各種儀式與方法，包括受符禁日子、時間、掌訣、禹步、誦禁文法、受禁文禁忌等等，是施行禁咒必備的儀式。

在〈禁經〉中引用《神仙經》、《仙經》，以及「天師日」，顯示所受道教的影響。以禁瘧咒為例，由於瘧病是由鬼而來，尤其瘧鬼，對付的方法也往往針對此種思想。[6] 孫思邈在《千金翼方‧

---

4 林富士認為道教徒極力將道教與巫覡區分的趨向。Lin, Fu-Shih, *Chinese Shamans and Shamanism in the Chiang-nan area during the Six Dynasties Period (3rd–6th century A.D.)*, chapter 6 "The Shaman's Competitors and Antagonists," Ph. D. Dissertation, Princeton: Princeton University, 1994, pp. 239–253. 又葛兆光指出道教徒批評巫覡邪道其實就是樹立自身的正道，參氏著《七世紀前中國的知識、思想與信仰世界》（上海：復旦大學出版社，1998），頁 474–476。

5 朱瑛石認為唐代禁咒科的設立是吸納巫覡入內。見氏著，〈咒禁博士源流考〉，《唐研究》，第 5 卷，1999，頁 147–160。

6 詳參范家偉，〈漢唐間道教與瘧鬼說〉，載《華林》，第 2 卷，2002，頁 283–304。

瘧瘉》記有十二種瘧鬼，都是枉死冤鬼（獄死鬼、鞭死鬼、墮木死鬼、燒死鬼、餓死鬼、溺死鬼、自刺死鬼、奴婢死鬼、自絞死鬼、盜死鬼、寡婦死鬼、斬死鬼），瘧病在不同時辰是由不同瘧鬼所為。陸修靜《太上洞玄靈寶素靈真符》卷下〈治瘧疾〉同樣載了不同時段發作的瘧病，是由不同的鬼主宰。在文中陸修靜謂符「主治十二時瘧鬼，書佩之立愈。」《太上洞玄靈寶素靈真符》與《千金翼方》所載基本上是很接近的。陸修靜在改革道教確立了道教治病方法，而這種方法的具體作法則在《太上洞玄靈寶素靈真符》內。道教治瘧符咒同樣被醫家所吸收。《千金翼方・禁經上》與《太上洞玄靈寶素靈真符》所載的「禁瘧病咒」，都是一樣的。因此，孫思邈所收載治瘧符咒，與道教有很深的關係。

　　施行禁咒的成敗，依賴施咒者個人行為端確與否。〈持禁齋戒法第一〉引《神仙經》說：「凡欲學禁，先持知五戒、十善、八忌、四歸。皆能修治此者，萬神扶助，禁法乃行。」五戒是指不殺、不盜、不淫、不妄語、不飲酒嫉妒。十善是指一濟扶苦難、二行道見死人及鳥獸死者皆埋之、三敬重鬼、四不行殺害，起慈憫心、五不憐富憎貧、六心行平等、七不重貴輕賤、八不食酒肉五辛、九不淫聲色、十調和心性，不乍嗔乍喜。八忌是指一忌見死尸、二忌見斬血、三忌見產乳、四忌見六畜產、五忌見喪孝哭泣、六忌抱小兒、七忌共女人同床、八忌與雜人論法。四歸是指一不得著穢污不淨潔衣服，即神通不行、二不得惡口咒詛罵詈、三不得共人語，詐道稱聖、四不得飲酒食肉，殺害無道。又說：「有犯此滿三事，則禁道不行。能不犯者，其禁大驗。」「正月一

日，三月三日，五月五日，七月七日，九月九日，三年之中三遍於此月日受之，並一心持齋戒，不犯則行禁，其驗如神。」禁咒效驗在於有否犯上述之事三次。換言之，個人品德、行為影響禁咒的效能。上述禁忌顯然是揉合道教特色及佛教戒律。[7]

孫思邈在〈禁經下〉最後說到：「禁經上下兩卷二十二篇，其間辭語鄙野，蓋出俗傳，思邈切於救人，實錄其文，不加刪潤，今具有云，庶成一家之書。」孫思邈對於這批禁咒資料，沒有進行整理，只照抄錄其文，將分散的禁咒輯錄成一家之書，並謂「辭語鄙野」，出自「俗傳」，所謂「俗傳」指的可能就是醫典之外傳承。孫思邈雖然沒有否定禁咒的功效，對於禁咒能夠治病，近於神祕，而文辭亦「不可推而曉也」。

孫思邈自言撰寫〈禁經〉原因說：「余早慕方技，長崇醫道，偶逢一法，豈吝千金，遂使名方異術，莫能隱秘。且此書也，人間皆有，而其文零疊，不成卷軸，縱令有者，不過三章兩章，既不專精，探其至賾，終為難備。斯之一法，體是神秘，詳其辭采，不近人情，故不可推而曉也。但按法施行，功效出於意表，不有所緝，將恐零落。」禁咒之法，在唐代「人間皆有」，是流行的治

---

7 五戒屬佛教禁戒律，唐・道宣在《四分律刪繁補闕行事鈔・四藥受淨篇》說「不應食肉」的原因，其中第七項是「令咒術不成就故」。至於其他禁忌，道教在煉丹、作法、傳授的時候，禁忌特多。又如《抱朴子內篇・金丹篇》說合丹時：「勿近穢污，及與俗人往來；又不令不信道者知之，謗毀神藥，藥不成矣。」「今之醫家，每合好藥好膏，皆不欲令雞犬小兒婦人見之。若被諸物犯之，用便無驗。」

療方法，但禁咒之文卻重複散落，而禁咒使用亦近於神祕，按法施行，功效往往出人意表。因此將其收集，歸成一篇而成〈禁經〉上下。干祖望則認為孫思邈撰寫〈禁經〉從數十部隋唐及其以前的道教文獻中擷取、篩揀、精選、整理而成。[8]

　　由此而論，禁咒經歷宗教化過程後，特別顯現道教特色。孫思邈似乎沒有著力尋求佛教禁咒，甚至不予載錄。孫思邈在〈受禁法〉載錄七星受咒法後，說：「一云：七佛咒法下又有一觀自在咒法，今並不取。」孫思邈對佛教禁咒的態度，固然肯定其效用，一般人不了解梵文，就很難施用，因而不取。[9]干祖望認為孫思邈雖流露佛教影響痕跡，但關係不深。[10]在魏晉南北朝隋唐之世，佛教治病利用咒術是常見的，例如《大藏經》就有《能淨一切眼疾病陀羅經》、《佛說咒目經》、《佛說療痔病經》、《佛說咒齒經》、《佛說咒時氣病經》、《佛說咒小兒經》。佛教咒禁最大特色在於咒文譯自梵文，如《千金翼方‧辟穀》載〈卻鬼咒法〉和〈禁經〉所載〈禁令家和法〉，都是梵文咒，其義須通梵語才能知曉。《法苑珠林‧咒術篇》說：「夫咒是三世諸佛所說」，佛教的咒是佛的

8　干祖望，《孫思邈評傳》，頁 151。

9　透過劉淑芬對《佛頂尊勝陀羅尼經》的研究啟示，在唐代學習梵音確實不易，禁咒使用音譯，相信亦遇到同樣的問題，因而阻礙學習及傳授，此或為孫思邈不取的原因。見氏著〈「佛頂尊勝陀羅尼經」與唐代尊勝經幢的建立〉，載《中央研究院歷史語言研究所集刊》，第 67 本第 1 分，1996，頁 157–159。

10　參干祖望，《孫思邈評傳》，頁 77–117。

語言，具有神效。《法苑珠林・咒術篇》所載咒語皆是梵文音譯，
例如「觀世音菩薩說除種種癩病乃至傷破羅尼咒」是專門治療癩
病的一種咒術，具備了觀世音菩薩的法力，只要患癩者誠心唸誦
及懺悔改過，即可痊癒。[11]上文提及孫思邈謂有「觀自在咒」，觀
自在即觀世音菩薩；唐代高僧翻譯佛經中，如義淨譯《佛說觀自
在菩薩如意心陀羅尼咒經》、實叉難陀譯《觀世音菩薩秘密藏如意
輪陀羅尼神咒經》、釋智通譯《觀自在菩薩隨心咒經》、《千眼千臂
觀世音菩薩恚羅尼神咒經》。又魏晉至唐有十一面觀音像，唐時有
釋清虛懂「十一面觀音咒」。這些可能都與「觀自在咒」相關
的。[12]《佛說觀自在菩薩如意心陀羅尼咒經》內文說到咒語能夠
治癒的疾病，包括：熱病、瘧、風黃痰病、厭魅蠱毒、癭瘻惡瘡、
疥癩疽癬、眼耳鼻舌脣口牙齒咽喉頂腦胸脅心腹腰背腳手頭面等
痛、支節煩疼、半身不遂、腹脹塊滿、飲食不銷、從頭至足但是
病苦。佛教利用符咒來治病，情況可見一斑。

　　佛教咒術，同樣不限於治病、劾召鬼神，《千金翼方・退居》
載有「緊沙迦羅」，在新居建成入住時唸誦的，孫思邈說此咒「是
釋門深秘，可以救護眾生大慈悲。」而且入山野、對付盜賊（例
如佛經有《佛說辟除賊害咒經》專門用來咒除賊害），皆可施用，

---

11 據唐・伽梵達摩譯《千手千眼觀世音菩薩治病合藥經》所記，誦念觀世
　　音咒，觀世音菩薩即會到來打救，而所治疾病範圍甚廣，例如橫鬼所著、
　　蠱毒所害、惡毒蛇蠍所螫者、傳屍鬼氣伏連病者等等。
12 敦煌發現有觀世音符咒，見高國藩，《敦煌符咒風俗》（香港：東亞文化
　　出版社，2005），頁 142–147。

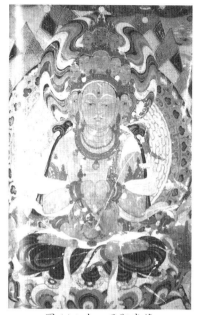

圖 14：十一面觀音像

此與《千金翼方‧禁經》所載其他禁咒的用途相同。[13]孫思邈在兩《千金方》中顯現出受佛道兩教影響[14]，禁咒也不例外。禁咒來源自佛、道兩教，在兩教道士、高僧使用的治療方法上，佔有極重要的位置，因而同時提升了禁咒在醫療上的地位。當佛教在中國傳播之初，使用神通法術之事例甚多，慧皎《高僧傳》也立有〈神異篇〉，專門記述佛教徒神異行徑。

　　在兩《高僧傳》中，僧人曾利用禁咒，或治療，或顯神通，大不乏人，如鳩摩羅什、求那跋陀羅、釋寶意、耆域、杯度、釋普明、釋慧芬等等，例子很多。其中釋全清的例子，值得討論。《宋高僧傳‧釋全清》記：「於密藏禁咒法，也能劾鬼神。時有市儈王家之婦，患邪氣，言語狂倒，或啼或笑。如是數歲。召清治之。乃縛草人長尺餘，衣以五綵置

13　例如《佛說觀自在菩薩如意心陀羅尼咒經》說誦此咒：「亦無刀杖兵箭，水火惡毒風雨雹，怨賊劫盜能名其身，亦無王賊無有橫死來相侵害。」

14　孫思邈與佛道兩教關係，可參坂出祥伸，〈孫思邈と佛教〉、〈孫思邈における醫療と道教〉，均收入氏著《中國思想研究——醫藥養生‧科學思想篇》（大阪：關西大學出版社，1999），頁 268–282。

之於壇，咒禁之良久。」釋全清善於密藏禁咒，有効鬼神的能力，並為婦人治療邪氣病，此邪氣病與《千金翼方・禁經下》所說禁邪病頗為接近。不僅如此，釋全清更設壇縛草人而施咒。又有釋法朗，「朗能持秘咒理病多瘳」，高宗時更為城陽公主以咒術治病。由此可知，佛教使用咒術治療疾病，是漢唐間常用的方式。

　　佛教僧侶除了懂得中國傳統醫療方法之外，亦重視禁咒法。由此而論，佛道兩教教徒將禁咒治療法，與其他療法都等同，佔有同樣重要的地位。所以，歷來被視為巫者使用的禁咒，落入佛、道兩教手中，配合各種宗教理論、道理，搖身一變成為不可或缺的治療方法。禁咒療法的地位亦隨之而提升，不再停留於巫者控制中，而是由一批擁有一定社會地位的宗教人士所持有。儘管禁咒思維法則，以至若干方法，仍然承襲自漢代及以前巫術咒法。所以，唐代禁咒的基礎觀念和解釋體系，是來自佛、道兩教，擊退侵犯的鬼物。

　　自隋唐以來立咒禁科，成為官方醫療機構傳授的項目，至宋代仍不改。北宋徽宗趙佶在政和年間下令編修《聖濟總錄》，是宋代的官方醫書，《聖濟總錄》列有〈符禁門〉，〈符禁門〉首載孫思邈《千金翼方・禁經》，並收載宋朝流行的符禁，書中以符禁方法源自上古移精變氣祝由之法，及解釋符禁方法能夠治病的因由，將符禁視為治療疾病重要之法；而《太醫局諸科程文格》一書所列宋代醫科考試題目，也考核對禁咒功效的看法。

二、《聖濟總錄·符禁門》收載禁咒的來源

　　宋徽宗政和年間，下令編纂了《聖濟總錄》，收載藥方接近二萬，是一部規模宏大的醫學典籍。可惜此書因金人南侵，而未及頒行，就被金人所佔，刊於金國。雖然如此，此書確實是宋代官方編纂的醫籍，反映了北宋一代醫學發展的情況。

　　《聖濟總錄》在卷一百九十五是〈符禁門〉，專門收載符咒。從今人角度，符咒治病乃迷信方法，是不文明和不科學的，對醫學發展只是阻礙。大陸重新整理標點出版的《聖濟總錄》將整個〈符禁門〉刪去，完全就是這種心態的反映，就像甄志亞在《中國醫學史》說：「該書（《聖濟總錄》）也雜有宿命論、符禁等糟粕，現今出版排印本時已予刪節。」[15] 這種心態無疑以後人觀念出發，判斷古人科學、文明與否，並將不科學、不文明的東西摒諸於門外，並大加撻伐，為古人除魅。姑不論符禁在醫療上是否有其作用，抱持著這種心態則無法看到符禁在古代為什麼會被視為合理存在，以及曾經所起作用。其實，古人將前人舊有觀念、東西或加以刪除，或重新解釋，或視為不合理，這個過程本身就值得研究，可以突顯時代轉遷留下的軌跡。

---

15 甄志亞，《中國醫學史》（臺北：知音出版社，1994），頁 226。

〈符禁門〉收載的符禁，主要來源有三：一是唐代孫思邈《千金翼方》；二是太宗朝賈黃中編纂的《神醫普救方》；三是宮中祕書省所用《靈寶方》。其他醫書例如《諸病源候論》、《外臺祕要方》都有引錄，不過所佔篇幅不多。

孫思邈是唐代大醫，所著《備急千金要方》及《千金翼方》成為中國醫學史上的巨著，而兩《千金方》傳至宋代，已經成為習醫必讀的經典。《宋史‧選舉三》說神宗時置提舉判局官及教授一人，教授學生，授予內容有分大經和小經，《素問》、《難經》、《脈經》為大經，《巢氏病源》、《龍樹論》、《千金翼方》為小經。正由於《千金翼方》是習醫的重要典籍，在仁宗朝高保衡、林億等人重新編校了《千金翼方》，刊行於世。陳振孫《直齋書錄解題》說在仁宗朝校定醫書，令下子監板行，其中也包括《千金翼方》在內，「悉從摹印，天下皆知學古方書」。由此足以反映《千金翼方》在宋朝醫壇的地位。

《聖濟總錄‧符禁門》另引錄了《普救方》。《神醫著救方》共千卷，太宗太平興國六年（981年）下令賈黃中負責編修，至雍熙三年（986年）修成，原書已佚。從《聖濟總錄‧符禁門》所列內容來看，此書部分內容亦來源自《千金翼方》，在「千金翼持禁齋戒法」、「千金翼禁法大例」、「千金翼掌訣法」記說「神醫普救方同」，表明在《神醫普救方》所列禁咒亦有來自《千金翼方》。當然，《神醫普救方》亦應新增了禁咒內容，例如「普救方解穢符十一道」、「普救方書符總法」、「普救方手訣法」。由於從《千金翼方》到《普救方》已歷兩百多年，《普救方》的禁咒是北

宋時所增抑或賈黃中抄錄前人書籍，已無法追蹤。北宋初，依唐朝建制，仍設醫針博士、助教、按摩、咒禁博士，賈黃中在《神醫普救方》中收錄禁咒，似乎頗順理成章。

最後，引錄比較多的是《靈寶方》，從名字來看，「靈寶」是道教教派，應屬道教禁咒。〈符禁門〉載有「《靈寶方》治百病諸符」、「《靈寶方》禁心痛四符，隨藥燒服」等符，在「殺鬼邪符咒」列了九道符，並指出「以上九符係祕書省《靈寶方》」，即是說《靈寶方》是出自祕書省。宋代祕書省的職能是「監掌古今經籍圖書」，換言之，《聖濟總錄》所載《靈寶方》是來源自官方所藏典籍。《宋史‧藝文六》醫書類載有羅普宣《靈寶方》一百卷，兩者極可能有關連。宋徽宗沉溺於道教，是有名崇信道教的君主，《聖濟總錄》有〈神仙服餌〉三卷，是道教追慕長生的技藝。《四庫全書總目提要》說《聖濟總錄》：「原本之末，有〈神仙服餌〉三卷，或言烹砂煉石，或言嚼柏咀松，或言吐納清和，或言斬除三尸。蓋是時道教方興，故有是妄語。」四庫館臣以宋代道教興盛，解釋追慕長生的服餌法收入書中的原因。此處或許透露了一個訊息，四庫館臣卻沒有將禁咒載入書中也歸因道教興盛，原因何在？

禁咒又稱祝由、符咒[16]，在宋代被歸入書禁門。王安石變法，設太學三舍法，醫學則設「三科通十三事」，在瘍科中必修書禁。元豐改制後，重整醫科，將金鏃兼書禁列為一科。崇寧時制，醫

---

16 《聖濟總錄‧序》提及「祝由符禁」，兩者連用。

學考試共考十三科，書禁亦在其內。又吉元昭治發現在〈清明上河圖〉，圖中央的屋牆上掛有「祝由科」的招牌。[17]〈清明上河圖〉是反映了北宋汴京市民日常生活情況，從「祝由科」招牌來看，在宋代甚至有專門以禁咒為人治病的醫者及醫坊。

《千金翼方》是第一部全面地收載禁咒的醫書，書中有咒而無符。《聖濟總錄‧符禁門》以《千金翼方‧禁經》為最重要的根據，並參《神醫普救方》、《靈寶方》補入符文，使得符咒並書，聲畫俱備，可說大大地補充了《千金翼方‧禁經》內容。南宋嘉定五年所編的《太醫局諸科程文格》，在開首〈太醫局諸科程文格原牒〉便說明該書編撰的目的是給參與考試者作參考之用，每科皆列三場，選取過去合格程文中的優異作品，作為範式。在書中所選三場程文，皆是以《千金翼方》內容出題。[18]如果南宋醫學考試之制乃上承崇寧之制，則可見《千金翼方》在北宋時書禁科已佔有了重要的地位。陳振孫《直齋書錄解題》：「《千金翼方》三十卷，孫思邈撰。《備急千金要方》既成，恐其或遺也，又為此以翼之，亦自為序。其末兼及禁術，用之亦多驗。」陳振孫特別提及《千金翼方》中的咒術，對禁咒的評語是「用之亦多驗」，即肯

---

17 吉元昭治，楊宇譯，《道教與不老長壽醫學》（成都：成都出版社，1992），頁14。

18 《太醫局諸科程文格》從《千金翼方》所列問題，分別是「吾上知天文，下知地理，天地夫人，教吾禁名，能禁疫鬼。」「凡欲學禁，先知五戒、十善、八忌、四歸。」「六甲六丁，邪鬼自出，六丙六丁，邪鬼入冥。」「太白仙人禁腫一法。」

定其醫療上的作用。在編修《聖濟總錄》時，從《千金翼方》在宋代地位而言，以《千金翼方·禁經》內容為主，就顯得可以理解。雖然《聖濟總錄·符禁門》以《千金翼方·禁經》所載禁咒為根本，但兩者對禁咒效用的解釋卻有天壤之別。

　　《千金翼方·禁經》所載禁咒反映禁咒宗教化的歷程，特別顯現道教特色，將巫覡排斥於醫療體系之外。《聖濟總錄·符禁門》所收符咒，沒有顯現佛教的色彩，即以梵文音譯的咒語。自唐代以來，佛教徒亦以禁咒為人治病，而佛教禁咒特色是帶有梵文字句，或採「佛言」開首等等。在宋代以後，佛教禁咒仍然是被施用的。[19] 考其原因，應與宋徽宗崇信道教而貶抑佛教有關。有宋一代，君主多信奉道教，卻從未對佛教採取任何貶抑行動，直到宋徽宗寵信道士林素靈等，欲全面貶毀佛教。[20] 在這種氣氛下，醫官沒有將佛教禁咒體系納入《聖濟總錄》，是可以理解的。另一方面，既然宋徽宗崇信道教，符禁一類的治療方法，卻並不顯示以道教為主體的符咒，此正是儒醫作為當時主流的結果。宋徽宗雖崇信道教，但對於醫學教育及考試，則特重儒學素養，選取有儒學背景而通醫者，這點應該對《聖濟總錄》編修有一定影響。

　　不過，在《千金翼方》中，以道教體系為主，儒家思想沒有

---

19 宋·李璆、張致遠原輯，元·釋繼洪纂修的《嶺南衛生方》載有「例說解蠱毒神咒，出《大藏經》。凡在旅中飲食，先默念七遍，其毒不行。」

20 任繼愈主編，《中國道教史》（上海：上海人民出版社，1990），頁480。呂錫琛，《道家、方士與王朝政治》（長沙：湖南出版社，1991），頁262–282。

擔當任何角色。的確，儒家思想與禁咒之間，很難扯上關係，《論語》說：「子不語，怪力亂神。」禁咒對付的是鬼物、精怪的世界，儒家對鬼神之說，採取存而不論的態度，更遑論以禁咒對付它們。宋代士大夫、儒者可能基於不同理由而習醫，當儒者習醫後，面對的情況：一方面，孫思邈成為宋代習醫者尊崇的對象，例如許翰〈修職郎宋侯墓誌銘〉說宋義叔：「專用古法治人，邃張仲景，尊孫思邈。」高保衡等〈校正千金翼方表〉說：「迨及唐代，孫思邈出，誠一代之良醫也，其行事見諸史傳，撰《備急千金要方》三十卷。辨論精博，囊括眾家，高出於前輩。」[21]孫思邈所著兩《千金方》，正如前述更是習醫者及官方重要醫籍。孫思邈及其《千金翼方》在宋代已具有一定地位，能與《素問》、《脈經》等同列入校正刊行的醫籍。由於《千金翼方》既由大醫孫思邈所撰，亦是系統地搜羅禁咒的醫籍，宋代以後，即成為官方傳授禁咒的依據。既然如此，《千金翼方》內容有其權威地位，不容易被否定。另一方面，《千金翼方‧禁經》卻是以道教禁咒體系為主，作為儒醫，既不能輕易否定書中內容，又不能以「怪力亂神」作為行醫救治之法。在這緊張的狀態下，以儒家思想重新詮釋〈禁經〉所列禁咒內容及理論基礎，縫合兩者，成為一條可行的道路。

21　《宋史‧高若訥傳》：「若訥彊學善記……。因母病，遂兼通醫書，雖國醫皆屈伏。張仲景《傷寒論訣》、孫思邈《方書》及《外臺祕要》要久不傳，悉考校訛謬行之，世始知有是書。名醫多出衛州，皆本高氏學焉。」

三、符咒功能新解

《千金翼方》在宋代成為學習經典後，具有不能取替的地位，但是禁咒是以對付一切鬼邪入侵身體，以免造成損害，為其解釋基礎。禁咒在唐代沒有受到醫家排斥，但《聖濟總錄·符禁門》所載禁咒及其解釋，卻反映了新的方向：排斥鬼神致病的同時，以儒家思想為禁咒解釋。這個轉向當是宋代以後，應是儒醫主控著醫壇及醫學知識發展的後果。

〈符禁門統論〉說：

> 上古移精變氣，祝由而已。黃帝官能有唾癰咒病之任，周官瘍醫掌祝藥劀殺之齊，以祝為治首，迺知祝禁之術，治病良法，仁政先務。……心藏神，血舍神，神全則氣王，氣王則血脈和通，疾無自生。逮其嗜慾汨昏，思慮攻耗，外邪襲虛而投隙，精神氣血離守而交戰。須臾之間，變態百出，齊人謂桓公之病，則自傷。鬼烏能傷公。蓋言神先受也。於此不有至正之法以去其邪，雖藥石其如病何？況言為心聲，書為心畫，以夫精誠交感，寓於符祝聲畫之間。若徵而至妙，若粗而甚精，豈特神仙家之陳迹耶。
>
> 是以持受之道，欲齋戒致一，俾外物不得而蹈其舍，然後

能役使鬼神，呼召風雲，雖踏火入水，曾無焚溺，則施諸
治病為餘事。苟為不然，神氣不守，徒區區於聲音顏色，
且曰道術在是，猶象龍致雨，蓋亦難矣。然則同為符祝，
用之有應否者，特在於正與不正之異耳。

在〈統論〉中，先肯定了禁咒法的存在價值，甚至是「仁政先
務」，並不以禁咒使用只是「神仙家之陳迹」，透露出儒、道兩家
爭取在禁咒方面的解釋。禁咒不在於外在聲音、畫符之類道術，
反而是精神血氣能守而抵抗外邪，才是「至正之法」。這種「至正
之法」建基於「精誠交感」以使符咒產生效力。

　　在傳統中醫理論中，神是身之主，《素問·移精變氣論》說
「得神者昌，失神者亡。」當心神安定，臟腑便不受邪氣侵擾。
《素問·靈蘭祕典》：「主明則下安」「主不明則十二官危」，心神
不定，身主不明，身體進入很差的狀況。〈符咒門統論〉解釋只要
神全氣旺，則疾不能生；思慮嗜慾過甚，神精不守，外邪入侵。
若能以精誠交感於符咒，聲畫之中，就可以扶正去邪。禁咒之道
在於「齋戒致一」，因此，施行符咒或發為聲、或書為畫，重點其
實不在於聲畫，而在於專心致意，即達致「精誠」境界。「精誠」
使得外物不能入侵心血藏舍精神之處，在外則表現為能役使鬼神、
呼風召雲、踏火入水。在〈符禁門〉中，「誠」作為符咒發揮作用
的主體，〈持禁總法〉：

　　制而用之存乎法，推而行之存乎誠。

語病之由，當原其本，氣何由而平，病何由而生，真有所虧，邪有所襲，皆生諸疾，祝由之理，祝此而已。謂夫彼受於邪，由精神不守所致。故在我者，當專心誠意以持之，欲致其誠，先齋心戒事，以神明其德。然後秉印用符，兼以詛祝咒，而為持禁之道，真足以勝邪，其應如神矣。苟非其誠，道不虛行，傳不云乎「至誠如神」，其斯之謂歟。

根據引文所述，誠有兩種作用：一是以誠存於內，精神不散，外邪不侵；一是誠存於內，交感於外，使得印符祝咒發揮功用。即是外在的是「法」，使「法」有效的要素則在於「誠」。當然，此處「邪」的概念，由「鬼邪」轉為「外邪」。在北宋理學家中，二程對誠敬特別重視，《二程集》：「學者須先識仁。仁者，渾然與萬物同體。義、禮、智、信，皆仁也。識得此理，以誠敬存之而已。」學者想達致仁的境界，則「誠敬存之」；推而論之，禁咒有所效用，同樣也要「存乎誠」。《二程集》說：「一心之謂誠。」此正與「齋戒致一」相通，專心致意就是誠，而齋戒的目的正是「致一」。如何「欲致其誠」？本來屬佛道禁戒，在〈符禁門〉完全有另一番解釋，成為「欲致其誠」的外在功夫。〈行符總訣〉說：

論曰：不精不誠，不能動人，而況祝由之法。勃水鍊符攘辟眾邪者乎？要在澡雪其心，蕩滌諸惡，毋飲酒，毋食肉，毋嗜五辛羶臊之物；毋罵詈，毋嫉妒，毋萌污穢淫泆之事。凡欲必精必誠，郫于有以感通而已。故曰子欲養身，先存

其神，神之永保，不受邪精。古之人以此貫金石，蹈水火，
無入而不自得也。然則以正却邪，呼吸鬼神，感召吉祥，
宜其有明效大驗。

符咒之法，在《千金翼方》是配合宗教科儀，引《神仙經》所說
有五戒、十善、八忌、四歸，從宗教立場來看，是防止不潔東西
使禁咒失效，及失去神祇護祐。[22] 在〈符禁門〉中，宗教禁戒變
成齋心戒事。

北宋理學家對「誠」這個觀念，有許多詮釋和發揮。[23]《二
程集》說：「學者不可以不誠，不誠無以為善，不誠無以為君子。
修學不以誠，則學雜；為事不以誠，則事敗；自謀不以誠，則是
欺其心而自棄其忠；與人不以誠，則是喪其德而增人之怨。今小
道異端，亦必誠而後得，而況欲為君子者乎？故曰：學者不可以
不誠。雖然，誠者在知道本而誠耳。」在程頤看來，「誠」能夠產
生巨大的能力及作用。邵雍《皇極經世書》：「至誠可以通神明，
不誠則不可以得道。」在〈符禁門〉將「誠」重新詮釋，其中「至
誠如神」用作解釋符咒產生作用的主體，能夠勝邪；並且能夠役
使鬼神、呼召風雲、踏火入水。《邵氏聞見錄》、《二程集》都記載

---

22 林富士，《疾病終結者——中國早期的道教醫學》（臺北：三民書局，
2003），頁 80–85。又可參李貞德，〈漢唐之間醫方中的忌見婦人與女體
為藥〉，《新史學》，13 卷 4 期，2002，頁 1–36。

23 葛兆光，《中國思想史》，第 2 卷，《七世紀至十九世紀中國的知識、思想
與信仰》，頁 207–208。

了同一個故事：程頤從涪州回洛陽，渡江遇險，舟中人皆哭，獨程頤正襟安坐，有同舟老父問當船危時，何以如此？程頤答「心存誠敬耳。」正顯現「誠」的作用。《二程集》：

> 問：「至誠可以蹈水火，有此理否？」曰：「有之。」曰：「列子言商丘開之事，有乎？」曰：「此是聖人之道不明後，莊、列之徒各以私智探測至理而言也。」曰：「巫師亦能如此，誠邪？欺邪？」曰：「此輩往往有術，常懷一箇欺人之心，更那裏得誠來？」[24]

所謂「小道異端，亦必誠而後得」，文中指的小道雖不能確定指什麼，配合「至誠可以蹈水火」來看，小道包括蹈水火之類技倆。此解釋由「精誠」產生出特殊力量能夠「貫金石、蹈水火」而無損。〈護身法敘論〉：

> 論曰：人處昭昭，鬼處冥冥，當以誠信自衛，然後可行。苟信不先誠，則明有人非，幽有鬼責，未可保其往也。故欲禁鬼邪，先按鬼目；欲免人患，先捻生人喉，則彼不能

---

[24] 文中所說商丘開之事，見《列子‧黃帝》。《列子‧黃帝》說商丘開多次誤信人言，從高臺跳下、入水探珠、入火往還，都絲毫無損。後來孔子知道此事，說：「汝弗知乎？夫至信之人，可以感物也。動天地，感鬼神，橫六合，而無逆者，豈但履危險，入水火而已哉？商丘開信偽物猶不逆，況彼我皆誠哉？小子識之！」

為害矣。所有人喉鬼目，具在本圖。

〈禁鬼邪法〉：

> 論曰：人之神氣安寧，則邪不能干，及其衰弱，鬼邪凌犯，
> 其致疾也，使人悲喜不常，語言失度，或欲酒食而好居靜
> 室，或不食而嗜睡，或目瞑不開，或默默不言，皆其候也。
> 若此非藥石可除，宜以符咒祛之。

〈禁尸注法〉：

> 血氣者人之神，神本正而不邪。苟邪氣附著為病，湯劑有
> 不能獨效者，則符咒妙術，亦安可廢哉。

上述三段文字，完完全全顯示「誠」的威力，人能行「誠」道，
神寧自安，鬼邪不能犯，包括幽冥鬼邪及風邪毒氣。鬼邪侵犯，
使人精神出現反常，而風邪毒氣，則使人受各種瘟疫，符咒產生
作用，在於使人神氣安寧，則一切外邪不能干。

　　在〈符禁門〉中，將「誠」的概念，大加發揮。這種情況的
出現，一方面是《千金翼方》、《神醫普救方》等醫籍，作為官方
認可學習經典，它們載有符咒類型的治療方法，而以符咒治病是
被認可的。與此同時，在儒醫成為主控醫壇力量後，對過去由宗
教內容佔據主流的符咒，可能出現了一種緊張狀態，但在無法去

除的情形下，以儒家思想來加以重新解釋。當醫書書寫權力掌握
在儒醫手上時，出現了以「誠」解釋符咒作用的新說法。當然，
充滿宗教形式的符咒，並沒有因此而消失，仍然在宋代道教經典
中可以找得到，不過往後的道教經典似乎也受到以「誠」作為禁
咒解釋的影響。[25]

四、小　結

　　謝利恆說：「自宋以後之醫學，實由醫家以意推闡得之。其人
多本治儒學，即非儒家，亦不能無圉於風氣。遂移儒者治經談道
之說，以施之於醫，而其紛紜不可究詰矣。」[26] 儒者治經談道如
何施於醫呢？有什麼具體的情況？謝氏沒有進一步明言。禁咒法
從先秦以至北宋，可說經歷了兩次轉變：一次是在隋唐時代，隨
著佛、道兩教盛行，禁咒被宗教化。另一次則在北宋，反映在《聖
濟總錄》對符咒的解釋。雖然，《聖濟總錄》是北宋官方醫籍，但
在寫成後，即被金人擄去，在當時似乎沒有發揮什麼影響力。然
而，理學對醫學的影響，透過《聖濟總錄·符禁門》與《千金翼

25　例如《太上祝由科·序》說：「祝由者，祝病之原，由之禮也，此科全在
　　誠敬。」

26　謝利恆，《中國醫學源流論》，頁 20–21。

方‧禁經》比較，便可突顯出來：
第一，《千金翼方》禁咒使用原理的
基礎在於鬼神世界的存在，禁咒乃
依靠神祕力量來對付鬼物、動物。
《聖濟總錄》則以傳統醫學中神為
身主作為解釋基礎，神安則一切外
邪皆不能入。第二，《千金翼方》以
禁咒之功效決定於宗教上各種禁
忌，《聖濟總錄》則以儒家誠的觀念
作為解釋。《聖濟總錄》集醫與儒兩
者理論作為解釋基礎，並不依靠鬼
神特殊力量。

　　宋代以後，儒者成為主控醫壇
主流力量後，儒者習醫現象不單只

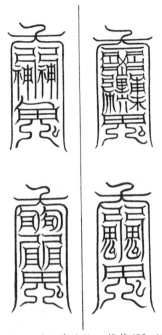

圖15：《聖濟總錄‧符禁門》所
載殺鬼邪符咒

是提高了醫者的素質與地位，同時握有書寫與解釋醫學觀念的能
力。對於禁咒治療解釋所出現的具體轉變，是在於兩種觀念的緊
張狀態下，對舊有療法重新進行詮釋，由《千金翼方》保存下來
的禁咒，在形式及施用方面，仍然繼續，沒有改變，只是在詮釋
上則出現了「以醫、儒解禁咒」。

第八章　宗教與中外醫學交流

　　唐代國力強盛，道路開通，為中外文化交流展開新的一頁，後世以絲路作為當時交流焦點，特別是敦煌文獻在上世紀初的大量發現，敦煌學形成，及考古發掘蓬勃，推動了許多新課題。前文提及，唐代皇帝愛信胡僧造長年藥，域外醫學也是中外交化交流的一個重要項目，有關印度、中亞醫學傳入，與中國醫學產生的衝突與融合，最受注目。

　　陳寅恪是著名史學家，有關他的研究及成就，前人論著甚多。陳氏自言為「不古不今之學」，專注於魏晉南北朝隋唐的歷史研究，課題則特重文化與種族。陳寅恪在其論著中，往往涉及魏晉隋唐時期，中印醫學文化交流的問題，並利用醫學文獻來研究歷史，探求中印醫學交流的問題。陳氏的研究，很能啟發後學注意到中古歷史的外來因素。

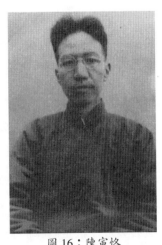

圖 16：陳寅恪

　　誠如陳寅恪所言，魏晉南北朝隋唐時期醫學發展，受到域外醫學的影響，尤其在佛經中的醫學觀念，隨著佛教的大盛而帶來頗深的影響。在佛經中，以地水火風作為人身四大，四大不調則是人生病的來源，在佛教醫學觀看來，人身中有四大，每一大會出百一種病，合共四百四種病。《大藏經》中有不少佛經，都曾提及四大說，例如《佛說佛醫經》。隋唐時代三大醫書都分別記載四大說內容，並將四大說與五行說進行調和，兩者共存。然而，隨著域外醫學傳入中國後，不同醫學理論和技術可能會有不同的遭遇。以佛教醫學四大說為例，唐代以後在醫書中似乎續漸褪色，蹤影已不多見。畢竟域外醫學傳入，不只是醫學理論，還有治療技術。一種技術傳入中國，並被中國醫術吸收，中間往往經歷了再詮釋的過程，金篦術或稱金針撥障法便是其一。在唐詩中就可以發現有眼病，以及與這種治療眼病有關的詩句。印度醫學傳入中國，既有挑戰原有中國醫學體系的地方，也有相互融合吸收的地方，在挑戰與融合的過程中，採取了什麼樣的方式，可使印度醫學能吸納在中國醫學內？下文會以金篦術作為例子，加以探討。

　　但是，過分地重視外來因素，有時也會弄巧反拙。陳竺同在1937 年發表一篇名為〈漢魏南北朝外來的醫術與藥物的考證〉，誤以為佛典中有經脈、臟腑、針灸、診脈諸名詞，乃印度原有，得出魏晉中國醫學全雜有異域輸入成分的結論。與陳氏並世的一位佛教史家湯用彤先生，在〈針灸·印度古醫書〉一文，揭示出重大發現，就是漢譯佛經中對於印度醫學名詞翻譯，習用了中國已有成語。湯氏運用梵文語音，以及對比印度佛經與漢譯佛經的

版本記載，發現中國佛典中使用「針灸藥名」之類詞語，乃取現成用語，並非原本印度佛經就有這樣記載。由此看來，陳竺同的結論，顯然站不住腳。下文會以秦鳴鶴為高宗治風眩為例子，說明過分地重視外來因素，忽略中國醫學的內容，有時不一定恰當。

一、印度傳入的金箆術

　　科舉自成為入仕重要途徑後，讀書考取功名成為讀書人奮鬥的目標，或許這個原因，唐代人常出現目力損耗，視覺不佳的疾病。孫思邈在《備急千金要方・目病》舉出十六項喪明因素，包括：夜讀細書、月下看書、抄寫多年三項。唐人亦在詩文中反映罹患眼疾情況，例如白居易〈悲哉行〉：「悲哉為儒者，力學不能疲。讀書眼欲暗，秉筆手生胝。」〈病眼花〉：「小字文書見便愁。」杜荀鶴〈閒居書事〉亦有「眼昏多為夜抄書」之句，在唐詩記載時人有眼昏、眼暗，與讀細書、夜抄書有關，與孫思邈提及的情況相符。在眾多種眼疾之中，眼障是其中常見的一種，當中又分為內障和外障。

　　眼內障通常是水晶體部分或全部混濁，導致視力障礙的病理現象。在中國傳統醫學，眼與肝相連，以內服湯藥補、瀉肝臟及灸肝俞為主。但是，唐人在詩句中記載有一種金箆術，又稱金針撥障術，專門治療眼內障，利用針來挑撥眼內障礙物，使人復明，

此法是從印度傳入的一種眼內障治療法。馬伯英指出：「金針撥翳障法中國原無。翳障包括內障、外障，外障包括翳肉之類，能以鐮治，即割除。內障則用金針刺入眼球，撥斷已成熟的混濁晶體繫帶，使貼於角膜下方眼球壁內，不再阻擋光線進入，從而復明。」[1] 至於印度的金針撥障法的具體治療方法，廖育群在阿輸吠陀經典《妙聞集》的〈補遺篇〉中，找到印度針撥障法，說明了治療的方法。[2]

　　在唐詩中，可以找到提及金篦術的詩句，一共有七首，計有杜甫〈謁文公上方〉：「金篦刮眼膜，價重百車渠。」杜甫〈秋日夔府詠懷奉寄鄭監李賓客一百韻〉：「金篦空刮眼，鏡象未離銓。」劉禹錫〈贈眼醫婆羅門僧〉：「三秋傷望眼，終日哭途窮。兩目今先暗，中年似老翁。看朱漸成碧，羞日不禁風。師有金篦術，如何為發蒙。」劉禹錫〈裴侍郎大尹雪中遺酒一壺，兼示喜眼疾平一絕，有閑行把酒之句，斐然仰酬〉：「卷盡輕雲月更明，金篦不用且閑行。」白居易〈眼病二首〉：「眼藏損傷來已久，病根牢固去應難。醫師盡勸先停酒，道侶多教早罷官。案上謾鋪《龍樹論》，盒中虛撚決明丸。人間方藥應無益，爭得金篦試刮看。」白居易〈病中看經贈諸道侶〉：「右眼昏花左足風，金篦石水用無功。」李商隱〈和孫樸韋蟾孔雀詠〉：「約眉憐翠羽，刮目想金篦。」

　　上述四位都是唐代大詩人，在此不必多介紹，從他們其他詩

1 馬伯英，《中國醫學文化史》，頁378。
2 廖育群，〈古代印度眼科概要及其對中國影響之研究〉，頁18。

句都知道他們都患有眼疾，特別是白居易。金篦術是透過撥刮眼球達致治療效果，在上引諸首詩文中「金篦刮目」可以解釋成一種習用語，即是詩人借用現成說法，不代表詩人真的曾經使用金篦術治療眼疾。白居易「右眼昏花左足風，金篦石水用無功」可以解釋為眼昏之疾試過很多治眼疾的療法都沒有用，但是否真的使用過「金篦術」其實是無法確定的。同樣李商隱〈和孫樸韋蟾孔雀詠〉「約眉憐翠羽，刮目想金篦」只是說刮目有金篦術，不能以此詩說證明李商隱曾經試過金篦刮目。宋代詩人作詩，仍然愛用「金篦刮膜」入詩。學者都嘗試利用唐詩資料探索唐代歷史[3]，雖然在唐詩中亦蘊藏著眼科醫學資料，利用詩文資料時，應注意到詩文使用的詞語，必須加以辨別究竟在述說真實情況抑或習慣比喻詞，絕不能貿然就認為詩人施行過金篦法。

　　劉禹錫〈贈眼醫婆羅門僧〉由於指明婆羅門僧為他治療眼疾，是印度眼科醫術影響中國的最佳證明，不少學者徵引這條資料說明中印醫學文化交流情況。曇無讖譯《大般涅槃經・如來性品》說：「佛言，善男子，如百盲人為治目故造詣良醫，是時良醫即以金錍決其眼膜，以一指示問言見不。盲人答言，我猶未見。復以二指三指示之乃言少見。」《北史・張元傳》張元的祖父失明，張

3　這方面首推陳寅恪，《元白詩箋證稿》，上海：上海古籍出版社，1978。李良松、郭洪濤編著，〈全唐五代詩詞中的醫藥學說要〉，載《中國傳統文化與醫學》（廈門：廈門大學出版社，1990），頁 225–235。侯寶璋，〈唐詩中的瘧疾〉，《現代中醫藥》，9 卷 5 期，1961，頁 15–16。

元於是晝夜讀佛經，禮拜以祈福祐，後來讀《藥師經》，夜夢見有一老翁，以一金篦療其祖目。以金篦刮目治療目疾，從佛教故事而來，並可追溯早至東晉時期，已介紹到中國來。不過，從魏晉南北朝史料卻看不到金篦術痕跡（直到北周張元夢老翁為其祖治目），對當時中國醫學影響似乎不大。金篦術直到唐代才被認識或流行，宋代醫籍則普遍地記述這種技術。

　　詩文中提及另一個重點則是《龍樹論》，白居易〈眼病二首〉提及《龍樹論》[4]，齊已〈謝貫微上人寄示古風今體四軸〉又說：「謾求龍樹能醫眼，休問圖澄學洗腸。」元稹在〈春月〉亦說：「復有比丘溢，早傳龍樹方。口中秘丹訣，肘後懸青囊。」《龍樹論》是眼科的醫籍，《宋史・藝文六》記《龍樹眼論》一卷，而《文獻通考・經籍》則記《龍樹眼論》三卷，「龍樹大士者，能治眼疾，假其說集治七十二種目病之方。」在《隋書・經籍志》中已載有《龍樹菩薩藥方》四卷、《龍樹菩薩和香方》二卷、《龍樹菩薩養性方》一卷，換言之，以龍樹為名的醫方，早於唐代就已傳入。龍樹既屬佛教，與龍樹有關的醫書經由僧人傳授，也是很自然的事。

---

4 白居易〈眼病二首〉提及有「決明丸」。在《外臺祕要方》所載治療眼病的藥方，多有決明子。《證類本草・決明子》說：「味鹹、苦、甘、平、微寒、無毒，主青盲，目淫、膚赤，白膜，眼赤痛，淚出……臣禹錫等証按唐本云：石決明……皆主明目，故並有決明之名。俗方雖以療眼也，道術時須。」有關龍樹對中國眼科的影響，參 Vijaya Deshpande, "NĀGĀRJUNA and Chinese Medicine," pp. 241–257.

　　明代朝鮮金禮蒙編纂的《醫方類聚》載有《龍樹菩薩眼論》，在按時代先後排列的次序中，將之放在《諸病源候論》前，或以為此即隋代以前醫籍[5]，但《諸病源候論》、《備急千金要方》、《外臺祕要方》皆不引有關《龍樹菩薩眼論》資料，所以暫時難下定論。在兩《千金方》中，曾兩次引了天竺醫療法[6]，可見孫思邈不諱言吸收印度及婆羅門醫術，而《外臺祕要方》亦引有印度藥物及耆婆醫術[7]，如果《龍樹論》在初唐時代醫壇已流行，兩者皆不引就頗為奇怪了。其次，王燾撰《外臺祕要方》搜尋了當時許多醫書，只引了《天竺經論眼》，謂來自西域胡僧，而不及《龍樹論》，《龍樹論》在唐初是否已為人習知，頗令人懷疑。如果詩人利用這些詞入詩，或者可以視為其中一個流傳指標，即是說唐詩中習用金篦、龍樹這個詞語，始於盛唐，流行於中唐。當然，這些只屬很間接的證據。姑不論如何，從婆羅門僧懂金篦術及《龍樹論》來看，印度眼科醫術傳入中國，似為定論。問題只是僅據這些詩文來認識這種治療法，就忽略了印度眼科醫術傳入

5　此說見唐由之、蕭國土主編，《中醫眼科全書》，第 1 冊，頁 15。李傳課主編，《中醫眼科學》，頁 10。

6　孫思邈《備急千金要方・養性》記按摩法說：「天竺國按摩，此是婆羅門法。」又《千金翼方・養性》記服菖蒲方：「天竺摩揭陀國王舍城邑陀寺三藏法師跋摩米帝，以大業八年與突厥使主，至武德六年七月二十三日，為洛州大德護法師淨土寺主矩師筆譯出。」

7　詳細研究可參范行準，〈胡方考〉，《中華醫學雜誌》，22 卷 12 期，1936，頁 1235-1266。

中國,所被中國醫學改造,成為能夠被接受、理解的歷程。由於
金箆術傳入中國時期,早至東晉,到唐代時,與中國醫術之間融
合,已經歷頗長的時間。到唐代時,見到的金針撥障法已經被吸
收與改造。唐代以後醫籍文獻引《龍木論》等書,已是中印合璧,
兩者混為一體。

在古印度醫學中,眼科是較為發達的專科,據說在公元前五
世紀印度已懂得施行白內障手術。在過去醫學史研究中,學者都
注意到印度眼科對中國眼科學所帶來的影響。[8] 印度眼科醫學傳
入中國,影響中國這方面的發展。然而,一種治療技術或者一個
專科知識體系,從一個文化體系傳入到另一個文化體系,文化的
隔閡可能會造成接受的困難。[9] 從唐宋時代史料來看,時人對眼
內障的解釋與治療,深受印度醫學影響,唐代以後更將中印醫術
融合在一起。本章的目的,藉著探討唐宋時代人對眼內障理解與

---

8 例如季羨林,〈印度眼科醫術傳入中國考〉,《國學研究》,第 2 卷,1994,
頁 555–560。廖育群,〈古代印度眼科概要及其對中國影響之研究〉,頁
9–22。又見廖育群,《阿輸吠陀印度的傳統醫學》(瀋陽:遼寧教育出版
社,2002),頁 284–298。馬伯英、高晞、洪中立,《中外醫學文化交流
史——中外醫學跨文化傳通》(上海:文匯出版社,1993),頁 148–155。
9 祝平一研究明清時期地圓知識傳入中國時,面對的各種討論與困難,說:
「在跨文化知識傳播的過程中,陌生的概念須在新的環境中取得合法性
才能存活。」這個說法是很值得參考的。參祝平一,〈跨文化知識傳播的
個案研究:明清之際地圓說的爭議,1600–1800〉,《中央研究院歷史語言
研究所集刊》,69 卷 3 分,1998,頁 589–670。

治療方法，帶出印度眼科知識落實到治療時，如何被中國醫學接受、理解而達致融合的歷程。

　　學者探討印度眼科醫術傳入，特別留意到唐詩的記載，杜甫、白居易、劉禹錫、李商隱在他們的詩中，提及到「金篦」。根據唐詩資料，申俊龍認為印度治療白內障的金篦術「在民間也普及開來」[10]，又馬伯英引白居易詩說「可見此書（指《龍樹論》）流傳很廣，文人學士多取而讀之」。[11] 首先，唐詩固然能夠反映唐代金篦術為時人所知，申氏、馬氏據此推論至所說的結論，似乎過當，超越以詩證史的限度。對於更為重要的資料，卻為前人學者所忽視，杜牧在〈唐故淮南支使試大理評事兼監察御史杜君墓誌銘〉及〈上宰相求湖州第二啟〉記載其弟杜顗治療眼疾的過程，這條資料所含的訊息，並未完全被解讀。

　　其次，中國眼科醫術的典籍，最明顯受印度醫術影響的是一本名為《龍樹眼論》的書，可惜此書已佚。多紀元胤《中國醫籍考》提及《龍樹菩薩眼論》時，這樣說：「世傳龍樹菩薩能療眼疾，故往往假托以神其書，今如是書，文辭古雅，與《外臺祕要‧謝道人論》相出入，而證治之法，針鑱之術，其精微非彼所及。又有波斯之法，與漢土用藥不同，謂是或隋唐間人傳錄夷法。」[12] 及至南宋，出現了《祕傳眼科龍木論》，又不少學者相信此書保留

10 申俊龍，〈佛教與中國傳統醫學〉，頁 933。

11 馬伯英，《中國醫學文化史》，頁 375。

12 多紀元胤，《中國醫籍考》，北京：人民衛生出版社，1956，頁 1177。

了早期唐宋《龍樹眼論》的內容及唐宋以來的眼科方藥。[13]所以，《龍樹眼論》已佚，而目前能夠看到最早有可能保留《龍樹眼論》內容的醫籍就是《醫方類聚》所收《龍樹菩薩眼論》，及成書於宋朝的《龍木論》、《祕傳眼科龍木論》等書。當然，上述書籍滲入許多唐宋以來的內容，是不可能避免的。將宋代流傳的《龍木論》等書視為唐代以前醫籍固然不可，但這些書正經過改造與吸收，有助了解中印眼科醫術理論的合璧情況。此外，王燾《外臺祕要方》引有謝道人《天竺經論眼》，歷來學者均認為印度眼科醫術傳入中國的明證。筆者在本節當然以徵引唐代文獻為主，然而唐代文獻記載並不詳盡，必須參照《龍木論》、《祕傳眼科龍木論》記載來印證，實不得已的做法。

　　無論《龍樹眼論》抑或《龍木論》，對於內障的成因，有一種很特別的看法，就是腦內熱脂流入眼中所致。《龍樹眼論》說：「此狀因腦中熱風衝腦，腦脂下流灌之使然也。」《祕傳眼科龍木論》則說：「皆因腦中熱風衝入眼內，腦脂流下，凝結作翳，如銀針之色。」在《祕傳眼科龍木論》一書中，充斥著同樣的說法。

　　《外臺祕要方》載謝道人《天竺經論眼》，從書名來看，內容反映印度眼科醫術，似無可疑。值得留意的是，在《外臺祕要方》

---

13 葆光道人著，郭世餘等點校，《祕傳眼科龍木論‧點校說明》（北京：華夏出版社，1997），頁96。又有關此書源流考證，可參李熊飛校注，《祕傳眼科龍木論校注‧前言》（北京：人民衛生出版社，1998），頁1–12。馬繼興，《中醫文獻學》（上海：上海科學技術出版社，1990），頁238–241。

同時引錄《諸病源候論》與《天竺經論眼》兩種理論，印度眼科醫術傳入中國後，傳統中國眼科醫術理論沒有被推倒，反而中印醫學理論被共同接受而並存。以對青盲的解釋來說，《外臺祕要方·青盲及盲方》引《諸病源候論·目病諸候》說：「青盲者，謂眼本無異，瞳子黑白分明，直不見物耳。但五臟六腑之精氣，皆上注於目，若臟虛有風邪痰飲乘之，有熱則赤痛，無熱但內生障，是腑臟血氣不榮於睛，故外狀不異，只不見物而已。是之謂青盲。」謝道人提出新的腦脂成障的說法，「若眼無所因起，忽然膜膜，不痛不癢，漸漸不明，經歷年歲，遂致失明，令觀容狀，眼形不異，唯正當眼中央小珠子裡，乃有其障，作青白色，雖不辨物，猶知明暗三光，知晝知夜，如此之者，名作腦流青盲。」腦脂造成眼病的說法，中國本無此說。韓愈〈雪後寄崔二十六丞公〉有「腦脂遮眼臥壯士」句，壯士是指張籍。張籍在他所寫詩文中，常常提及患上眼疾[14]，但是否就是眼內障，固然不得而知，但韓愈卻使用了「腦脂遮眼」作為解釋，可見「腦脂下流」入詩，在當時已是習用、現成的說法。自唐代以後，腦脂下流成為眼內障一個重要的解釋。

王燾在《外臺祕要方》標明引謝道人《天竺經論眼》共有五處，首先指出人身之中，眼為最貴。再述眼珠由水構成及共有三層。至於介紹眼病，則有青盲、類似青盲的眼病（黑盲、綠翳青

---

14 例如張籍〈患眼〉：「三年患眼今年免，免與風光便隔生。昨日韓家後園裡，看花猶似未分明。」

盲）、膚障（鐮鉤割除）、眼赤癢淚出、眼忽爾赤痛眼撞物破損。
在〈眼將節謹慎法〉，謝道人則引《五行》，說「肝者，眼家之根
本。」並述療眼各種宜忌，此說屬中國醫學理論。〈眼暴腫痛方〉
介紹治療眼暴腫痛的十種藥方。謝道人開首引佛教四大說，構成
人身，但對於眼的構造，說眼由輕膜裹水而成，而人身由四大構
成，其中眼由水構成可能由四大說衍生出來。[15]由此可見，謝道
人對眼病論述已同時包含中印兩種醫學理論。

　　杜牧在〈唐故淮南支使試大理評事兼監察御史杜君墓誌銘〉
及〈上宰相求湖州第二啟〉兩篇文章中均提及同一件事，就是尋
找眼醫治眼病。杜牧弟杜顗患有眼疾，在文宗時，故殿中侍御史
韋楚老說同州有眼醫石公集，曾為劍南少尹姜沔治療眼疾，幫他
施針後，眼疾就好了。於是杜牧就去找石公集為弟弟治病，可惜
石公集也束手無策，沒有為他弟弟治好，在文中記載：

> 石曰：「是狀也，腦積毒熱，脂融流下，蓋塞瞳子，名曰內
> 障。法以針旁入白睛穴上，斜撥去之，如蠟塞管，蠟去管
> 明，然今未可也。後一周歲，脂當老硬，如白玉色，如可
> 攻之。某世攻此疾，自祖及父，某所愈者，不下二百人，
> 此不足憂。」其年秋末，某載病弟與石生自揚州南渡，入

---

15 在《祕傳眼科龍木論》中，也保存此說，「故致如目者，惟輕膜裹水，水
　之性澄清，不奈纖埃，易致其損。皎潔瑩淨，無不監明，貴如寶珠。故
　曰明珠者，凡舉動瞻視，假借三光。」

宣州幕。至三年冬，某除補闕，石生自曰明年春眼可針矣，視瞳子中，脂色玉白，果符初言。……其年四月，石生施針，九月，再施針，俱不效。……明年（會昌二年）七月，出守黃州，在京時詣今虢州庾使君，問庾使君眼狀，庾云：「同州有二眼醫，石公集一也，復有周師達者，即石之姑子，所得當同，周老石少，有術甚妙，似石不及。某常病內障，愈于周手，豈少老間工拙有異。」某至黃州，以重幣卑詞，致周至蘄。周見弟眼曰：「嗟乎！眼有赤脈。凡內障脂凝有赤脈綴之者，針撥不能去赤脈，赤脈不除，針不可施，除赤脈必有良藥，某未知之。」是石生業淺，不達此理，妄再施針，周不針而去。

這條史料帶來許多重要訊息：第一，同州石公集雖然治不癒杜顗的眼疾，但石氏稱為眼醫，且三代專攻此疾（石氏三代攻此醫術，從杜牧〔803–852年〕存活年代向上推三代，姑且以六十年計算，約從玄宗時期開始），曾為姜沔下針復明，而另一眼醫周師達與石氏亦有親戚關係。即可見當時已有專攻眼科的醫者。第二，石公集解釋內障成因，完全與上述《龍樹論》相同，「腦積毒熱，脂融流下，蓋塞瞳子，名曰內障」，可見印度眼科醫學理論已成為醫者解釋眼內障的成因，影響不少。第三，雖然劉禹錫有〈贈眼醫婆羅門僧〉及《外臺祕要方》載齊州隴上道人謝氏《天竺經論眼》謂從西國胡僧處來，專攻眼科及能以金針治內障，在唐代時能治眼疾者不一定是婆羅門僧，而胡人更不一定都具有高超技術。[16]

第四，內障形成後必須等到腦脂成熟後，才可施行撥障術，《龍木論》批評庸醫「翳嫩便針」，正是此意。簡言之，石氏對內障的理解與治療方法與唐代以後以龍樹或龍木為名的眼科醫籍，完全吻合。

根據傳統中醫身體觀，五臟與外竅之間有對應關係，而肝眼是相應的，眼疾來自肝臟的問題。《諸病源候論‧目病諸候》論述眼病時，強調風寒熱毒諸邪作用及臟腑與眼的密切關係，當肝臟虛損，為風邪痰熱所乘，氣從肝上傳於目而成病。不管內障、外障，皆起於肝臟受邪。及至宋代醫籍，腦脂下流及風毒上衝成為兩個並存不悖的說法，例如《祕傳眼科龍木論》記圓翳內障「腦脂流下，肝風上衝」、滑翳內障「腦脂流下，肝風衝上」、橫翳內障「皆是五臟虛勞，風毒衝上，腦脂流下，令眼失明，尤辨三光」、偃月翳內障「肝腎俱勞，腦風積熱」從宋代醫籍所引《龍木論》，均顯示出中印醫學的理論與特色。[17]

中印醫學站在不同理論下理解眼障，會推導出不同治療方法出來。廖育群認為印度眼科在視覺疾患方面主要是從晶狀體等「四膜」健康與否來考慮，其結果自然是長於外治。[18]筆者認為「腦脂下流」，作為內障解釋，是導致中印治療法方向不同的關鍵。中

16　真人元開《唐大和上東征傳》說：「時和上頻經炎熱，眼光暗昧，爰有胡人言能治目，遂加療治，眼遂失明。」

17　《龍樹論》在宋代被官方確認為醫學教材，並與《諸病源候論》、《千金翼方》同列，應是佔有重要位置的醫籍。

18　廖育群，〈古代印度眼科概要及其對中國影響之研究〉，頁20。

國醫學以治療眼疾不在於眼而在於肝，因此如何補瀉肝臟，是很重要的。《備急千金要方‧目病》以治療目疾在於瀉肝和補肝。印度醫學則以為腦脂下流蔽塞瞳子，因此將阻塞眼睛的腦脂撥去，就能令眼睛復明。[19]由於金針撥障術應具有一定治療效果，腦脂下流的說法，因而得到醫者一定的認同，才出現石公集世代以此為業的醫者，甚至自言三代以來治癒二百多患此病的人。腦脂下流與金篦術關係密切，上引謝道人謂腦脂青盲，治療方法：「此宜用金篦決一針，之後豁若開雲，而見白日。」腦脂下流，閉塞眼睛，導致內障，解決方法就是挑去閉塞眼睛的腦脂，使眼睛復明，兩者是不能分割的。若從肝眼關係，能否發展出金針撥障法，就頗成疑問了。

在《靈樞》中，指出若邪從頸項入，上入於腦，隨目系而入眼。眼腦之間相連。不過，孫思邈在《七竅病‧目病》亦引《靈樞‧大惑論》的說法，並無進一步闡釋，到《祕傳眼科龍木論》則據此而大加演繹闡釋，說：「骨之精為瞳子屬腎，筋之精為黑眼屬肝，血之精為絡果屬心，氣之精為白眼屬肺，肉之精為約束屬脾。契筋骨血氣之精與脈並為之系，系上屬於腦，後出於項中。故六淫外傷，五臟內鬱，飲食房勞，遠視悲泣，抄寫雕鏤，刺繡，博奕，不避煙塵，刺血發汗，皆能病目。故方內有五輪、八廓、內外障等各不同，尤當分其所因及臟腑陰陽，不可混濫。」內外

---

19 明‧傅仁宇《審視瑤函‧撥內障手法》清楚地記載如何撥去腦脂的方法，可參看。

障與眼腦關係仍然不太清楚，下文再說：「病者喜怒不節，憂思兼并，致臟氣不平，鬱而生涎，隨氣上厥，逢腦之虛，浸淫眼系，蔭注於目。輕則昏澀，重則障翳，眵淚臁肉，白膜遮睛，皆所內因。」因情感因素而引致臟氣不平，再乘腦虛而入侵眼系，形成障翳。接續〈內障眼歌〉再說：「肝臟停留熱及風，大叫大啼驚與怒，腦脂流入黑眼中。」結合這些說法，《靈樞》說法成為解釋從肝邪上衝到腦脂下流的關鍵，兩者結合起來。腦脂下流導致內障說法，因此能在中國醫學理論中找到根據。

　　若果金針撥障法有一定療效而被中國醫學所接受，作為解釋金針撥障術的重要依據「腦脂下流」，能夠與《靈樞》有相通處，找到其存活的依據。然而，金針撥障法除了具有實際療效之外，它的具體操作又如何能夠在中國傳統醫學尋找其存活位置或根據？

　　中國傳統治療眼疾，除內服法外，亦有外治法。無論內障抑或外障，施行簡單外治手術，應有一定療效的，而從中國醫學視野如何能夠理解金針撥障法。金針撥障法是使用金篦刺入眼睛。中醫利用針具，並不陌生，就算眼疾，針具也可派上用場。中醫使用針具治療眼疾，有兩個方面：一是割除外障，一是針灸穴道。割除外障的是鉤割法，用針將外障鉤起然後割除。至於針灸治療眼疾，《備急千金要方》說：「自有肝中有風熱，令人眼昏暗者，當灸肝輸，及服除風湯丸散數十劑，當愈。」並記載各種眼疾針刺穴道。《梁書‧鄱陽忠烈王恢傳》記：「後又目有疾，久廢視瞻，有北渡道人慧龍得治眼術，恢請之。既至，空中忽見聖僧，及慧龍下鍼，豁然開朗，咸謂精誠所致。」文中沒有明言下針位置，

道人慧龍施用的是否金針撥障術，是無法確定的。針灸治療眼疾的範圍，十分廣泛，例如青盲、目眩、目痛、目不明，與金針撥障專攻腦脂下流而成內障，不太一樣。

　　從宋代醫籍所引《龍木論》，對於內障治療顯然有兩方面的融合：一是腦脂下流與肝風上衝；一是針刺與藥物療法並重。《祕傳眼科龍木論‧總論歌方》對於內障療法，強調針藥並用，先用針撥，後用藥用，〈滑翳內障〉：「端然漸漸失明，皆因腦脂流下，肝風衝上，瞳人內有翳如水銀珠子，不辨人物，宜令金針撥之，將息後服補肝湯及石決明丸即瘥。」宋代以還，形成先針後藥的治療先後次序。《聖濟總錄‧內障眼針後用藥》說：「世之專治者甚多，載在方冊，不可概舉。大抵以龍木為師法，龍木內障二十有三，可以針者，一十有二，皆言鍼後用某湯某丸，則知內障非鍼無以取效。且治眼至於針，誠出於不得已，豈可輕用妄投耶。針法具載別敘，今姑以針後用藥先後次第，列之于左。」此論說明治療內障，非針無以取效，針後亦要適當用藥，才兩全其美。

　　綜合上文資料，金針撥障術使用金針撥去眼內混濁部分，使用的手法與利用針具刺入眼睛，有共通的地方。而王燾引了謝道人《天竺經論眼》，卻不載任何金針撥障的具體方法，只是說「此宜用金箆決一針」，為什麼？王燾其實並不主張針刺療法，認為「針能殺生人，不能起死人」。如果金箆術與針刺療法之間，在王燾眼中是歸為一類的，或許能夠解釋這種情況。上引杜牧〈上宰相求湖州第二啟〉同州石公集為杜顗治眼疾，以「施針」來形容，王燾則以「一針」來形容，而施針時也沒有說明用金箆，只謂以

針刺入的部位是「白睛穴」，白睛與五輪中的氣輪相應，並內應於肺，而五輪其實是眼部由外至內部位的劃分，從現代眼球解剖來看，包括球結膜和前部鞏膜，即眼球的外壁的中後部分，在中醫觀念中白睛是眼球部位，絕不是俞穴，但卻變成俞穴。[20] 石公集以俞穴角度來理解它，而施針與針撥在這條資料中指的是相同的治療方法。此處透露了一個重點：唐代醫者施行金針撥障術，是把金針撥障術當作針灸術，理解為將針插入俞穴來進行撥障。

　　金篦術與中國針刺療法之間的相似性，很容易被理解為同一類的治療方法。情況果真如此，中國醫者試圖將印度傳來的金篦術，放入傳統針灸體系來理解。如果這個推論能夠成立的話，自唐代以來，不僅沒有被排斥，還被普遍地接受，而且在歷代眼科著作中，成為一個重要組成部分。再看這段資料，黃庭鏡《目經大成‧鉤割針烙》說：

> 原夫鉤、割、針、烙之術，仿黃帝九針所作，聞自漢‧華元化先生得來，一云龍樹山人，未知孰是。……針即針內障，

---

20 上文引用《靈樞‧大惑論》提及到眼球結構分為瞳子、黑眼、白睛。《諸病源候論‧目青盲有翳候》、《備急千金要方‧目病第一》稱為黑睛、白睛。白睛屬氣輪應於肺，從眼部結構來看，針撥內障術必須從白睛部分刺入，因為眼珠較薄，容易刺穿而導致失明。但針白睛，無法與傳統理論眼與肝相應配合。在《眼科龍木》，又有白睛屬氣輪應於肺，屬金（此正好用來解釋為何由白睛入針，金在五行中是其堅硬性質，此部分也是眼球較堅硬部分），而屬肝、管於肝的說法。

撥反背，刺瘰核，暨開導砭灸之針，達於本症本論。……
夫然後起龍樹、元化，盡黃帝九針之術，無能為也。

《審視瑤函．鉤割針烙宜戒慎論》亦說：

原夫鉤割針烙之法，肇自華佗，今人效之。

黃庭鏡不識龍樹乃菩薩，誤以為龍樹山人，此無需多辨。然而，
黃庭鏡卻將鉤割、針撥方法納入為傳統針刺療法中理解，並謂來
自華佗，「盡黃帝九針之術」，而針具則「仿黃帝九針所作」，無疑
將金針撥障術歸入針刺療法來理解。這兩條資料雖是明清時代的，
但將金篦術附會為華佗所傳醫術，不始於《目經大成》，宋朝祝穆
編輯《古今事文類聚》記：「魏武帝病眼，令華佗以金篦刮膜。」
華佗被附會成懂得金篦術，並為曹操治眼疾。而《審視瑤函》更
直謂這些方法由華佗開始傳授下來。這種附會故事無須多考究其
真實成分，極可能是在中印眼科醫術融合過程中創造出來的，但
意義卻是將金篦術成為歷史上最有名大醫所傳下來，然後再來附
會成「黃帝九針之術」，將域外醫術融入成為「中國傳統醫學」的
一個部分。[21]《醫方類聚》將《龍樹菩薩眼論》有關用針的方法，

---

21 在中國醫學史中，以某種治療方法或經典附會為歷史上名醫所傳，以增
　加其價值或地位的做法，屢見不鮮。參范家偉，《六朝隋唐醫學之傳承與
　整合》，頁 7–27。

包括開內障眼用針法、鉤割及針鐮法，均收入「眼門針灸」，便是將金篦術作為針灸來理解的反映。

宋朝人將金針撥障術、金篦刮膜，這種從印度傳入的醫療技術，附會為源自黃帝九針之術，並由華佗所傳，這種附會在貴古賤今的醫學傳統下，無疑增強金篦術的地位。當然，這種附會通常目的只是增強某種醫籍的權威，由黃帝起始，經歷代名醫所傳。金針撥障術由黃帝、華佗，即中國傳統醫學發展出來的醫療技術，目的是將此術放入中國醫學傳統下，加以接受；變成無論金針撥障的技術層面，抑或解釋眼內障形成的理論層面，均出自中國傳統醫學。

中印醫學合璧具多方面的面向，金針撥障法如何被理解與接受，卻是更為複雜的問題。印度醫學對眼內障病因解釋與治療方法之間，具有緊密關係，腦脂下流而阻塞瞳子，救治方法就是用針把阻塞的腦脂挑去。由此可見，中國傳統醫者都嘗試將印度眼科概念，轉化成可被中國醫學理解的概念。

綜合本節研究所得：第一，前人學者研究印度眼科醫學傳入中國，往往忽略對腦脂下流而成眼內障的研究及了解，及此說與中國醫學的融通。腦脂下流變成腦內風毒，並由肝風上衝而成。當然，在接受過程中，醫者發覺「腦脂下流」說與《靈樞》眼腦相繫說法相通，造就了「腦脂下流」在中國醫學中存活依據。第二，金針撥障術在中國醫學之所以能夠找到存活的位置，與此法被歸入針灸療法，應有密切關係。醫者施行金針撥障術，以施針、下針及將針刺入白睛穴撥去腦脂。金針撥障法與針灸療法之間有

共通和近似治療方式，同樣造就了兩者融通的可能。而「金針撥
障術」被歸入傳統針灸下理解，更被附會為黃帝、華佗所傳之術。
第三，過去一般對眼球構造理解，認為印度傳來五輪學說，對宋
代及以後眼科醫學影響甚大。印度醫學對眼球構造的理解，唐代
《天竺經論眼》以眼由水構成，此說當來自四大論，很可能是較
五輪說更早從印度傳來的對眼球構造的一種觀念，並在晚出《葆
光道人祕傳眼科》中保存。因此印度的金箆術傳入中國後，經過
中國改造和吸收，成為中醫眼科的內容。

二、秦鳴鶴是景教醫生嗎？

　　陳寅恪提示出中國中古醫學所受域外醫學的影響，帶來了很
重要的啟示。在醫學方面，近年關於中外醫學交流史的研究著作
也不少。中外醫學交流史是很具挑戰的課題，研究者既要對中外
醫學史有所認識，甚至亦要對域外文字有所探究，才能了解交流
的內容及其意義。在中國歷史記載中，往往有許多出人意表的奇
人奇技，就當時條件而言，今天仍然很難加以解釋或理解。有時，
這些奇人奇技很難從本身文化中尋找其源頭，往往將目光轉移至
域外文化身上。[22]不同文化因交流而發生相互影響，這是很普遍

---

22 例如陳寅恪研究華佗可能與印度名醫的關連，陳寅恪，〈三國志華佗曹沖

的，醫學知識也不例外。不過，有時過分將目光轉移至域外文化身上，反而造成牽強附會，不一定適當。

　　高宗之世是唐朝其中一個重要轉折點，就是武則天逐漸權傾朝野，最終移李氏天下而稱帝。武則天是繼呂后之後，另一女主。武則天獨攬朝綱，與高宗自顯慶年間患上風眩，無法親政，有莫大關係。在永淳二年，高宗召侍醫秦鳴鶴治其風眩，此事竟引起後世醫史學者注意，並視為波斯醫術或景教醫學在唐代傳入的證據。這個看法由日本學者桑原騭藏首倡，此論一出，影響甚鉅，從之者眾，學者思考秦鳴鶴為高宗治風眩事，幾乎擺脫不了桑原騭藏的論點，當中固然有懷疑者，但亦沒有從中國醫學角度來了解此事。本節嘗試站在當時歷史情境中，從中國醫學角度剖析秦鳴鶴為高宗治病的醫術，在當時來說，只是很普通的醫術，實無須要以奇技視之。

　　唐高宗做了三十多年的皇帝，在位後期，先染風眩，影響視力，又患上瘧病，促成了武則天專斷朝政。高宗末年，找來侍醫秦鳴鶴治療風眩。為了方便討論，先引錄有關史料如下。在《舊唐書・高宗紀下》、《新唐書・高宗則天武皇后傳》、《資治通鑑》、《大唐新語・諛佞》、《譚賓錄》均有記載，內容略有出入。《舊唐書・高宗紀下》：

傳與佛教故事〉，收入氏著《寒柳堂集》（上海：上海古籍出版社，1980），頁 157–161。

上苦頭重，不可忍。侍醫秦鳴鶴曰：「刺頭微出血，可愈。」天后帷中言曰：「此可斬！欲刺血於人主首耶？」上曰：「吾苦頭重，出血未必不佳。」即刺百會。上曰：「吾眼明矣！」

《資治通鑑》記：

上苦頭重，不能視，召侍醫秦鳴鶴診之，鳴鶴請刺頭出血可愈。天后在簾中，不欲上疾愈，怒曰：「此可斬也。乃欲於天子頭刺血。」鳴鶴叩頭請命，上曰：「但刺之，未必不佳。」乃刺百會、腦戶二穴，上曰：「吾目似明矣。」后舉手加額曰：「天賜也。」自負綵百匹以賜鳴鶴。

《新唐書·高宗則天武皇后》記：

帝頭眩不能視，侍醫張文仲、秦鳴鶴曰：「風上逆，砭頭血可愈。」后內幸帝殆，得自專，怒曰：「是可斬，帝體寧刺血處邪？」醫頓首請命。帝曰：「醫議疾，烏可罪？且吾眩不可堪，聽為之！」醫一再刺，帝曰：「吾目明矣！」言未畢，后簾中再拜謝，曰：「天賜我師！」身負繒寶以賜。

比較相關資料內容，可以見到《新唐書》文字改寫得較多，《舊唐書》、《資治通鑑》、《大唐新語》、《譚賓錄》顯然記述較為接近。

在侍醫方面,《新唐書》、《大唐新語》指出秦鳴鶴為高宗治病時,有另一侍醫張文仲在旁。在刺穴道方面,《舊唐書》則記百會,《資治通鑑》、《大唐新語》、《譚賓錄》則記百會、腦戶兩穴,《新唐書》則省去穴道名稱。在武則天態度方面,《資治通鑑》指出武后不欲高宗治癒,《大唐新語》則謂武后特意阻礙高宗得到適當治療,《新唐書》則著意顯現武后自專態度。

《舊唐書‧高宗下》將此事繫於永淳二年十一月,高宗則崩於十二月。所以,高宗說「吾眼明矣」,秦鳴鶴實際上沒有把高宗的風眩病治好。就探討秦鳴鶴為高宗治病這件事上,這點是很重要的,因為秦鳴鶴具備高超域外醫術的迷思,是研究這件事情的一個極大的障礙。高宗早於顯慶五年,已因風眩頭重,目不能視,而權移武后。根據《資治通鑑》的記載,早在上元二年,高宗下詔稱皇帝為天皇,皇后(即武則天)為天后,並記:「上苦風眩甚,議使天后攝知國政。」又在顯慶五年載:「冬,十月,上初苦風眩頭重,目不能視,百司奏事,上或使皇后決之。后性明敏,涉獵文史,處事皆稱旨。由是始委以政事,權與人主侔矣。」《舊唐書‧則天皇后》亦說:「后素多智計,兼涉文史。帝自顯慶已後,多苦風疾,百司表奏,皆委天后詳決。自此內輔國政數十年,威勢與帝無異,當時稱為二聖。」假如將兩事件放在一起看,高宗病重是武后獲取權力的關鍵,武后不欲高宗病癒,絕對是可以理解的。高宗找來秦鳴鶴,一針便癒,眼睛復明,亦似乎太過神妙。秦鳴鶴治癒高宗後,不及一個月,高宗就死去。秦鳴鶴是否真的為高宗治癒風眩頭重與眼疾,就不能無疑。

　　既然，武則天不欲高宗治癒，沒有理由放任秦鳴鶴治高宗病，所以張文仲當時應該在場。據《舊唐書‧張文仲傳》記載，張文仲顯然很受武則天賞識，先任侍醫，又《唐六典‧藥藏郎》記侍醫專職診候、和藥。及後在武則天朝官至尚藥奉御。更值得注意的是張文仲最善於治療風病，在前面章節已述，王燾《外臺祕要方》就引錄了張文仲〈療諸風病方九首〉，開首內容並與《舊唐書‧張文仲傳》差不多。張文仲乃唐代名醫，兩《唐書》皆有傳，他的醫方很多收錄在《外臺祕要方》中。張文仲善療風病，卻不曾提出為高宗刺百會、腦戶而療風眩。

　　筆者猜想張文仲此時或已為武則天的黨羽，專視高宗病，高宗找來秦鳴鶴上演一場神醫治癒頑疾的戲，或者另有其目的，武則天先借意加罪於秦鳴鶴不果，決不會任由秦鳴鶴施治。這只是就當時情勢的猜想，沒有什麼堅實證據。《舊唐書‧高宗下》記秦鳴鶴為高宗治病後，就做了這樣的部署：

　　　詔皇太子監國，裴炎、劉齊賢、郭正一等於東宮同平章事。
　　　丁未，自奉天宮還東都。上疾甚，宰臣已下並不得謁見。

高宗找來了裴炎、劉齊賢、郭正一輔助太子，這三人亦成為武則天的心腹大患，三人當然沒有好的下場。高宗以裴炎等三人為東宮同平章事，在高宗死前不久，裴炎將議事從門下轉到中書省，樹立自己的領導。高宗其實只容許武則天在「軍國大事之未能決者」等事情干政，絕不是將天下移交武則天。[23]高宗顧及他死後

武則天獨攬朝政的可能性，很需要對輔助太子人選及事情進行一些部署。

　　不過，筆者強調的是秦鳴鶴的處境，命懸一線，稍一不慎，武則天便可藉機誅殺，卻是絕對可以肯定的。既然，名醫張文仲在場，秦鳴鶴所說的話，一定要有根有據，才能逃得過此劫；否則，當場就被張文仲揭破。[24]究竟秦鳴鶴所施行醫術，可以如何理解？

　　筆者認為探索此一問題先要拋開三個先入為主的觀念：一，秦鳴鶴是否為景教醫生？二，刺頭出血即是開腦術。三，刺頭出血即是放血療法。黃蘭蘭〈唐代秦鳴鶴為景醫考〉一文，是近年專門考察此問題的文章[25]。筆者所持立場與此文可說大異，由於證明秦鳴鶴是大秦人，目前所能看到的證據都只是非常間接證據，

---

23 參崔瑞德編，《劍橋中國隋唐史》（北京：中國社會科學出版社，1990），頁 287–288。

24 《唐律疏議‧合和御藥有誤》：「諸和合御藥，誤不如本方及封題誤者，醫絞。」罪名屬十惡之中的第六「大不敬」。《唐六典》亦記尚藥局製御藥，有重重監察，為皇帝進藥，亦有重重關卡，稍有錯誤即會獲罪。《唐律疏議‧醫合藥不如方》記，即使一般醫師為人合藥針灸錯誤，亦須負責。由此而論，秦鳴鶴為高宗針刺如無醫學理據，要入其罪，易如反掌。

25 黃蘭蘭，〈唐代秦鳴鶴為景醫考〉，《中山大學學報（社會科學版）》，5 期（總 179 期），2002，頁 61–67。黃蘭蘭此說已被部分學者接受，例如葛承雍，〈唐代景教傳教士入華的生存方式與流產文明〉，收入氏著《唐韻胡音與外來文明》（北京：中華書局，2006），頁 242–251。

從姓秦而推測為大秦人，由大秦人再而推測是景教醫生，再由景教醫生推測秦鳴鶴是用放血療法。在重重推測下，最後仍然無法有比較直接證據證明秦鳴鶴的醫術內容。[26] 更重要的是秦鳴鶴使用的是開腦術，純屬翻譯桑原騭藏文章時出現的錯誤。既然如此，倒不如放下秦鳴鶴是否景教醫生這一爭論，確切地去探討秦鳴鶴的醫術內容。

　　近代學者先後有桑原騭藏、范行準、季羨林、馬伯英在研究唐代中外醫學文化交流時，注意到上引秦鳴鶴為高宗治病一事，並引伸至與域外開腦出蟲醫術上面。杜環《經行紀》記：「大秦人善醫眼及痢，或未病先見，或開腦出蟲。」《新唐書‧西域下‧拂菻》記：「有善醫，能開腦出蟲，以愈目眚。」「開腦出蟲」可以癒疾是大秦、波斯國的醫術技藝。桑原騭藏認為「開腦出蟲」是西亞的穿顱術，而域外穿顱術與秦鳴鶴刺頭出血醫術，似有一定關係，而秦姓又似三國時的大秦人秦論之姓，而將「開腦出蟲」與「刺頭出血」兩事拉在一起。其實，桑原騭藏日文原文：

---

26 黃文認為是張文仲治不好高宗病，而須要找域外醫生，而域外醫生無心理負擔，可持平常心醫治，故相信秦鳴鶴為域外醫家。筆者則認為從這樣角度去論證秦鳴鶴為大秦人及景醫，論據十分薄弱，而且是沒有證據的推想。另文中對《唐會要》所載〈禁請外醫療敕〉：「開元五年十月二日敕，尚藥局醫官，王公已下，不得輒奏請將外醫療。」認為是指禁止尚藥局以下的官員請域外醫生治病。這樣解釋完全不合道理，也超出史料所能解釋的限度。

　　その手術は外國の穿顱術と多少關係がないかと疑惑を挾
　　むべき餘地あるやうに思ふ。[27]

桑原騭藏認為兩者所可能有的關係，並非毫無餘地作任何肯定。
何健民將此文譯成《隋唐時代西域人華化考》一書，譯文則說：
「其手術似與外國之穿顱術有若干關係，殆無疑焉。」[28]兩者似
有出入，而後來研究者全都根據何健民譯文，因而被誤導了思考
方向。范行準則說：「桑原氏之此種推測與假設，固不能謂其全無
理由，然秦姓未必皆為大秦人，在未獲得確證之前，寧過而存之
可也。」[29]馬伯英根據《譚賓錄》認為秦鳴鶴很可能是景教醫生。
景教在唐代已傳入中國，固為不爭之事。[30]馬伯英在《中國醫學
文化史》的推論是：

---

27 桑原騭藏，〈隋唐時代に支那に來往した西域人に就いて〉，此文原載《內
　藤博士還曆祝賀支那學論叢》（1926 年），後收入宮崎市定編，《桑原騭
　藏全集》，第 2 卷，東京：岩波書店，1968，頁 270–360，本段出自頁
　306–307。

28 何健民譯，《隋唐時代西域人華化考》（臺北：新文豐出版公司重印，
　1979）。

29 范行準，〈古代中西醫藥之關係〉，載《中西醫藥》，2 卷 10 期，1936，
　頁 26。

30 景教在唐代傳播研究，可參羅香林，《唐元兩代之景教》（香港：中國學
　社，1966）。

亨利玉爾著《古代中國聞見錄》稱：「聶派教徒，多精岐黃術。」德國學者夏德 (F. Hirth) 指出：「景教徒多擅醫術，在西亞負有盛名。他們譯希臘醫書為阿拉伯文……」可為旁證。《希波克拉底文集》第九卷中說：「當眼睛毫無顯著病症便失明時，可以在頭頂部切開，把柔軟的幾部分分開，穿過頭骨，使液體全部流出。這是一種療法，用此法病人便能治愈。」秦鳴鶴所行之術與此相似。刺血治法也屬古代歐洲療治術，由景教徒來華盛行，比較接近事實。[31]

馬伯英在另一書《中外醫學文化交流史》則說：

秦鳴鶴所行之術似有共同之點，而所謂「刺百會」治眼，中醫針灸傳統所無，或屬希氏（指《希波克拉底文集》）之法。秦鳴鶴之「秦」可能標記為大秦來之醫。不過，刺百會與穿頭骨引流腦液畢竟為兩碼事。[32]

季羨林的說法仍將「開腦出蟲」連繫到秦鳴鶴一事上面：

唐高宗這個故事，講的是治頭疾，而兼及眼睛，所以高宗才說：「吾眼明矣。」

31 馬伯英，《中國醫學文化史》，頁 303。
32 馬伯英、高晞、洪中立，《中外醫學文化交流史》，頁 250–251。

這同我上面所講的「開腦」有什麼關係呢？開顱手術在現代是司空見慣，但在古代卻是神奇的。然而又確有其事，不能否認。大秦人能「開腦出蟲，以愈目眚。」中國《三國志演義》也有華佗「開腦」的故事。至於「出蟲」，則恐是幻想。連「開腦」這件事，在某些地方，恐怕有的也是針刺的誇大，不可盡信。[33]

季羨林雖沒有說得很清楚，都可以知道他的意思是秦鳴鶴刺血與「開腦出蟲」有密切關係，「開腦出蟲」可能是刺血的誇大，桑原騭藏亦說：「所謂出蟲者，不外中國人慣用之誇張的形容詞耳。」[34]很清楚，范行準、季羨林、馬伯英探討秦鳴鶴醫術，受到桑原騭藏的影響，從域外醫術角度思考。

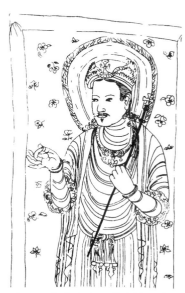

圖 17：敦煌的基督教傳教士像

在唐代，確有專醫眼疾的秦僧。李德裕〈第二狀奉宣令更商量奏來者〉載，蜀地蠻掠成都、華陽八千人，後為李德裕破蠻，

---

33 季羨林，〈印度眼科醫術傳入中國考〉，頁 555–560。

34 范行準，〈古代中西醫藥之關係〉，頁 26。

發現其中「醫眼人秦僧一人」這位醫眼秦僧在蜀沒入蠻中，而為李德裕所尋。此外，開腦出蟲也有記述，《太平廣記·高駢》記高駢鎮江淮，時有一方士失火，被官府捉了。高駢愛延待方術之士，這位方士自言可治大風病，於是到福田院找來患大風最嚴重的患者，試試他是否真的能治癒。這位方士以利刀開患者的腦縫，挑出二寸長的蟲出來，再塗上膏藥，一月餘後患者痊癒。敦煌出土《搜神記》有這樣的記載：

> 昔皇帝時有榆附者，善好良醫，能回喪車，起死人。榆附死後，更有良醫。至六國之時，更有扁鵲。漢末開腸、洗五臟，劈腦、出蟲。

雖然開腦出蟲被附會成漢末已出現，仍不足以說明秦鳴鶴懂得施行這種技術。秦鳴鶴是以針刺百會、腦戶兩處，並非使用利刀，也沒有開腦縫而挑出蟲。再者，上述研究者只能舉出證據說明西亞有開腦術，但腦中有蟲，則是另一種觀念；反而，從佛教、道教身體觀，卻可以找到腦中有蟲的觀念。

　　安世高譯《佛說㮈女祇域因緣經》記印度神醫祇域（即耆婆）行醫事跡，經中記載有這樣的一節故事，耆婆有藥王樹，可照見人內臟。耆婆照過藥王樹後，即以金刀為該女破頭出蟲，治癒她的頭痛，而且在頭內找出許多的蟲，此與開腦出蟲的說法很接近。此外，《南海寄歸內法傳·先體病源》載印度醫方明說八醫者：「一論所有諸瘡，二論針刺首疾，三論身患，四論鬼瘴，五論惡

揭陀藥，六論童子病，七論長年方，八論足身力。」可見印度醫術中也有針刺首疾。《大唐西域記‧印度總述》也說醫方明：「禁咒閑邪，藥石針艾。」然而，不得不注意的是佛經中有關針灸種種說法，往往是翻譯過程中所增加的。[35]正如廖育群所說，印度醫學與針灸最近似的刺絡，也僅僅是放血療法。[36]

　　至於道教，則以人身有上中下三尸，三尸又可稱為三蟲，相關說法有很多[37]，其中《三尸中經》、《中山玉柜經服氣消三蟲訣》、《太上除三尸九蟲保生法》記有上尸、中尸、下尸分居人的不同部位，而上尸名彭倨，在人頭中，令人眼暗、髮落、口臭、面皺、齒落。上尸居人頭中，伺機令人發病，諸如頭重、眼昏都屬其中。又《三國志‧魏書‧方技傳》記華佗授弟子樊阿漆葉青黏散，功能「久服去三蟲，利五藏，輕體，使人頭不白」。在中國

---

35 湯用彤，〈針灸‧印度古醫書〉，頁 319–327。福永勝美，《佛教醫學事典》（東京：雄山閣出版社，1980），頁 200–201。

36 廖育群，《阿輸吠陀印度的傳統醫學》，頁 324–329。

37 有關道教三尸之蟲研究甚多，可參吉元昭治，楊宇譯，《道教與不老長壽醫學》（成都：成都出版社，1992），頁 272–292。Miyakawa Hisayuki, "Medicla Aspect of the Daoist Doctrine of the Three Cadavers (Sanshi)," in Hashimoto Keizô, Catherine Jami, and Lowell Skar (eds.), *East Asian Science: Tradition and Beyond*, （Osaka: Kansai University Press, 1995）, pp. 345–349. 石田秀實，〈三尸と七魄の倫理的意味〉，收入氏著《こころとからだ中國古代におけゐ身體の思想》（福岡：中國書店，1995），頁 135–156。

醫學觀念中，吸收了道教三尸諸蟲說，《諸病源候論·諸尸候》也記人身內自有三尸諸蟲，與人俱生，而此三尸蟲能與鬼靈相通，常接引外邪，為人患害。發作時，或沉沉默默，或腹痛脹急，或磈塊踊起，或攣引腰脊，或精神雜錯，病狀變狀多端。此處雖只是說明人體有三尸之蟲，沒有清楚指明三尸諸蟲位置及其對人的損害，卻至少肯定了人體有蟲，是與生俱來的。在隋唐時代，大風又稱惡風、癩病，病因是體內尸蟲造成，《諸病源候論·惡風候》說人身中有八萬尸蟲。五種蟲更會入人體內，食人內臟。不過，從現有資料來看，道教及中國醫學對三尸諸蟲的治療，只限於服藥、服氣、辟穀、符咒等方法，沒有開腦。前引《太平廣記》有術士可以開腦出蟲治大風，也顯示蟲與大風關係；又後世有謂華佗為曹操開腦治頭風，是《三國演義》的情節，不是《三國志》、《後漢書》所載。儘管如此，「開腦出蟲」極可能是一個經組合的觀念，即「開腦」是由域外傳入中國的醫療技術，可能是西亞，也可能是印度；而「出蟲」則是中國本土的身體觀。「開腦出蟲」很可能是由兩者結合而成。

　　高宗患上風眩，目不能視，患病甚久，影響所及，武則天藉機獨攬朝綱。在永淳二年，秦鳴鶴提出刺頭出血，前引原文所說「刺頭微出血」或「刺頭出少血」，能否理解為放血療法？確是值得再探討的問題。首先，在傳統中醫理論中，風眩與眼疾有密切關係。《諸病源候論·風眩候》：

　　風眩是體虛受風，風入於腦也。諸腑臟之精，皆上注於目。

> 其血氣與脈，並上屬於腦。循脈引於目系，目系急，故令
> 眩也。其眩不止，風邪甚者，變顛倒為癲疾。

此說來自《靈樞・大惑論》，在篇中記岐伯說過，若邪從頸項入，上入於腦，隨目系而入眼。因此，當風入腦中，出現風眩之外，還會影響眼睛。《諸病源候論・頭面風候》又說如風在頭久久不癒，則風盲會入腦，變為頭眩。風入腦而成頭眩，此即高宗之症，亦即秦鳴鶴所說的「風毒上攻」。風眩目疾往往同時出現，例如李遐叔〈送張十五往吳中序〉：「邯鄲遐叔，風病目疾，家貧不能具藥，爰以言自醫。」《千金翼方・風眩》說：「風眩屋轉，眼不得開。」

　　風入腦，引致風眩目疾，治療之法甚多，在《備急千金要方》、《千金翼方》、《外臺祕要方》等書，主要載有湯藥及灸法。在《千金翼方・中風》，孫思邈論及治風，針湯散灸皆可，其中以火艾特有奇效。並且引述華佗為曹操治頭風案例，說明只針不灸，未能治其根本。此外，《備急千金要方・風眩》又說風眩病「但度灸穴，便火針針之，無不瘥者。初得針竟便灸，最良。」治風之法確有針法，因此秦鳴鶴以針刺高宗當是可以接受的療法。《三國志・魏書・方技傳》：「太祖苦頭風。每發，心亂目眩，佗針鬲，隨手而差。」華佗也是用針法為曹操治頭風。

　　在《千金翼方・中風》更指明若用灸法先灸百會。百會在人頭頂正中央，秦鳴鶴為高宗施針，正是在百會穴。《備急千金要方・風痺》說百會：「主惡風邪氣」，《備急千金要方・諸風》又

說：「治風，灸上星二百壯，前
頂二百四十壯，百會二百壯，腦
戶三百壯，風府三百壯。」敦煌
本《新集備急灸經》也記患頭
眩，「灸百會穴二七壯。」[38]皇
甫謐《鍼灸甲乙經》說：「百會
一名三陽五會，在前頂後一寸五
分頂中央，旋毛，中陷，可容
指，督脈足太陽之會，刺入三
分，灸三壯。」的而且確，在百會穴是可以施針的。

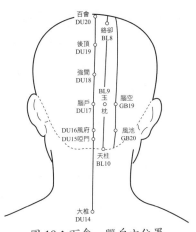

圖 18：百會、腦戶穴位置

　　《備急千金要方・風懿》又說到風寒之條入侵人體後，滯而
不能發，因而口不能言，喉痹失聲，都是風邪所為。若果風邪入
臟，能殺人。其中治風方法，可以「針百會入三分補之」。因此，
高宗風眩目不能視，秦鳴鶴針其百會是有其道理的。至於腦戶則
「在枕骨上強間後一寸半，不灸」，並「主頭重痛」、「主目痛不能
視」。《鍼灸甲乙經》又說：「頭重，項痛，目不明，風到腦中寒，
重衣不熱，汗出，頭中惡風，刺腦戶。」當然，針灸腦戶穴必須
十分小心，不可妄灸。《素問・刺禁篇》：「刺頭中腦戶，入腦立
死。」《鍼灸甲乙經》則說：「腦戶，一名匝風，一名會顱。在枕
骨上強間後一寸五分，督脈、足太陽之會，此別腦之會，刺入四
分，不可灸，令人瘖。」故此，刺腦戶是不能深入的，既然如此，

38 《新集備急灸經》，收入叢春雨編，《敦煌中醫藥全書》，頁 202。

秦鳴鶴施針於腦戶尚且不能深入，更何況開腦，可知秦鳴鶴刺頭出血決非開腦。一般而言，治風以灸法為最主要，但是在當時醫學角度來看，秦鳴鶴的治療法應是可以接受的。

武則天認為秦鳴鶴在天子頭上出血，理應誅。施針出血，同樣是可以接受的，只是不能出血太多或不止而已。[39]《備急千金要方‧目病》說有十六項喪明原因，其中一項是「刺頭出血過多。」換言之，刺頭出血固無不可，只是不能過多。又例如《備急千金要方‧針灸上》記：「刺跗上中大脈，血出不止死。」「刺陰股中大脈，出血不止死。」「刺臂太陰脈，出血多立死。」刺脈而出血過多，又會死亡。古時施針，有所謂九針，九針之中有鋒針，《備急千金要方‧針灸上》又說：

> 凡用鋒針針者，除疾速也。先補五呼，刺入五分留十呼，刺入一寸留二十呼，隨師而將息之。刺急者，深內而久留之。刺緩者，淺內而疾發針。刺大者，微出其血。

《外臺祕要方‧小兒諸疾上》記治療小兒癎候：

> 脈青大，刺之，令血出。
> 次灸兩耳後完骨上青脈，亦可以鍼刺，令血出。

---

39 有關中醫針刺出血療法，可參費蘭波，《中國頭針療法》（北京：科學技術文獻出版社，2000），頁125–130。

用鋒針施針,「微出其血」,是很自然的,因為《靈樞》說鋒針的
形狀是「刃三隅」,是九針中較鋒利的針,也應該為秦鳴鶴所用,
才能「微出其血」。[40]上引《備急千金要方‧風眩》謂治風眩「火
針針之,無不瘥者」,所謂火針,即燒熱的鋒針,「火針亦用鋒針,
以油火燒之,務在猛熱,不熱即於人有損也」。在百會穴施針,也
許針入三分,出血在針刺過程中出現[41],表示針入至適當的位置,
但能夠治癒風眩,令高宗復明的醫學理論,是在於百會、腦戶兩
穴是主治風病。從中醫針刺理論及實行的情況,才能解釋「刺頭
微出血」。如果我們將針刺回歸到古代,以九針為針具[42],所謂
「刺頭微出血」是指針刺過程中會出現的情況,並不一定是什麼
放血療法。《冊府元龜‧醫術》記:

秦鳴鶴以善針醫為侍醫。

這句話反而是最確實地反映了秦鳴鶴的醫術,只是善於針而已。
　　秦鳴鶴刺頭出血,又會被視為放血療法。[43]中醫針灸與放血

---

40 《太平聖惠方‧針灸》引《明堂經》記有少商二穴:「以三棱針刺之,令
　　血出。」即又可以三棱針(即鋒針)刺穴出血。

41 西方子《明堂灸經》記,用三棱針刺百會,「刺令出血」,可治療眼䀹、
　　頭風等多種情況。

42 有關九針形制及來源,詳參李建民,《死生之域——周秦漢脈學之源流》
　　(臺北:中央研究院歷史語言研究所,2000),頁 243-275。

43 Shigehisa Kuriyama, *The Expressiveness of the Body and the Divergence of*

療法，有密切關係。[44] 在西方，放血 (blood-letting) 在四液體說理論下是很盛行的治療法，放血是為了維持四種液體在體內的平衡，因此放血是治療的主體部分。但是，從上文討論可以知道，在針刺過程中出現，出血並不是很特別的情況，而且出血絕不是秦鳴鶴治療的主體部分，他要做的是針刺百會、腦戶而達致治療效果，在針灸理論中，這兩穴主治風眩。所以，病得以治好是因為針刺了百會和腦戶，而不是因為放血。刺頭出血只是治療過程會出現的情況，而非因出血而病得以治癒，此與放血治療，似乎有一定的差距。

其實，在秦鳴鶴為高宗治風眩一事上，前人學者過分地注意刺頭出血一事，以致忽略了如何可以在傳統中國醫學範圍內，了解秦鳴鶴在百會、腦戶兩處施針的過程，及可能出現的情況。反而，附會秦鳴鶴使用的是域外的鑽腦術、開腦術。筆者的看法是秦鳴鶴治高宗風眩一事，極盡神妙，引來前人學者向域外醫術追尋其源，實際可能只是一場政治戲，是否真的令高宗復明，不能無疑。不論如何，秦鳴鶴演這場戲，就不能不令張文仲攻破其詐偽，如果秦鳴鶴真的施以開腦奇技，恐怕不能矇混過關。秦鳴鶴站在傳統醫學的理論上，為高宗針刺百會、腦戶兩穴，在當時醫

　　Greek and Chinese Medicine，（New York: Zone Books, 1999），p. 198.

44 Epler D. C., "Bloodletting in Early Chinese Medicine and its Relation to the Origin of Acupuncture," *Bulletin of the History of Medicine*, 54: 3, 1980, pp. 37–67.

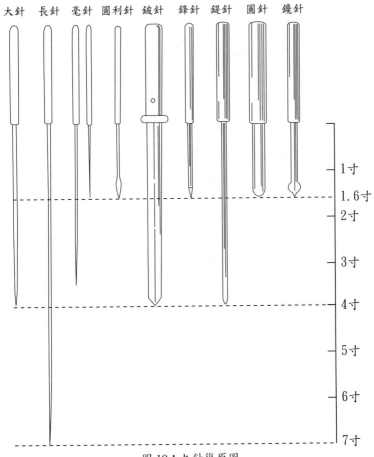

圖 19：九針復原圖

術而言，其實是對的，與開腦出蟲關係不大。畢竟高宗已病入膏肓，秦鳴鶴縱有返魂之術，亦起不了多大作用。

三、小　結

　　唐代醫學吸收了域外醫學的因素，不只是在理論層面上，也涉及醫療技術方面，是一個很重要的特色。中國文化在消化、吸納外來文明的能力很強，以醫學為例，四大論、金篦術在南北朝隋唐時傳入中國來，甚至帶來一定的影響。然而，也可以發現，醫者接受四大論同時，陰陽五行說也從未受過衝擊，四大說與五行說在醫書中同時並存。金篦術傳入中國後，也被放入中國醫學原有框架內理解和接受。不過，唐代以後，四大論在醫書中被提及的情況，已逐漸減少，宋代以後醫書提及四大論的就更少；而金篦術也被理解為是針灸的一種，是由黃帝、華佗所傳。由於外來因素往往在歷史長河中被吸納和融合，要分辨哪些是外來成分受外來影響，哪些是本土所出，有時真的很困難。不管如何，任何論點建基在確切的證據上，是很重要的，勉強比附，有時適得其反。

第九章　佛道兩教與辟穀

——兼論服水法

　　孫思邈，是中國醫學史上重要人物，所撰《備急千金要方》和《千金翼方》，總合了唐代以前醫學的成就。有關孫思邈的研究，可說汗牛充棟。近人研究，從兩《千金方》中論述孫思邈或唐代的醫學成就居多，而考證孫思邈生年，曾經有頗為熱烈的討論。[1]

　　孫思邈在《備急千金要方·序》說學醫的歷程，年幼體弱多病，常常求醫，散盡家財，在「青衿之歲」[2]，即受學之年，開始習醫；二十歲時已通醫理，而且「善莊老及百家之說，兼好釋

1　孫思邈生年研究，近年海峽兩岸學者考證均持西魏大統七年（亦即梁大同七年，公元 541 年）的說法。參干祖望，《孫思邈評傳》，第 1 章〈生卒之謎〉（南京：南京大學出版社，1995），頁 1–25。任育才，〈論孫思邈之年壽及其醫學思想〉，載黃約瑟、劉健明合編，《隋唐史論集》（香港：香港大學出版社，1993），頁 255–270。本文即據干、任兩位學者的意見，採孫思邈生年在西魏大統七年說。

2　青衿即青襟，語出《詩經·鄭風·子衿》，是指學子所穿之服。

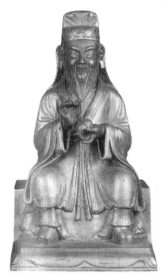

圖20：鎏金孫思邈坐像

典」(《舊唐書·孫思邈傳》),一生未嘗離開醫門。故此,孫思邈學醫時間,若以孫思邈在西魏大統七年生,大約就是在西魏末北周年間,通醫理的時間就大概在北周明帝年間。孫思邈正值周室多故,入太白山隱居,這時是他頗通醫理的時期。本章嘗試從周隋之際隱居風氣與辟穀法流行,兼及探討孫思邈的「服水法」,了解佛、道兩教在養生方面的交流。

一、孫思邈的佛教因緣

　　孫思邈與佛教關係,前人論述已多,其中干祖望《孫思邈評傳》、坂出祥伸〈孫思邈と佛教〉,詳列孫思邈與佛教關係的資料。干祖望從兩《千金方》內容(特別是用字方面)流露佛學思想,得出這樣的結論:「孫思邈絕對不是佛門弟子,至多為一介居士而已。孫氏在儒、釋、道三家中,比重釋家最輕。」[3] 坂出祥伸較

3　干祖望,《孫思邈評傳》,頁117。

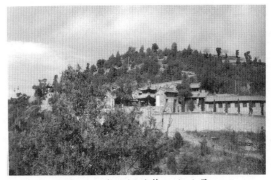

圖 21：陝西耀縣藥王山外景

為宏觀地探討兩《千金方》受佛教影響的觀念，認為《備急千金要方‧大醫精誠》受華嚴思想影響。[4]

　　法藏《華嚴經傳記》載有孫思邈的傳記，是孫思邈與佛教關係最為重要的資料。法藏是康居人，又稱康藏國師，師承智儼，在武則天朝講新《華嚴經》，後來又為中宗所重，開創華嚴宗，是為華嚴三祖。據〈大唐大薦福寺故大德康藏法師之碑〉所記，法藏生於貞觀十五年左右，後遊太白山，聽說雲華寺智儼法師講《華嚴經》，於是拜師學法。〈唐大薦福寺故寺主翻經大德法藏和尚傳〉則說法藏在十七歲時（顯慶四年己未），「求法於太白山，餌朮數年。」法藏年紀雖較孫思邈小很多，是否有交往仍很難說，但法藏存活於太宗至睿宗時，青年時期與孫思邈晚年是重疊的，兩人

4　坂出祥伸，〈孫思邈と佛教〉，收入氏著《中國思想研究──醫藥養生‧科學思想篇》（大阪：關西大學出版社，1999），頁 268–282。坂出祥伸在另一文〈孫思邈における醫療と道教〉從終南山隱居探究孫思邈禁咒受樓觀道派影響。不過，此文論證薄弱，泛泛而論。

同處一個時代，甚至很有可能曾同處太白山。[5]

　　孫思邈與道宣又有很密切往來關係。《宋高僧傳‧釋道宣傳》記：

> 有處士孫思邈嘗隱終南山，與宣相接結林下之交，每一往
> 來議論終夕。

傳中記道宣本南朝人，隋大業年中從智首律師受具，「晦迹於終南倣掌之谷」，長期在終南山靜修。孫思邈隱居太白山，太白山與終南山之間地理位置其實是很接近的[6]，都在秦嶺山脈上面，而太白山是終南山區的最高峰。[7] 坂出祥伸將道宣與孫思邈的交往，繫於武德年間。[8] 在佛教資料中，孫思邈隱居終南山，很可能就是構成孫思邈與《華嚴經》關係的線索。

　　孫思邈隱居終南山，實與當時風尚有關。嚴耕望先生在〈唐

5　孫思邈隱居生涯，時隱時現。貞觀年間，帶人入山治病，孫思邈自言：
　　「余以貞觀年中將一病士入山，教服松脂，欲至百日，鬚眉皆生。」（《備
　　急千金要方‧惡疾大風》）顯慶三年，應高宗之請而住鄱陽王府。

6　例如釋靜藹、釋智誕、康阿祿山都在周武滅佛時避入終南山、太白山。

7　《元和郡縣圖志》郿縣下記：「終南山在縣南三十里，太白山在縣東南五
　　十里。」

8　坂出祥伸，〈孫思邈と佛教〉，頁281。道宣在武德末隱居終南山，又可
　　參藤善真澄，《道宣傳の研究》（京都：京都大學學術出版會，2002），頁
　　92。

人習業山林寺院之風尚〉一文，探討唐人習業山林，搜羅資料完
備，其中談及終南山乃隱居處，並引《新唐書‧隱逸傳》說：

> 放利之徒，假隱自名，以詭祿仕，肩相摩於道，至號終南、
> 嵩少為仕途捷徑。

此條資料說明終南山在唐代隱居者心目中的重要性，視為仕宦捷
徑。[9] 湯用彤在《漢魏兩晉南北朝佛教史》的研究，就恰恰提供
了很具啟發的提示，他說《華嚴經》之重鎮，在周隋之際為終南
山。周武滅法時，長安僧人多避難山中，其中不少入終南山，如
靜藹、普安、彭淵、弘智，而法順、智正、智儼全是華嚴宗之祖
師爺，在終南山上徒弟眾多。終南山為僧人聚居之所，而《華嚴》
學者特多，且似以至相寺為中心。[10] 可見終南山是周末至唐時《華
嚴經》的重要傳播地。

　　周隋時期，終南山吸引了許多高僧駐錫，如釋普濟、釋慧頤、
釋法應，又是三階教林葬聖地[11]，高僧雲集。孫思邈因宣帝時周

9　嚴耕望，〈唐人習業山林寺院之風尚〉，收入氏著《嚴耕望史學論文選集》
　　（臺北：聯經，1991），頁 279–280。

10　湯用彤，《漢魏兩晉南北朝佛教史》，下冊，北京：中華書局，1983，頁
　　632。小島岱山著，黃玉雄譯，〈中國華嚴思想史的再認識——五台山系
　　華嚴思想與終南山系華嚴思想〉，《五台山研究》，4 期，2000，頁 13–17。
　　嚴耕望，《魏晉南北朝佛教地理稿》（臺北：中央研究院歷史語言研究所，
　　2005），頁 102–103。

室多故入終南山，此時正值周武滅佛後，佛教高僧多避入山中，因緣際會，兩者造就了一個親密接觸的機緣，就如孫思邈與道宣之間相往來一樣。終南山作為華嚴的聖地，孫思邈隱居在此，這種地域關係構成了孫思邈被塑造成華嚴信仰者的要素。

唐初華嚴宗以終南山為傳法基地，據《宋高僧傳‧釋法藏傳》記是由杜順在終南山傳《華嚴法界觀》予智儼開始，智儼在終南山至相寺講論《華嚴》，而法藏也在終南山受學於智儼。智儼在終南山吸引了不少人前來學法，例如釋義湘原是新羅國人，到中土後，就往終南山智儼三藏所，學習《華嚴經》。孫思邈與華嚴宗結緣，並被視為華嚴宗傳授者，儘管不一定是歷史事實，但與孫思邈隱居終南、太白山應有關係。更重要的是，法藏授業於終南山智儼等，為確立終南山乃華嚴正宗，因而將曾隱居終南山而當世有名聲的孫思邈，說成向唐皇室傳授《華嚴經》的重要人物（事見《華嚴經傳記‧孫思邈傳》），就顯得容易理解。此外，《宋高僧傳‧釋慧悟傳》說：

> （高宗永徽年中）有慧悟隱太白山中，持誦《華嚴經》，服餌松朮。

釋慧悟隱居太白山年代與孫思邈不一樣，但持誦《華嚴經》同時，

---

11 終南山在中古時代是佛教三階教的林葬重地，參劉淑芬〈林葬——中古佛教露屍葬研究之一（三）〉，《大陸雜誌》，第 96 卷第 3 期，頁 20–40。

又修道教服餌之術。這條資料帶來一個訊息：持誦《華嚴經》與服餌，兩者並不排斥，這有助了解法藏在《華嚴經傳記》將「善養性好服食」的孫思邈納入華嚴信仰者的行列，而法藏本身也在太白山服朮數年。

二、隱居山林與服食辟穀

太白山、終南山在周隋之際，是佛教徒避難之所。湯用彤曾舉出很多例子，說明周隋之際，高僧走入山中避難，而終南、太白成為高僧聚居之所。[12] 據《續高僧傳》所記，諸如釋法安、釋通達、釋德美、釋道林、釋道安、九江道尼。換言之，孫思邈曾隱居太白山、終南山中，正值周武滅法後，佛教徒大舉避難入山的時候，很可能造就了孫思邈種下與佛教徒往來的因緣。不過，也值得留意的是，太白山也

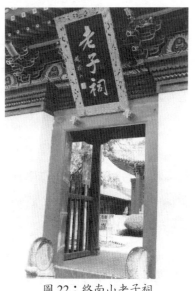

圖 22：終南山老子祠

---

12 湯用彤，《漢魏兩晉南北朝佛教史》，頁 393–394。

是道教方士聚居地,《舊唐書‧盧照鄰傳》記盧照鄰因病去官,隱居太白山,「得方士玄明膏餌之。」《太平廣記‧盧李》記有盧李二人隱居太白山讀書,兼習吐納之術。在這樣的環境下,孫思邈身處其中,能夠接觸佛、道兩教,吸收兩教思想與精華,也是很可能的。周隋之際,隱居山嶺其實提供了一個場所給佛道兩教人士互相交流。

　　《備急千金要方‧膀胱腑》記:「武德中,有德行尼名淨明,患此已久,或一月一發,或一月再發,發即至死,時在朝大醫蔣、許、甘、巢之徒亦不能識,余以霍亂治之,處此方得愈,故疏而記之。」孫思邈在唐初武德年間,治療淨明病,本來沒有什麼特別。但從孫思邈的說話中,得知淨明的病,當時在朝廷的太醫等,沒有人可以幫她治癒。武德年間,是孫思邈經歷隱居之後出山,他的醫術應該達到一定的造詣,才能評論當朝太醫。所以,孫思邈在周隋之際隱居時,醫術的進境,應該要留意。

　　周隋時期,佛教徒居於深山修道,尤其避難入山,缺乏糧食,為了維持生命,有需要學習、施行辟穀法,在《續高僧傳》就有很多相關的記載,例如釋僧善山居服藥,糧粒既斷;釋普曠居山餌柏十五年;釋慧約卻粒巖栖,餌以松朮;釋淨業篤愛方術,卻粒練形;釋曇榮斷粒練形;釋慧融山居服食,咒水治病;荊州有比丘尼姊妹斷粒食絕穀,只吃香蜜;釋慧常斷穀練形;法鏘律師,南栖太和,服餌守中。這些資料表明了南北朝隋唐時期,佛教徒入山修煉,面對著缺乏糧食的情況,會行斷粒休糧法,《續高僧傳‧釋靜琳傳》說:「後入白鹿山,山糧罕繼,試以卻粒之法。」

釋靜琳（活動於隋朝）因入山居住，糧食匱乏，在此情況下唯有
試以卻粒的方法。而道教徒則以辟穀，服他物而休米糧，作為修
煉方法，例如《千金翼方‧養性服餌》載有「真人服杏子丹。玄
隱士學道，斷穀以當米糧方」、「餌朮方　取生朮削去皮，炭火急
炙令熱，空肚飽食之，全無藥氣，可以當食，不假山糧，得飲水，
神仙秘之，勿傳」。這些都是專為入山修煉而無糧可資者，提供延
命的方法。

　　從南北朝到唐代，佛教僧人經歷了周武滅佛、隋末大亂等事
情，不少迫於無奈，居於山中，無糧可食，因此修辟穀之法。其
中，走入終南山、太白山而修辟穀法的就有釋吉藏、釋弘智，而
釋弘智在終南山「絕粒服氣，期神羽化」，無疑是習得道教辟穀
法。道教辟穀法本是為了避世防飢，《千金翼方‧辟穀》記高子良
服柏葉法：「令人長生益氣，可辟穀不飢，以備厄還山隱無穀。昔
龐伯寧、嚴君平、趙德鳳、唐公房等修道佐時也，世遭飢運，又
避世隱峨眉山中，飢窮欲死，適與仙人高子良五馬都相遭，以此
告之，皆如其言，盡共服之，卒賴其力皆度厄。」可見辟穀、防
飢、山隱三者的關係密切。

　　此外，還有兩條資料頗值得留意。《續高僧傳‧釋真慧傳》說：

　　　大業元年，餌黃精絕粒百日，檢校教授坐禪，禮懺不減生
　　　平，後覺肥充，恐有學者便休服餌。

《續高僧傳‧釋解脫傳》說：

又有僧奇禪師者，住欣州秀容建國寺，恆於定裏來望人山
南坐禪餌藥。

釋真慧、釋解脫修煉時服餌與坐禪同時並行。隋‧智顗在《童蒙
止觀》中提及調氣法時，指出坐禪會出現禪病，可以利用道教的
養生方法來治療，如氣術、休糧、服餌諸法。孫思邈在《千金翼
方‧養性服餌》列了一串服餌方法，有服食茯苓、地黃、黃精，
當中有針對佛教修持方法而來的服餌法，例如服烏麻法，針對「行
道持誦，作勞遠行，端坐三百日，一切病除。」又有「因讀誦、
思義、坐禪及為外物驚恐狂走失心方」，更明顯的是〈正禪方〉：

春桑耳、夏桑子、秋桑葉。
上參味，等分搗篩，以水一斗煮小豆一升令大熟，以桑末
一升如煮微沸，著鹽豉服之，日三，飽服無妨。三日，外
稍去小豆，身輕目明，無眠睡；十日，覺遠智通初地禪，
服二十日至二禪定，百日得三禪定，累一年得四禪定，萬
相皆見，壞欲界觀境界如視掌中，得見佛性。

這些方法都是因應佛教坐禪修行而形成的服餌法。
高僧入山辟穀，從上列諸引文中知道是服食松、柏、朮、黃
精等物。早在《抱朴子內篇‧仙藥篇》、《晉書‧嵇康傳》已記載
服黃精、朮，可以令人長壽、肥健；在遇上飢荒時，可以代替米
糧。周隋時有高僧服黃精、朮等作為辟穀之法，實來自道教，而

黃精、朮等皆可在凶年時給老小休糧之用。道教中人本來就有入山辟穀，《隋書‧徐則傳》記宋玉泉、孔道茂、王遠知等，「亦行辟穀，以松、水自給」，而徐則在陳朝時，入天台山，「絕穀養性，所資唯松、水而已」。〈唐國師升真先生王法主真人立觀碑〉說王遠知：「辟穀休糧，唯資松、水，六塵不染。」可見佛道兩教徒辟穀服食的東西其實沒有什麼分別。

　　雖然說辟穀，仍然要飲水，《千金翼方‧辟穀》記服松柏實：「欲絕穀，恣口取飽，渴飲水」、「飲水服松葉」、「飢即服次，渴飲水」、「（餌朮方）全無藥氣，可以當食，不假山糧，得飲水，神仙秘之，勿傳」（《千金翼方‧養性服餌》）飲水對辟穀者而言，是很重要的。在道教中，又發展出服水辟穀法來。

三、服水法及其與佛道兩教關係

　　水是生命之源，在古代中國、印度、希臘思想中，水早已被認為是自然界的重要元素，構成世界非常重要的物質。

　　不食五穀，就要找其他東西替代。從上引《續高僧傳》來看，服松朮、黃精，這些都是道教的斷穀法。孫思邈在《千金翼方‧辟穀》列了服茯苓、松柏脂、松柏實及各類酒膏散，其中有一種「服水法」，即以喝水來修煉。孫思邈所載的服水法，夾雜了佛道兩教的內容，而且與〈辟穀〉內其他的辟穀方法，有明顯不同的

地方。

自道教形成以後，辟穀法作為成仙的修煉方法，已被佛教吸收。[13]孫思邈懂得服水法，來自《服水經》。《千金翼方‧服水》說：

> 余嘗見真人有得水仙者，不睹其方。武德中，龍齎此一卷
> 《服水經》授余，乃披玩不舍晝夜，其書多有蠹壞，文字
> 頗致殘缺，因暇隙尋其義理，集成一篇。好道君子勤而修
> 之，神仙可致焉。

此段記載頗為神怪，因為孫思邈說是由龍授予此《服水經》。後來在《酉陽雜俎》就有一個故事，說孫思邈得昆明池龍傳予藥方，孫思邈所得藥方分別散入《備急千金要方》中。干祖望認為這個故事的由來，係由此龍授《服水經》演變而成。由龍授《服水經》確實過於神怪，抑或是史文有缺，龍字之後有缺文，很難斷言。《千金翼方‧辟穀》所載諸辟穀法，其實都見於《備急千金要方‧服食法》中，唯獨服水法沒有收載其中。這樣的話，孫思邈雖然早在武德年間就知道服水法，卻沒有寫進《備急千金要方》內，到了寫《千金翼方》時才詳細說明服水法。為什麼會這樣？孫思邈是在武德年間獲得此經，即是說武德年間已有《服水經》記載服水法。由於經中文字殘缺，孫思邈於是再加尋討，集成一篇。

---

13 蕭登福，〈道教藥餌、避穀、食氣及黃白冶鍊對密宗之影響〉，《道教與密宗》（臺北：新文豐出版公司，1993），頁 293–320。

孫思邈得服水法在撰寫《備急千金要方》前，但仔細研究卻可能在《備急千金要方》撰成後。此外，孫思邈得到藥方，往往不是立即加以記入書中，而是經過長時間檢驗成效，就好像西岳真人靈飛散，孫思邈小心翼翼，反覆詢訪三十年，才敢照方服用。孫思邈對藥方態度謹慎，服水法雖知之甚早，未經詳細研究，不錄在書中，是可以理解的。

　　根據引文所述，首先在《千金翼方》中服水法內容，不完全出自《服水經》，而係經孫思邈搜尋、整理而成。其次，服水法是可以成為神仙方法，可以修成水仙，這是孫思邈親眼目睹的。第三，孫思邈曾見到有人服水而得水仙，然而沒有獲得其方而已，後由龍授予《服水經》。服水法既然是辟穀法的一種，應是與道教有密切關係；不過，在服水法中，卻有一些佛教有關的用語。在服水時，「燒香禮十方諸佛」、「常燒眾名香至心念佛」，又要「先發廣大心，仍救三涂大苦，普度法界含生，然後安心服之」、「信因信果，正真其心」。並且所載的卻鬼咒，又屬梵文咒語：

　　　然摩然摩，波悉諦蘇若摩竭狀暗提，若夢若想，若聰明易
　　　解。常用此咒法去之。（《千金翼方・服水法》）

咒語屬梵文咒語，反映了受佛教的影響。服水與咒鬼之間似乎無什麼關係，然而在服食時，易為鬼物所侵，「若不至誠，內連六識，外為鬼神侵繞其心」、「（服五色水）詐稱鬼親附說，人慎勿信之」，因此辟穀者有時會被鬼物所侵，情志不穩，卻鬼咒便大派用場。

　　佛教對服水法，有嚴峻的批評，認為是外道的一種。後魏北印度三藏菩提流支譯《提婆菩薩釋楞伽經中外道小乘涅槃論》，說到「何者外道，所謂涅槃」，有二十種，第十八種稱「服水論」，並謂：

> 水是萬物根本，水能生天地，生有命無命一切物，下至阿鼻地獄，上至阿迦尼吒天，皆水為主。水能生物，水能壞物，名為涅槃。是故外道服水論師說。

釋吉藏《中觀論疏》亦記：「外道中有二師，如服水外道，計水能生一切萬物，即是從有生也。」水能生萬物，乃生命之源，因而有服水外道。玄奘譯《阿毘達磨大毘婆沙論》說：

> 以戒禁取違逆聖道，遠離解脫，故別立取。違逆聖道者，由戒禁取捨真聖道，妄計種種，非理苦行，能得清淨。如斷飲食，臥灰臥杵，面隨日轉，服氣服水，或唯噉果，或但食菜，或著弊衣，或全露體，執如是等，能得清淨，遠離解脫者。

文中批評行戒禁而捨真聖道，當中有斷飲食、服氣、服水，都不是真正解脫之道。水雖能生萬物，服水卻不是正道。宋涼州沙門釋寶雲譯《佛本行經》記：「服水、氣者，長勞困形，皮骨相連。」人只服水，身體便會消瘦，皮骨相連，是可以預見的。《大

智度論》認為持戒至為重要，若不持戒，「雖山居苦行，食果服藥，與禽獸無異」，並批評有人「服水為戒」，最終空無所得。在佛經中，雖然對服水、服氣諸法有所抨擊，卻反映服水法在南北朝至唐，也是被人知曉的辟穀法。魏晉南北朝以後，佛道兩教相互排斥的同時，又相互學習、模仿。《續高僧傳‧釋明隱傳》記：

> 其五台山有故宕昌寺，甘泉美岫往而忘返。有僧服水得仙，身如羅縠，明見藏府骨髓。武德年末行於山澤，今村中父老目者十餘人說之。

五台山自魏晉南北朝以來，便是佛教聖地，高僧在五台山傳法者眾。[14]在五台山中，有僧人在武德年間服水得仙。孫思邈自言在武德年中得《服水經》而知服水法，此其時又有僧人在武德末服水得仙。五台山靈跡極多（《續高僧傳‧釋曇遷傳》、《續高僧傳‧釋曇鸞傳》），又地多藥物（《隋書‧盧太翼傳》），吸引道教中人駐足，也是佛道兩教中人聚居處。可見不論佛道，皆有入五台山者。宕昌寺僧服水而得仙，習得辟穀法，與五台山的獨特背景，似應有淵源。

　　這位服水得仙的僧人，因五台山有甘泉而服水，服水法傳授與這位僧人究竟有何關係，文獻不足徵，目前無法深究。服水之法既屬辟穀法的一種，與道教修煉關係密切。葛洪認為長生之道，

---

14 嚴耕望，〈五台山佛教之盛〉，《魏晉南北朝佛教地理稿》，頁 249–269。

在於服金丹大藥，在《抱朴子內篇‧雜應篇》記葛洪談論斷穀諸
法，提及辟穀可省米糧費用，同時又可令人體減少病痛，但卻不
能長生，其中有「吞氣、服符、飲神水」等方法，令腸中無滓。
葛洪在書中又介紹了甘始法，方法是「召六甲六丁玉女，各有名
字，因以祝水而飲之，亦可令牛馬皆不飢也。」並說：

> 余數見斷穀人三年二年者多，皆身輕色好，堪風寒暑濕，
> 大都無肥者耳。雖未見數十歲不食者，然人絕穀不過十許
> 日皆死，而此等已積載而自若，亦何疑於不可大久乎？若
> 令諸絕穀者專羸，極常慮之，恐不可久耳。而問諸為之者，
> 無不初時少氣力，而後稍丁健，月勝一月，歲勝一歲，正
> 爾，可久無嫌也。……夫服藥斷穀者，略無不先極也。但
> 用符水及單服氣者，皆作四十日中疲瘦，過此乃健耳。符
> 水斷穀，雖先令人羸，然宜兼知者，倘卒遇荒年，不及合
> 作藥物，則符水為上矣。
> 有道士石春，每行氣為人治病，輒不食，以須病者之愈，
> 或百日，或一月乃食。吳景帝聞之曰，此但不久，必當飢
> 死也。乃召取鏁閉，令人備守之。春但求三二升水，如此
> 一年餘，春顏色更鮮悅，氣力如故。景帝問之，可復堪幾
> 時？春言無限，可數十年，但恐老死耳，不憂飢也。乃罷
> 遣之。

可見在斷穀法中是有一種以服符水，所以在道教修煉法中，符水

兩者配合使用。當然，單單服符水，不吃穀物、肉類，人就會消瘦，身體疲弱。

其實，葛洪不太欣賞這些方法，認為「若遭世荒，隱竄山林，知此法者，則可以不餓死。」在亂世饑年，無糧可食時，此法用來保命，不致餓死，無可厚非。葛洪在《肘後備急方》載有〈治卒絕糧失食飢憊欲死方〉：

> 粒食者，生人之所資，數日乏絕，便能致命。《本草》有不飢之文，而醫方莫言斯術者，當以其涉在仙奇之境，非庸俗所能遵故也。遂使荒饉之歲，餓屍橫路，良可哀乎！今略載其易為者云，若脫值奔竄在無人之鄉；及墮墜谿谷、空井、深塚之中，四顧迥絕，無可藉口者，便須飲水、服氣。……若有水者，卒無器，便與左手貯，祝曰：丞掾吏之賜，真乏糧，正赤黃行，無過城下。諸醫以自防。畢，三叩齒，右手指三叩左手，如此三遍，便飲之，後復有盃器貯水尤佳；亦左手執右手以物扣之如法，日服三升，便不復飢，即差。

《千金翼方·辟穀》亦說服柏葉：

> 以山居讀誦，氣力不衰，亦可濟凶年。

葛洪清楚地指出穀食是維持生命的重要物資，在醫方中很少談及

斷穀休糧之法。若遇上荒災或被困險境，無法覓食，唯有飲水、服氣。若能飲水的話，便須連同祝咒。葛洪所列祝咒，唐代司馬承禎《修真精義雜論》中亦有收載，提供很好的參照。《修真精義雜論・服水絕穀法》記：

> 每旦取井華水，以器中盛之，仍常別用一好器，其水皆有濁淀，久服不佳。宜預早取停澄良久，乃取清者服之，向王燒香，左手持水器，加手持物，既不名其物，即是物，皆得然。可取青竹子一節上下全者，常充叩用耳。祝曰：承掾史之賜，神人之粮，正赤黃行，無過域下。諸醫以自防，畢，叩齒三通，咽氣三下，令齒氣齊鳴。凡三祝止飲之，多少任意，以飽為度，此旦一服後，飢即取水祝服之，亦無論早晚，日三服便不飢。初服水，數十日瘦極，頭眩足弱，過此漸佳。若兼服藥物，則不至虛憊也。不欲多言笑舉動，忘精費氣，此為所忌耳。

兩者祝文部分很接近（葛洪所記的「真乏糧」可能就是「真人之糧」）。司馬承禎以此為服水絕穀法，與葛洪用於無法覓食時，態度有異，內容卻是一致的，或許反映出醫道之間的分別。

孫思邈《千金翼方・服水法》所載方法，卻不太一樣。孫思邈首列「起首服水法」，應是第一次開始服水時，需要進行的儀式。首先，擇「四時王相甲子開除滿之日，並與身本命相生之日」，而當天又要天晴無雲，沐浴穿淨衣後，「燒香禮十方諸佛及

一切聖賢仙人天真」，然後：

> 向東方取水，以水置器中，候日出地，令水與日同時得三
> 杯，杯各受一升，咒之三遍，向日，以兩手棒水當心，面
> 向正東方，並腳而立，先扣齒，鳴天鼓三通，乃以口臨水
> 上，密誦咒一三五七遍極微，微用力，乃細細咽之；想三
> 咽在左廂下，三咽在右廂下，三咽處中央下，周而復始。
> 但是服，即作此法。咽水服一杯，跙蹞消息，徐徐行二十
> 步，乃回更服一杯訖；更徐徐行四十步，乃回更飲一杯；
> 復行八十步乃止，勿煩多飲，亦不得少也。

孫思邈又列出咒文內容：

> 乾元亨利正，九種吾生，日月與吾並，吾復不飢復不渴，
> 賴得水以自活；金木水火土，五星之氣，六甲之精，三真
> 天倉，濁雲上盈，黃父赤子，守中無傾，急急如律令。每
> 服皆用此咒。咒之三杯，杯各三遍，乃細緩緩徐徐服之。

此段咒文又在《修真精義雜論・符水論》出現：

> 夫符文者，雲篆明章，神靈之書字也。點畫有所象，故氣
> 存焉。文字有所生，故服用朱焉。夫手者元氣之津，潛陽
> 之潤也，有形之類，莫不資焉。故水為氣母，水潔則氣清；

氣為形本，氣和則形泰。雖身之榮衛，自有內液，而腹之臟腑，亦假外滋。既可以通腹胃，益津氣。人可以導符靈助祝術。今謨諸符水之法，以備所用，可按而為之焉。

右符每以向月建以滿日，燒香丹書紙，左手持水器，右手持得，祝曰：金木水火土，五星之氣，六甲之精，三真天食，濁雲上盈，黃父赤子，守中無傾（三祝之皆一氣），畢，三叩齒，三琢齒（以所執得喫水），仍於水上燒符灰納水中（勿令散失也），北各再拜服之。

顯然，《修真精義雜論》與《千金翼方》使用的咒，是同出一源的。《修真精義雜論》以符水合用，用以辟穀，在符邊則寫道「右安期先生絕穀符」，而《千金翼方》則有咒而無符。

　　總而言之，孫思邈服水法無疑融合了佛道兩教的色彩。同一服水法，在《修真精義雜論》並無《千金翼方》所呈現的佛教特色，即是說，孫思邈的《服水法》是經佛教中人將佛教內容加添進去的，從孫思邈所得服水法故事來看，孫思邈與佛教關係值得再思考。過去研究孫思邈與佛教關係，多數摘引兩《千金方》一些佛教醫學用語和觀念，證明孫思邈受佛教的影響，並未注意到辟穀法，孫思邈採用經佛教中人加添內容的服水法，有別於司馬承禎所載服水法，真的很耐人尋味。

四、小 結

　　周隋至唐初年，是佛道兩教醫學交往的重要時刻。周武滅法，營造了兩個機緣：一是迫使高僧避法難走入山中聚居，包括終南、太白，甚至五台諸山，都是僧人避居地，造就能與道教徒彼此交往的機緣。二是高僧入山避法難，在飢困時候，習辟穀修煉法，諸如服松朮，其中一種是服水法。孫思邈其實早在武德年中已知有服水法，由於未曾試驗，遂未寫入《備急千金要方》中。服水法內容顯然混雜了佛道兩教。葛洪在《肘後備急方》將服水法的符文，作為飢荒無糧可資時，一種保存性命的方法，而不是為了辟穀絕糧求神仙，辟穀法實際上用以在飢年保命。至司馬承禎手上，符文則變成服水絕穀法。本來屬於道教的辟穀法，在周隋之際摻雜了佛教的因子。整個背景，由周武滅佛開始，佛教徒入山避禍而行辟穀休糧法。其中，經歷五台山僧人服水得仙，最後再由孫思邈由龍傳授《服水經》，而孫思邈《服水經》亦呈現佛教的色彩，可說是與此層層相連的。

第十章　信仰與醫療

——以唐詩為中心的探討

　　現存唐詩近五萬首，在中國文學史上佔有很重要的地位，是眾所周知的。詩歌有歌詠事物而作，有抒發情感而作，甚至記錄史事，因而詩歌並不只是文學素材，也反映了該時代歷史、社會、文化的情況。生老病死是人生必經階段，詩人面對疾病、衰老，發而為詩，當中有蘊含著許多生命、醫學、疾病、身體史資料，過去極少被發掘與整理。唐詩卻往往反映了時人的心態、觀念，是極佳的社會史材料[1]，提供了不同面向來了解唐代醫療與疾病

1　陳正祥《詩的地理》（香港：商務印書館，1978）徵引唐詩有關自然景觀、氣候、物產、人口、民族、農村、江南的開發與繁榮、交通與旅遊、城市與城市生活等詩。植木久行《唐詩の風土》（東京：研文出版，1983）從唐詩分別述說長安、洛陽、江南、塞外、嶺南五個地區的地理和風俗。從唐詩研究醫療課題，其中白居易詩最受學者注目，例如今井清，〈白樂天の健康狀態〉，《東方學報》，第 36 冊，頁 389–422。鎌田出，〈唐詩人の疾病觀——白居易を中心として〉，收入《中國關係論說資料》，第 34 冊，第 2 分冊，1992，頁 59–62。小高修司，〈白居易疾病

的內容。正如嚴耕望先生指出：

> 唐代詩學發達，文人對於一切事物喜歡以詩篇發之，朋友
> 通訊，更是經常以詩代文，所以一部《全唐詩》寓含的史
> 料極其豐富，研究唐史，這部書無疑為史料寶庫之一。[2]

本章嘗試以唐詩資料為中心，配合各種史料，特別是醫書，從祝
咒瘧鬼、溫湯療疾、賽神禱病三方面，論述唐代信仰與治療疾病
的關係。唐詩因屬詩歌體裁的關係，內容是簡單的，必須透過醫
書資料來進行注釋和補充，才能顯出其中的意義。

一、祝咒瘧鬼

「瘧」在古代文獻中常常出現。《說文》說瘧：「寒熱交作
病。」《釋名》說瘧：「先寒後熱。」唐詩中的瘧，反映了唐人

　 玫〉，《日本醫史學雜誌》，49 卷 4 號，2003，頁 615-636。此外，左鵬，
　 〈唐詩中藥的意象〉，論文發表於南開大學中國社會史研究中心主辦「社
　 會文化視野下的中國疾病醫療史國際學術研討會」，天津，2006 年 8 月
　 11-14 日。

2 嚴耕望，〈我對唐詩史料的利用〉，收入氏著《治史答問》（瀋陽：遼寧教
　 育出版社，1998），頁 136-141。

對「瘧」這種病的理解。侯寶璋〈唐詩中的瘧疾〉從七首唐詩中，比較瘧與現代醫學所理解的瘧疾，認為兩者很接近。侯氏是醫學教授，專攻病理學，並且對中醫解剖有很深入的研究，此文從中西醫學比較角度談論唐詩中的瘧疾，但篇幅所限，只是很初步的說明。[3] 要確認古人所說的瘧，是今天哪一種疾病，並不容易，也不是本節重點所在。唐詩中提及瘧共有二十首詩，其中韓愈三首、元稹五首、李涉一首、皮日休一首、羅隱一首、杜甫六首、白居易三首。本節著重從信仰與醫療角度，理解唐詩中所提及的「瘧」，述說唐代人所認為「瘧鬼」致「瘧」的觀念及其治療方法。[4]

　　韓愈在三首詩〈譴瘧鬼〉、〈納涼聯句愈孟郊〉、〈晚秋郾城夜會聯句〉中，分別提及瘧。其中，〈譴瘧鬼〉和〈晚秋郾城夜會聯句〉兩首，提及瘧鬼行瘧的事情。〈譴瘧鬼〉全詩如下：

　　　　屑屑水帝魂，謝謝無餘輝。如何不肖子，尚奮瘧鬼威。
　　　　乘秋作寒熱，翁嫗所罵譏。求食歐泄間，不知臭穢非。
　　　　醫師加百毒，熏灌無停機。灸師施艾炷，酷若獵火圍。
　　　　詛師毒口牙，舌作霹靂飛。符師弄刀筆，丹墨交橫揮。
　　　　咨汝之胄出，門戶何巍巍。祖軒而父頊，未沫於前徽。

3　侯寶璋，〈唐詩中的瘧疾〉，《現代中醫藥》，9 卷 5 期，1961，頁 15–16。
4　有關唐代瘧鬼研究，又可參范家偉，〈漢唐時期道教與瘧鬼說〉，頁 283–304。

不修其操行，賤薄似汝稀。豈不忝厥祖，靦然不知歸。
湛湛江水情，歸居安汝妃。清波為裳衣，白石為門畿。
呼吸明月光，手掉芙蓉旂。降集隨九歌，飲芳而食菲。
贈汝以好辭，咄汝去莫違。

據錢仲聯集釋，韓愈此詩向有兩說，一說是詩中譏諷世家敗類子弟，一說是貞元二十一年間在山陽俟命於郴時，患瘧而作。[5] 姑不論如何，其實此詩背後環繞著漢代以來的一個瘧鬼傳說而來。

　　在漢代流傳著顓頊氏三子死後為疫鬼的故事。在《漢舊儀》、《論衡‧訂鬼篇》、《論衡‧解除篇》、蔡邕〈獨斷〉、干寶《搜神記》都記載說，顓頊氏有三子，其中一個兒子死後居於江水，化為瘧鬼。由於顓頊氏三子尚未成人就死去，死後仍然保存著小兒的形象。

　　「屑屑水帝魂，謝謝無餘輝。如何不肖子，尚奮瘧鬼威」、「祖軒而父頊，未沫於前徽。不修其操行，賤薄似汝稀。豈不忝厥祖，靦然不知歸」這數句來自上面所說瘧鬼故事。水帝即顓頊，《淮南子‧天文訓》說：「北方，水也，其帝顓頊。」不肖子指的就是顓頊氏的兒子，死後作祟，負責主疫病人，其中一子則死後為瘧鬼，負責將瘧播行人間。因此，韓愈罵顓頊氏的兒子為不肖子。「祖軒而父頊」指的是瘧鬼父親是顓頊氏，顓頊氏又是軒轅黃

5 錢仲聯集釋，《韓昌黎詩繫年集釋》，卷3（上海：上海古籍出版社，1984），頁264–265。

帝的孫子。「咨汝之胄出，門戶何巍巍」指的是瘧鬼祖軒父項，出自名胄之後，門戶高巍，但卻不修其行，播瘧人間，面對他的先祖，豈不羞愧？韓愈在詩結尾其實好言相勸，令瘧鬼回去江水，與妻子好好過生活。

　　韓愈在〈晚秋郾城夜會聯句〉說：「天殃鬼行瘧。」以瘧由鬼而行。瘧鬼行瘧的說法，在唐代頗為流行。杜甫〈寄彭州高三十五使君適虢州岑二十七長史參三十韻〉自注「時患瘧病」，詩說：「三年猶瘧疾，一鬼不銷亡，隔日搜脂髓，增寒抱雪霜。徒然潛隙地，有覿屢鮮妝。」杜甫自言患上瘧疾，並且有三年之久，「一鬼不銷亡」，患瘧原因正是被鬼所纏擾不放。「隔日搜脂髓，增寒抱雪霜」據唐代醫書記載，瘧有多種，其中有間日瘧，即隔日才發的，此隔日發作，辛苦難當，寒熱往來，令人消瘦。杜甫所說「徒然潛隙地」，其實是避瘧方法，《新唐書‧高力士傳》記載說高力士曾「逃瘧功臣閣下」。所謂「潛隙地」指的情況就如高力士逃瘧功臣閣下一樣，逃去瘧鬼不能侵襲之地。

　　高力士為什麼要逃至功臣閣來避瘧？功臣閣是將功臣畫像安奉的地方。凡是有功於朝的大臣，皇帝為表彰其功勳，畫其像於凌煙閣，以享奉祀。《新唐書‧太宗紀》貞觀十七年二月，「圖功臣于凌煙閣」。[6] 這次所畫的就有二十四人，由閻立本繪畫，《舊

6　韋述《兩京記》說太極宮中有凌煙閣，功臣閣在凌煙閣南。將功臣圖像畫於凌煙閣中，實即指功臣閣。《玉海》，卷 163〈宮室〉引韋述《兩京記》，第 5 冊（揚州：廣陵出版社，2003），頁 3002。

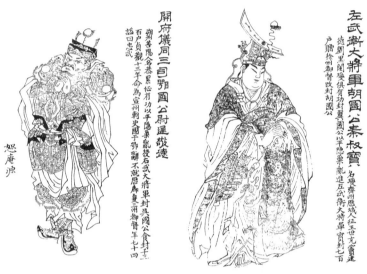

圖23：清‧劉原繪凌煙閣功臣圖

唐書‧長孫無忌傳》記載太宗下詔說：「自古皇王，褒崇勳德，既勒銘於鍾鼎，又圖形於丹青。」當中所包括的唐代開國功臣，有「百戰標奇」的，即在戰場上立下汗馬功勞的功臣，而李靖、劉弘基、秦瓊、尉遲敬德應該屬於這一類。有趣的是，秦瓊、尉遲敬德的畫像後世都用作為門神，鎮攝不祥、辟除邪祟。

　　逃瘧法早在漢代已經出現。《廣弘明集‧周沙門釋道安二教論》引李膺《蜀記》說，張陵曾走到丘社之中避瘧，因而得咒鬼之術書，於是懂得使鬼法。《幽明錄》又記河南楊起字聖卿，少時病瘧，逃於社中，得《素書》一卷，同樣得譴劾百鬼法。張陵、楊起逃瘧的地方，是在社中。《世說新語‧言語》記：

　　中朝有小兒，父病，行乞藥。主人問病，曰：「患瘧也。」

主人曰：「尊侯明德君子，何以病瘧？」俗傳行瘧鬼小，多不
病巨人。故光武嘗謂景丹曰：「嘗聞壯士不病瘧，大將軍反病瘧
耳。」答曰：「來病君子，所以為瘧耳！」

《後漢書・景丹傳》引《東觀記》說：

丹從上至懷，病瘧，見上在前，瘧發寒慄。上笑曰：「聞壯
士不病瘧，今漢大將軍反病瘧邪？」使小黃門扶起，賜醫
藥。還歸洛陽，病遂加。

傳說中瘧鬼是顓頊氏的小兒，尚未成人就死去，死後仍然保存著
小兒的形象。瘧鬼是小兒鬼，因而有不能病大人的說法。《晉書・
桓石虔傳》記，桓石虔小字鎮惡，素勇猛，有一次從桓溫入關中，
桓沖被苻健所圍，全軍覆沒之際，石虔在敵人重重圍困下，單騎
匹馬救出桓沖，當時無人能敵，威震敵人。桓石虔勇冠三軍，無
人敢敵，人皆見畏。自此之後，有患瘧者，只要大叫：「桓石虔
來」，便能治癒。《南史・桓康傳》又記，桓康隨齊武帝起兵，因
其驍勇，衝鋒陷陣，所經村邑，飽受其害，江南人因而甚為畏懼，
於是畫了他的容貌，凡是病瘧者，將畫上桓石康的容貌，貼在床
壁，即時便癒。兩個故事所表達的內容十分接近，桓石虔和桓康
皆是驍勇軍人，只要叫出桓石虔的名字和畫了桓康的容貌，就可
以威嚇小兒，治好瘧病。
　　瘧鬼是小兒的形象，在唐代的史料中，也可以找得到。《太平

廣記・鬼三》引《錄異傳》記有兩則故事：吳士季患瘧，乘船經
武昌廟過，派人入廟求神乞斷瘧鬼。及後就夢見有人縛去一小兒，
瘧疾遂癒。邵公患瘧，經年不癒。有一天，瘧疾發作，見到有數
小兒，捉著自己的手足，於是起來捉了一小兒，該小兒化成黃鸙，
邵公於是縛以還家，將之吃掉，瘧疾遂癒。之後，有人患瘧，只
須呼「邵公」便會治好。兩個故事也說明了瘧鬼就是小兒鬼的形
象。古人對付瘧鬼的方法，利用在戰場上有勇猛表現及令人望而
生畏的人的畫像，以此驚嚇瘧鬼，令瘧鬼不再騷擾病患。這種治
瘧方法，基於瘧鬼是小兒鬼的觀念，以為瘧鬼既是小兒鬼同樣具
一般小兒的特性，對恐怖的大人生畏。高力士逃瘧至功臣閣，由
於功臣閣內有功臣畫像，而功臣之中應該有勇猛無匹的將軍在內，
因此高力士所採用的治療方法，與《晉書》、《南史》所說利用人
皆見畏的將軍畫像來嚇走瘧鬼，應是同一種方法。

　　在古人觀念中，疫鬼對紅色特別害怕。在古代大儺逐疫之禮
中，由方相氏帶領逐疫，《漢舊儀》說到方相逐疫時，播灑赤丸，
赤丸即是赤豆。《荊楚歲時記》說：「按共工氏有不才之子，以冬
至死，為疫鬼，畏赤小豆，故冬至日作赤豆粥以禳之。」共工氏
即前引顓頊氏，疫鬼害怕的正是赤豆。一般治鬼之物都帶有紅色，
如方相氏逐疫穿「朱裳」、「朱索」施門戶、道符用硃筆、桃紅木
等等。[7] 在面上畫上紅色，用以嚇退瘧鬼。此外，在病瘧者額上，

---

7 有關古人認為紅色具辟鬼能力，又可參楊景鸘，〈方相氏與大儺〉，載《中
　央研究院歷史語言研究所集刊》，31 卷 1 分，1960，頁 164。

用紅色畫上符文，也是有的，在面上畫上鮮艷妝扮，「有覡屢鮮妝」也可能是這種意思。《外臺祕要方・攘瘧法》載范汪治鬼瘧方便說病瘧者用紅色在額上書寫「戴九天」、在臂上書「抱九地」、腳上書寫「履九江」。

韓愈在詩中分別提及醫師、灸師、詛師、符師，他們都有獨特方法來對付瘧鬼。「醫師加百毒，熏灌無停機」，毒與藥通，百毒即百藥[8]，意指醫師不斷地給予各種藥物。「熏」是指燒熏藥物，《外臺祕要方》載錄了以熏法來辟疫殺鬼的方法。《外臺祕要方・辟溫方二十首》載太一流金散方、虎頭殺鬼丸方，遇上大疫時，或有人患溫病，都可燒熏辟疫。又有殺鬼丸，燃燒後可以殺退惡鬼，若在家中遇疫亦用來辟疫。《備急千金要方・膽腑》載有仙人玉壺丸、大麝香丸，燃燒後都能使「百鬼走去不敢近人」、「辟虎毒蛇諸精鬼魅」。由此所見，唐代醫書確實載有以燒藥丸熏體或衣裳的做法，作用正是辟疫、殺鬼，此種方法應該是韓愈描述的情況。「灌」即灌藥，在唐代醫書也是常見的。當然，用上「灌」字，多少有被動的意思，即病者不願或不能的情況下服藥。《外臺祕要方・五疰方》記有五疰丸，在病人「若口不開者，灌之良」，又有以牛馬冀入藥，很難入口，都可灌入病人口中。醫師治瘧用的方法，有不斷地藥熏和灌藥。

「灸師施艾炷，酷若獵火圍」，在治療瘧病的方法中，可用灸

8　牟潤孫，〈毒藥苦口〉，收入氏著《海遺雜著》（香港：香港中文大學出版社，1990），頁 437–438。

法,《千金翼方・針灸上》記載以灸治瘰,「瘰,灸上星及大椎。至發時,令滿百壯。艾炷如黍米粒,俗人不解,務大炷也。」「治一切瘰,無問處所,仰臥以繩量兩乳間,中屈從乳向下,灸度頭,隨年壯,男左女右。」《外臺祕要方》列有灸瘰法十三首,說明不同瘰(如五藏瘰、疹瘰)的施灸穴道。由此可見,利用艾炷治瘰也是可用的方法。以艾炷治療,韓愈形容有如獵火所圍,是很生動的比喻。

詛師和符師兩者之間很接近,可能都由道教徒實際操作,但運用起來就有少許分別。孔穎達疏《尚書・無逸》時說:「詛祝,謂告神明令加殃咎也;以言告神謂之祝,請神加殃謂之詛。」韓愈〈南山詩〉說:「得非施斧斤,無乃假詛咒。」詛咒可組合成一詞使用。詛師用咒,即以語言為媒介,驅趕瘰鬼;符師則畫符,即以文字為媒介,嚇怕瘰鬼。《千金翼方・禁經》載有禁瘰法、咒瘰法,其法主要是召喚神祇(河伯、五道將軍、南山一神)、動物(龍、螳螂)來捉捕瘰鬼。《外臺祕要方》載有攘瘰法,都是利用符咒方法辟除瘰鬼,其中咒瘰法:「候病者發日,日未出時,自執一石於水濱,一氣咒云:椆椆團團,行路非難,捉取瘰鬼,送與河官,急急如律令。即投石沉於水中,勿反顧而去。」等病者發作時,唸出咒文令河官捉取瘰鬼,使瘰鬼不纏身。相類似的方法,在《千金翼方・禁經》的禁瘰法也有。

以符咒治瘰的方法,在民間也有流傳。《太平廣記・薛義》引《廣異志》說薛義和他的叔母韋氏在崔秘家作客,薛義患上痁疾,幾乎死去。一天晚上,韋氏夢到神人,於是合掌致敬,求神人教

授治療的方法，神人便說：「此久不治，便成勃瘧，則不可治矣。」於是傳了兩道符和咒術給韋氏，咒文是這樣說：「勃瘧勃瘧，四山之神，使我來縛，六丁使者，五道將軍，收汝精氣，攝汝神魂，速去速去。免逢此人，急急如律令。但疾發即誦之及持符，其疾便愈。」咒中有四山之神、五道將軍，在《千金翼方·禁經》禁瘧咒中同樣有南山一神、五道將軍，原理都是召喚神祇捕捉瘧鬼。不過，此段史料卻說明了治瘧鬼的方法可以是符咒兼用的。在《外臺祕要方·瘧病》所載攘瘧符，有畫在人身上的，例如崔氏書瘧法：先書額上，再書兩手心，又書背上從右胛骨下向左，分作兩行。又令患瘧者在未發作前，在額、舌等七處，閉氣書鬼字，就可治瘧。元希聲侍郎《集驗》書瘧法，在額上、胸前、背上、兩手、兩足、臍下，用朱書寫符。在面上朱筆書符，或者就是杜甫形容的面上鮮妝。當然，燒符治病，也是有的，例如「總書八行，其下七行，一準前行，通而為八，山題子，山題子，山題子，山題子，準前計更有七行，通前為八行。此符厭瘧鬼，一去千里外，急急如律令，某年某月某州某縣某鄉某里姓名牒，姓名則所患人也。右以手把符勿開，男左女右，待過時久，然後任開，其符仍以火燒卻。」（《外臺秘要方·瘧病》）

在《千金翼方·禁經上》有〈禁瘧病〉，記載以咒治瘧病的方法，韓愈詩中最後一句「咄汝去莫違」應是運用了咒語的文字入詩，〈禁瘧病〉載有咒瘧鬼法說：「咄汝不疾去」，即叫瘧鬼快些離開，正此與「咄汝去莫違」同出一轍。〈禁溫疫時行〉禁溫疫法：「咄汝黃奴老古知吾否」。唐人用咒、符治病，應甚為普遍，佛道

兩教皆有各自方式，甚為普遍。韓愈、杜甫兩詩反映了唐代治瘧的方法。

二、溫湯療疾

　　溫湯又稱溫泉，是地熱將地下水加熱，流出地表而成。入溫湯洗浴，具有療疾的功效，陳寅恪《元白詩箋證稿》考釋〈長恨歌〉「春寒賜浴華清池，溫泉水滑洗凝脂」時，指出「溫泉之浴，其旨在治療疾病，除寒祛風。」[9]並就「七月七日長生殿，夜半無人私語時」兩句，說明玄宗從無夏天到溫泉，「夫溫泉祛寒去風之旨既明，則玄宗臨幸溫湯必在冬季春初之時節。」[10]其實，較為重要的溫湯史料，皆已為陳寅恪所引。陳寅恪的看法其中有兩點：一、溫湯療疾的風氣，盛行於北朝貴族間，唐代只不過是承襲北朝習俗。二、在佛經中有隋‧惠遠撰《溫室經義記》一卷，敦煌發現有唐‧惠淨撰《溫室經疏》一卷，此經為東漢中亞佛教徒安世高所譯，其書託之天竺神醫耆域，廣張溫湯療疾之功用，乃中亞所傳天竺之醫方明，頗疑中亞溫湯療疾之理論與方法。

　　首先，玄宗所設溫泉，在新豐縣。《唐六典‧溫泉湯監》條引

9　陳寅恪，《元白詩箋證稿》（上海：上海古籍出版社，1978），頁21。
10　陳寅恪，《元白詩箋證稿》，頁40。

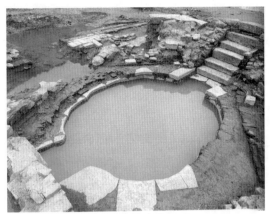

圖 24：華清宮貴妃池

說：「辛氏《三秦紀》云，驪山西有溫湯，漢魏已來相承云能蕩邪
蠲疫。今在新豐縣西。後周庾信有溫泉碑。皇朝置溫泉宮，常所
臨幸。又天下諸州往往有之，然地氣溫潤，殖物尤早，卉木凌冬
不凋，蔬果入春先熟，比之驪山，多所不逮。」漢魏已來早已相
傳驪山溫湯有蕩邪蠲疫的功效。北齊・劉逖〈浴湯泉〉：「驪岫猶
懷土，新豐尚有家，神井堪消疹，溫泉足蕩邪。」不僅驪山溫湯
能蕩邪，在北朝凡溫湯幾乎都被視為可以療病。據陳橋驛統計，
酈道元《水經注》共記有溫泉三十八處，《水經注》記述的溫泉，
大多都明言有癒疾的功效[11]，例如滱水「其水溫熱若湯，能愈百
疾」、代城「去城十里有溫湯，療疾有驗。」又引《魏土地記》下
洛城東南四十里有橋山，山下有溫泉，「能治百疾，是使赴者若

---

[11] 可參陳橋驛，〈水經注記載的溫泉〉，《水經注研究初集》（天津：天津古
籍出版社，1985），頁 78-87。

流」「右出溫泉，療治萬病。」《水經注‧滮水注》載有皇女湯，
湯側有碑說：「皇女湯，可以療萬疾也。」《水經注‧沔水注》記
東狼谷中有溫泉：「言能瘥百病，云洗浴者皆有硫黃氣，赴集者常
有百數。」由此可見，北朝時溫湯療疾的觀念，甚為流行，應該
不一定只限是貴族習尚。《唐六典‧溫泉湯監》說玄宗在溫泉設
館，又說凡王公已下至於庶人，都可享受溫泉，但貴賤有差，禁
止逾越。

　　其次，佛教重視的是洗浴，溫室即浴室。唐宋時代，佛教寺
院設有浴室，供僧眾及信眾洗浴。陳氏所舉諸佛經，提及到沐浴
方法、物品、功德及其重要，並經佛告大醫王耆域用七物除去七
病，而供養者得七福。《佛說溫室洗浴眾僧經》記佛告耆域，澡浴
之法，當用七物除去七病，以得七福報。七物就是然火、淨水、
澡豆、蘇膏、淳灰、楊枝、內衣。澡浴，可以除七病，包括四大
安穩、除風病、除濕痹、除寒冰、除熱氣、除垢穢、身體輕便和
眼目精明。佛教寺院在寺內建浴室以溫水洗浴，不是教人入溫湯。
所以，洗浴須要七物，其中然火就是將水煮熱來洗澡。當然，用
溫水洗浴，同樣被認為有治療的功用，「入溫室洗浴，願及十方眾
藥療病」，其中可治七種病，其中之一是「除風」[12]，此與溫湯功
效相同。在溫室洗浴與入溫湯療疾，兩者雖然很接近，但不完全
是同一事情。因為溫泉顯然是以治療、養生為目的，洗浴則可以

12　黃敏枝，〈宋代佛教浴室院〉，載《史學：傳承與變遷學術研討會論文集》
　　（臺北：國立臺灣大學歷史學系，1998），頁 167–192。

是用來除塵垢，清淨身體。[13]葛承雍認為唐人熱衷沐浴同時受佛教、道教和域外風氣影響。[14]

元稹在憲宗元和十五年〈兩省供奉官諫駕幸溫湯狀〉說：「臣等伏以駕幸溫湯，始自玄宗皇帝。」其實，玄宗之前諸帝皆曾駕幸溫湯，據《舊唐書》記載高祖一次、太宗六次、高宗四次、武則天一次、中宗一次、睿宗一次，而玄宗則有八次。高宗、中宗已駕幸新豐溫湯、汝州溫湯，太宗則甚至製有〈溫湯碑〉[15]，並設有專職管理溫泉。玄宗以後皇帝，已經很少駕幸溫湯。溫湯分佈很廣，當中以驪山最佳，為玄宗所鍾愛。開元十一年十月五日在驪山置溫泉宮，天寶六載十月三日又改溫泉宮為華清宮。《唐六典‧溫泉湯監》說京兆府藍田縣的石門湯、岐州郁縣的鳳凰湯、同州的北山湯、河南府的陸渾湯、汝州的廣成湯，都是唐代皇帝喜愛臨幸的溫泉，而溫泉天下諸州許多地方都是有的，但是說到「地氣溫潤，殖物尤早，卉木凌冬不凋，蔬果入春先熟」，就沒有可以比得上驪山溫湯的。從地氣暖而植物經年不凋來看，確認驪

---

13 《南海寄歸內法傳》卷三說洗浴：「有其二益：一則身體清虛，無諸垢穢。」《十誦律》亦說：洗浴得五利「一除塵垢。」

14 葛承雍，〈唐華清宮沐浴湯池建築考述〉、〈唐華清宮浴池遺址與歐亞文化傳播之路〉，兩文收入氏著《唐韵胡音與外來文明》（北京：中華書局，2006），頁 292–307、307–317。

15 《舊唐書‧封倫傳》：「高祖嘗幸溫湯，經秦始皇墓。」由此可知，甚至早至高祖已駕幸溫湯。《舊唐書‧太宗紀》記在貞觀四年、五年、十四年、十六年、十八年、二十二年，太宗也駕幸溫湯。

山溫泉比其他地方溫泉為佳。

　　說到駕幸溫湯次數之多，規模之大，以玄宗為最。其實，唐代不少資料均顯示，玄宗皆在冬季幸溫泉。〈故相國兵部尚書梁國公李峴傳〉、閭寬〈溫湯御球賦〉、〈封西嶽賦〉、〈唐東京福唐觀鄧天師碣〉都說玄宗在冬天就思幸溫泉，「至尊幸溫湯，每冬為恆」，而往來溫泉，當然勞師動眾。《唐會要‧衛尉寺》記開元二十七年，李昇上奏說：「每年行幸溫湯，及冬、正陳設，兩京來往，諸衛將軍事畢後，多有污損，逾限不納。又比年因溫湯行幸，所由便奏勒留，充冬至及元日隊仗用。以此淹久，便長姦源，兼恐迴換。望自今以後，每事了，限五日內送納武庫。如有違限，所由長官及本官望請科違敕罪。其典量決杖，仍不在奏留之限。」可見玄宗幸溫泉，是勞師動眾的事情。

　　玄宗、楊貴妃愛泡溫湯，是歷史上有名的。但是，溫湯在唐代是作為療疾的重要方法，透過唐詩，可以了解時人對溫湯的觀念。唐玄宗〈惟此溫泉是稱愈疾，豈予獨受其福，思與兆人共之。乘暇巡遊，乃言其志〉：「桂殿與山連，蘭湯湧自然。陰崖含秀色，溫谷吐潺湲。績為蠲邪著，功因養正宣。願言將億兆，同此共昌延。」玄宗指出溫泉可以癒疾，蠲邪養正。又〈幸鳳泉湯〉：「西狩觀周俗，南山歷漢宮。薦鮮知路近，省斂覺年豐。陰谷含神爨，湯泉養聖功。益齡仙井合，愈疾醴源通。不重鳴岐鳳，誰矜陳寶雄。願將無限澤，霑沐眾心同。」癒疾延年，正是玄宗駕幸溫湯的目的。韓休〈駕幸華清宮賦〉：「以溫泉毖湧，蕩邪難老為韻」，乃為歌曰：「素秋歸兮元冬早，王是時兮出西鎬，幸華清兮順天

道。瓊樓架虛兮靈仙保，長生殿前兮樹難老，甘泉流兮聖躬可澡，
俾吾皇兮億千壽考。」林琨〈駕幸溫泉宮賦〉：「故能蠲憂除患，
利用永貞。」溫湯屬養生之法，癒疾、延年都是浸泡溫湯的功效。
《宋高僧傳·釋一行傳》記玄宗甚寵一行，開元十五年九月，一
行在華嚴寺疾困，「十月八日隨駕幸新豐」。玄宗此舉，顯然是要
一行到溫湯療疾。

　　李敬方〈題黃山湯院〉：

> 楚鎮惟黃岫，靈泉浴聖源。煎熬何處所，爐炭孰司存。
> 沙暖泉長拂，霜籠水更溫。不疏還自決，雖撓未嘗渾。
> 地啟巖為洞，天開石作盆。常留今日色，不減故年痕。
> 陰焰潛生海，陽光暗燭坤。定應鄰火宅，非獨過焦原。
> 龍訝經冬潤，鶯疑滿谷暄。善烹寒食茗，能變早春園。
> 及物功何大，隨流道益尊。潔齋齊物主，療病奪醫門。

李敬方在詩序中自言：「敬方以頭風癢悶，大中五年十二月因小恤
假內，再往黃山浴湯。」描述黃山湯院的情況，黃山時有靈泉湯
所[16]，「療病奪醫門」，指的就是溫湯具療病功效，李敬方就因頭
風而往黃山湯。李白在〈安州應城玉女湯〉描述安州應城玉女湯：
「愈疾功莫尚」，其他治療方法沒法相比。張說〈奉和聖制溫泉言

16　《宋高僧傳·釋志滿傳》記釋志滿：「南遊到黃山靈湯泉所，結茅茨而
　　止。」

志應制〉:「溫泉媚新豐,驪山橫半空。湯池薰水殿,翠木暖煙宮。
起疾逾仙藥,無私合聖功。始知堯舜德,心與萬人同。」張說甚
至認為溫泉比仙藥更勝一籌。《北堂書鈔》引袁山松〈宜都山川
記〉說:「佷山縣東有溫泉大溪,夏冬則大熱,常有霧氣,百病久
疾入水多愈。」以上各詩表明了溫湯有癒疾、延年的功效。

　　玄宗常常駕幸溫湯,與溫湯具卻病延年應有一定關係。玄宗
晚年好神仙,追求長生之術,曾徵召天下方士,從早年崇信張果,
到晚年禮遇李含光,可見一斑。在史料中留下不少玄宗崇信道教,
沉醉方術,企求長生,嚮往仙境的記載。[17]玄宗久享盛平日子,
中年以後則汲汲追求長壽。[18]玄宗駕幸溫湯,目的也可能在此。

　　從唐以後史料所見,李敬方到黃山湯可能有獨特原因。北宋
劉誼〈題黃山溫泉〉說黃山有靈砂泉,泉水是紅色的。南宋朱弁
《曲洧舊聞》說新安郡黃山有三十六峰,「山有溫泉其色紅,其源
可瀹卵。」黃山溫湯水是紅色的,因為山有靈砂,即是丹砂。明

---

17 有關唐玄宗崇信道教,追求長生的研究,參許道勛、趙克堯,《唐玄宗
　　傳》(北京:人民出版社,1993),頁205–211、頁420–441。孫昌武,
　　《道教與唐代文學》(北京:人民文學出版社,2001),頁55–56、頁
　　149–151。

18 據陳寅恪所考,玄宗在冬春之間常常享用溫泉,因溫泉具除病疾的作用。
　　見氏著《元白詩箋證稿》,頁21–22。葛承雍亦指出溫泉洗浴,可能受佛
　　道兩教影響,而道教思想認為在特定時間洗浴,添益身體,入道為仙。
　　見氏著〈唐華清宮沐浴湯池建築考述〉,載《唐研究》,第2卷,1996,
　　頁437–453。

楊慎《丹鉛餘錄》:「舊有人見其竅出丹砂數粒,乃知其下有丹砂。
傳聞徽州黃山溫泉亦類此。」可見黃山湯下有丹砂,水呈紅色。
李敬方入此溫湯,或許原因在此。北周王褒〈溫泉銘〉說:

> 挺此溫谷,驪岳之陰,白礬上徹,丹沙下沉,華清駐老,
> 飛流瑩心,谷神不死,川德愈深。

王褒以為驪山溫泉因有白礬、丹沙流入泉中而具有神效。《抱朴子
內篇·仙藥篇》有一則故事,葛洪先祖曾為臨沅令,此縣有廖氏
家,世世都很長壽,人人都八九十歲,甚至百歲。後來子孫遷走
了,子孫則早亡。其他人遷入廖氏故宅,又一樣子子孫孫都長壽。
後來就發現此家井水是赤色的,原來以前有人埋下丹砂,丹砂滲
入井水中,此家飲了丹砂水,因而長壽。由此而論,浸泡丹砂水,
應該也可令人延壽。葛洪在《抱朴子內篇·金丹篇》又說,有九
光丹和九轉異法,利用五石來煉製,當中包括丹砂和白礬,並說
如想救活死人,可以用五石煉出來的水來為死人洗浴。因此,在
道教中,丹砂、白礬屬煉丹材料,亦可溶入水中,達致長命延年
的功效。

　　唐代人認為浸泡溫湯,有癒疾功效,與民間信仰也有關係。
張說〈溫泉箴〉:

> 東山少連曰:元冥氏之子曰壬夫,妻祝融氏之女曰丁芊,
> 俱學水仙,是謂溫泉之神焉。

文中說出溫泉有溫泉之神,是王夫、丁芉學仙後而成。溫泉之神,是由上帝所委派負責溫湯,目的正是:

> 帝命之救萬靈,盪滯結,腑臟達,膚腠泄,下人多賴之,上帝是崇。

溫湯能使人內中積結消除,復歸通達,腠理能泄,達致癒疾效果。由於溫泉有神,入溫泉前必先誠心齋戒,否則不單疾病不癒,反生疾病,說:

> 忓飛廉氏之佚女,嫉之,常欲大恩其功。故入溫泉,必齊肅洗心,戒以防患,恕以利物,含生之疾,我願除袚;二神嘉之,吹湯激邪,珠連漚累,漉汨揚華,此其效也。若入溫泉,僻心穢行,惡言淫形,居食失節,動出躁輕,二神醜之,不匡人命,飛廉佚女,以裯蒸人,是生痤芒風瘍眩齟之病。

依靠二神力量既可洗滌內邪。若果有不正當的言行,則會遭忓飛廉氏之佚女傷害,生各種各樣的疾病。「夫有意之醫,照合神理;無恆之醫,身為欲使,莫之益,傷之者至矣。是以君子慎其微也。」因此,入溫湯治病,必須小心,否則反受其殃。所以,溫湯所在處會有祀神場地,兩者應有密切關係。《水經注‧渭水經》記:又東過霸陵縣北,池水又西北流,水之西南有溫泉,世以療

疾，相傳「祭則得入，不祭則爛人肉。」入溫湯須先祭祀神明，才能療疾。《華陽國志·蜀志》記邛都縣，「又有溫泉穴，冬夏常熟，其溫可湯雞豚。下流澡洗治疾病。餘多惡水，水神護之，不可汙穢及沉亂髮、照面，則使人被惡疾，一郡通云然。」《初學記·驪山湯》：「《博物志》云凡水源有石流黃，其泉則溫，或云神人所煖，主療人疾。」溫湯有神明坐鎮，能為人治疾。入湯者也必須謹慎行為，不能妄犯神明，否則自受其殃。溫湯所在之處，都有祀神的活動。《元和郡縣圖志》記玄宗在華清宮，「造長生殿，名為集靈臺，以祀神也。」可見華清宮雖是溫泉，同樣有祭神場所。

　　雖說溫湯可以治療百病，具體一點來說，可以治什麼病？庾信〈溫湯碑〉：「洒胃湔腸，興羸起瘵。」文中以華佗洗胃湔腸故事入文，旨在說明溫湯具有很強治癒內臟疾病的力量，令人強壯。王廙〈洛都賦〉：「痿瘵痹痼，浸之則痊；功邁藥石，勳著不言。」唐人理解溫湯治病，在於除風。常袞〈請入湯表〉：

　　臣袞言：臣先患腰膝，比成積疾，自從趨侍，漸覺痊除。每屬陰寒，即微發動。近加秋冷，轉不支持，半身風痹，右足拘急，謂其冷甚，因以熱攻，遂覺頭旋，兼之眼暗，寒溫相觸，調息實難。伏蒙聖慈，特賜醫藥，殊造至深，灰粉酬恩，未申萬一，生成之功，雖則頓瘳積久之癥，固難速效，沉綿增劇，憂懼失圖，先因入湯，常愈斯疾，漸逼冬候，今正其時，伏望天恩，許臣就湯，將息駑駘，蹇步冀効，驅馳螻蟻，誠庶迴昭鑒，無任懇迫之至，謹奉表

　　陳乞以聞。

常衮染有腰膝之患，又有腳足風痺，屬風冷之疾，只要天氣轉寒，即會發動，須要以熱攻寒。常衮可能曾經嘗試入溫湯而減輕病情，在臨近冬季，於是上奏請求入湯。這是確實可見唐人入溫湯治療腰膝積疾，半身風病的例證。《證類本草·溫湯》說溫湯，主諸風，對「筋骨攣縮及皮頑痺，手足不遂，無眉髮，疥癬諸疾」有療效。溫湯主治風病，所述說的情況正如常衮相同，以熱攻風冷，對於筋骨手足攣痺及皮膚頑疾[19]，有特殊功效。〈唐故濟陰郡王墓誌銘並序〉記濟陰郡王在病危時，仍然駕幸溫泉，可見時人確實相信溫泉療疾的功效，甚至起死回生。[20]宋之問〈溫泉莊臥病寄楊七炯〉一開首就說，「移疾臥茲嶺」，宋之問因病而移居溫泉莊，很可能就是就近溫泉以治病。

　　總而言之，從漢至南北朝時期，溫湯療疾的功效，早已知曉。及至唐代，皇帝多愛駕幸溫湯，玄宗以後，才在皇室中日漸息微。溫湯療疾與佛教關係，已如陳寅恪所指出，但是不可忽略的是在唐代人心目中，溫湯能夠療疾，有兩點值得注意：一是溫湯有神，能為人治病；二是溫湯有丹砂之類藥物，有治病功效。從上引例

19　《抱朴子內篇·道意篇》記：「又洛西有古大墓，穿壞多水，墓中多石灰，石灰汁主治瘡，夏月，行人有病瘡者煩熱，見此墓中水清好，因自洗浴，瘡偶便愈。於是諸病者聞之，悉往自洗，轉有飲之以治腹內疾者。」這類含礦物的水對皮膚病或有療效。

20　《唐代墓誌彙編》，上冊，頁483。

子，足可見唐代人深信溫湯的治療功效，一般說可療百疾，實際
例子以溫湯除風，療手足攣縮和皮膚病，甚至有病時，會住進溫
泉莊，就近治療。

三、賽神禱病

在古代，鬼神論在解釋致疾原因中一直佔據重要位置。符咒
治病背後的重要理念，就是認為有一個鬼神世界存在，對人進行
干擾，引發疾病。如果由鬼神引致的疾病，須要以驅除方法免除
鬼神的干擾，祝禱、禁咒就是當中的方法。在民間社會中，因鬼
神致病而以禱神治病的風俗，也一直存在著，唐詩中也有反映禱
神治病的風俗。唐代禱神治病的風俗，與民間信仰、巫覡、甚至
與佛、道兩教都有拉上關係。

在唐詩中，出現了以「賽神」為題的詩，共有八首，而詩名
雖沒有題為賽神，內容涉及賽神的亦有七首。[21]賽神，是古代禱
祀的風俗。所謂「賽」，即是禱的意思，因此賽神就是向神禱祀，
《史記‧封禪書》、《漢書‧郊祀志》載有：「冬塞禱祠。」《索隱》
說：「與賽同，塞，今報神福也。」顏師古注說：「塞謂報其所祈
也。」塞又作賽，所以賽神實即接近今天所說的「拜神」，是很廣

---

21 經「唐宋文史資料庫」檢索，網址 http://cls.lib.ntu.edu.tw/tasuhome.htm。

泛的意涵，人人都可以拜神，但拜神的目的、對象、方式，以至時日，可以因地域而千差萬別。在唐詩中，可以見到不同地區都有賽神，例如王維〈涼州賽神〉一詩，是任涼州節度判官時，看到賽神而作，詩中提及到在涼州禱祀的神是越騎神。賽神的目的，有為祈雨，如王建〈酬柏侍御聞與韋處士同遊靈台寺見寄〉；又有為農作收穫而慶祝，如張籍〈江村行〉、韓愈〈遊城南十六首·賽神〉。所以，賽神的目的可說林林總總，不一而足。

　　當然，賽神也可以與治病療疾有關。在元稹和李嘉祐關於賽神的詩中，均談及江南地區向神禱祈而治療疾病的風俗。元稹〈酬翰林白學士代書一百韻〉說：

　　　　病賽烏稱鬼，巫占瓦代龜。

自注說：「南人染病，競賽烏鬼，楚巫列肆，悉賣瓦卜。」元稹指出了賽烏鬼是南人風俗，在染病時進行的活動，並經巫者透過占卜，來判定病情好壞。

　　另元稹有〈聽庾及之彈烏夜啼引〉詩，「烏夜啼引」是訴說一個良人在獄，妻子在家，烏來報信的故事。元稹聽到庾及之彈奏此曲後，勾起貶謫時，與妻子分離時的境況。元稹妻在晚上拜烏，應該是祈願元稹早日得歸，而元稹則稱妻為「賽烏人」意即向烏禱祈者。張萱《疑耀·烏鬼之辨》說：

　　　　杜工部：家家養烏鬼，頓頓食黃魚。沈存中以烏鬼為鸕鷀，

　　碧谿詩話引元稹詩病賽烏稱鬼，巫占瓦作龜。稹自註云南
人染病，競賽烏鬼。故碧谿以工部所稱烏鬼為神鬼，非鸕
鷀也。余嘗疑之謂，稹或得於傳聞，故戲而入詩耳。一日
讀稹集有聽人彈烏夜啼引詩乃謂：作拾遺時被謫，其妻竟
禱於烏鬼，始得還官，則是實賽烏鬼也。而烏鬼乃鬼神矣。
第烏鬼不知何神，而稹之妻禱之，稹信之，殊足掩口。若
工部所稱烏鬼，則沈說為正。碧谿為謬，蓋下有食黃魚語，
非鸕鷀而何。

張萱所說甚是，烏鬼在唐時意思可能不止一種，杜甫與元稹涉及
不同的事情。然而，元稹妻賽烏鬼與南人賽烏鬼，顯然亦不是同
一事。首先，南方人賽烏鬼是在染病時的活動，並由巫以瓦來占
卜。元稹妻賽烏則是企圖透過動物，產生特殊力量，以達到個人
目的的方式，正如元稹詩又說「鄉味尤珍蛤，家神愛事烏。」

　　南方地區，在中原士人眼中，是蠻夷落後，巫覡盛行的區域，
而且信巫不就醫。南方迷信巫覡的風俗，早於漢代，《史記‧武帝
本紀》便有「越人俗信鬼，而其祠皆見鬼」的說法。在唐代，南
方仍然是處於醫療資源不足的情況，白居易〈得微之到官後書，
備知通州之事，悵然有感，因成四章〉：「人稀地僻醫巫少，夏旱
秋霖瘴瘧多。」元稹〈敘詩寄樂天書〉說到元稹初授通州，便有
人對他說通州之地：「夏多陰霪，秋為痢瘧，地無醫巫藥石，萬里
病者，有百死一生之慮。」符載〈寄南海王尚書書〉說：「度盧陵
百餘里，防護無衛，痁疾動作，藥物荒乏，鄰於委踣。」官員至

南方任官，又經常顯見出打擊巫覡而改革醫療風俗，《新唐書・羅珦傳》記羅珦任廬州刺史：「民間病者，捨醫藥，禱淫祀，珦下令止之。」李德裕任浙西觀察使時，嘗試改革陋俗，「江、嶺之間巫祝，惑鬼怪，有父母兄弟屬疾者，舉室棄之而去。」李嘉祐〈夜聞江南人家賽神，因題即事〉：

> 南方淫祀古風俗，楚嫗解唱迎神曲。鎗鎗銅鼓蘆葉深，寂寂瓊筵江水綠。雨過風清洲渚間，椒漿醉盡迎神還。帝女凌空下湘岸，番君隔浦向堯山。月隱回塘猶自舞，一門依倚神之祜。韓康靈藥不復求，扁鵲醫方曾莫睹。逐客臨江空自悲，月明流水無已時。聽此迎神送神曲，攜觴欲弔屈原祠。

李嘉祐在江南夜中目睹聞賽神活動，寫下此詩。詩中提及賽神是「南方淫祀」，由楚嫗負責唱迎神曲，敲響銅鼓，在賽神儀式中，唱曲、跳舞、奏樂應是很普遍的，例如王建〈賽神曲〉有「男抱琵琶女作舞」、「紛紛醉舞踏衣裳」，白居易〈春村〉「鼓笛賽神歸」，溫庭筠〈河瀆神〉「銅鼓賽神來」，路德延有詩：「指敲迎使鼓，箸撥賽神絃。」等句。李嘉祐詩中說：「韓康靈藥不復求，扁鵲醫方曾莫睹」，極可能指賽神的目的就是為了治病，賽神能療疾，因此韓康靈藥[22]、扁鵲醫方都不需要了。楚越巫風，當不止

---

22 韓康賣藥典出《後漢書》。

於此。元稹對江南賽神風俗有所觀察，反映了巫風淫祀的情況。元稹另有首〈賽神〉詩，都說到楚風巫俗，事奉妖神，詩題為「賽神」，在元稹眼中卻形容為妖神，結社事妖神，乃淫祀不在祀典。

其實，唐朝人在危病時，祈禱是常見的。例如〈唐故太常寺太祝范陽盧君墓誌銘並序〉：「及日中，遇氣瘵不知人，藥術祈禱，靡所不為，竟無小瘳，奄然長逝。」〈大唐故中書令兼檢校太子左庶子戶部尚書汾陰男贈光祿大夫使持節都督秦成武渭四州諸軍事秦州刺史薛公墓誌並序〉：「天之將喪，禱河嶽而無徵；人之云亡，托星辰而忽遠。」〈左□武軍將軍秦公故夫人弘農楊氏墓誌銘並序〉：「貞元十九年攝衛乖常，候風痺滯尊體。藥餌千品，祈禱萬術。將始愈而復痼，竟轉加而莫瘳。」〈唐守魏王府長史段璹亡室嚴氏玄堂銘並序〉：「遽宣長史驛騎救療，離家日，夫人抱微恙。微恙中，長史親季□室內臥蓐蒼卒，夫人娣姒情切，尚為扶持，主辦喪禮。告畢，夫人疾勢日增。長史公孝友仁愛，推服中外。姊妹弟姪，同心一家，求醫問藥，至於禱祀，俾夜作晝，知無不為。」柳宗元〈亡姊前京兆府參軍裴君夫人墓誌〉：「其家老、長妾、臧獲之微，皆以其私奔謁於道路，禱鬼神、問卜筮相及也。」

以上例子，當然不能完全確切認為墓誌主人在危病時真的祈禱，可能只是出自墓誌寫手。但至少反映在唐代人心目中，祈禱治病是常見的一種方法。禱神治病，因地域不同而有不同的方式，但是背後鬼神世界干擾人間秩序，令人致病，透過禱神尋求治療，則是一樣的。

四、小　結

　　本章以唐詩資料為主，探討祝咒瘧鬼、溫湯療疾、賽神禱病三個與向鬼神禱祀而治療疾病的課題。其實，唐詩不乏與醫學相關的內容，但限於詩歌體裁，很多時候需要配合其他資料，才能了解它的內容。相對醫書而言，唐詩反映醫學的內容，不免簡單，但唐詩卻往往透視出時人的心態、觀念，正好提供了不同面向來了解唐代醫療與疾病的內容；例如柳宗元〈種白蘘荷〉一詩，可以與唐宋醫籍記載的**蠱毒病**相參照，有助了解南方蠱毒及其治療方法。

第十一章　總　結

　　本書從國家、信仰與醫學關係，探討隋唐時期醫學發展。漢至南北朝是中國醫學知識發展的一個多元時代，及至唐代，醫學知識重新整合，這是醫學發展的內在動力。隋唐時代尚藥局、太子藥藏局、太醫署作為官方醫療機構，承襲南北朝以來制度，與此同時它們的職能重新被確立，並吸納醫療人才入內，除了為皇帝、皇室治病之外，因掌握一定的醫療資源，造就足夠條件令它們可以介入醫學事情上面。

　　隋唐統一，官方醫療機構及其職能的確立，並編纂《諸病源候論》、《新修本草》、《廣濟方》、《廣利方》。這些官修醫書對唐代醫學史的發展扮演什麼樣的角色？是值得探究的。例如《新修本草》作為中國第一部官修本草典籍，對本草知識整合作用極大，是唐代醫者用藥依據；透過本書研究，知道唐人服鍾乳的部分知識，來自《新修本草》「謹案」內容。《外臺祕要方》更大量地徵引《諸病源候論》、《廣濟方》。

　　隋朝從北周手上奪取天下，平陳之後，反而有所謂「南朝化」的傾向。從醫學來看，南方醫家進入了官方醫療機構，有可能將

南朝醫學帶入，正如本書所述，由隋朝官方編纂的《諸病源候論》，及從唐初醫家「上推晉宋」，可以看出一些端倪。然而，隨著經歷唐初一段長時間後，王燾在《外臺祕要方》中注意及大量引用唐代醫者的醫方和醫著，這是很值得注意的。王燾引錄唐代醫方，當中有敕賜藥方，也有張文仲在武則天時編纂療諸風病，這些藥方流傳與唐代皇帝愛向臣下賜藥風氣應有關係。

　　筆者認為孔穎達對「醫不三世，不服其藥」的注疏，是唐代醫學其中一個很重要的地方，代表了對所謂上醫標準看法的改變。這種改變與醫學教育、考核，以及醫學知識傳習，應該有一定的關係。在本書不同章節，我們可以留意到唐代醫學知識的傳授，既有家族傳授（如義興蔣氏、石氏三世專攻眼疾），又有自習通醫，亦有經官方訓練的醫生，更加少不了佛道兩教中人行醫。但是，若要成為官方認可行醫者，就要通過太醫署訓練和考核，醫術是否世傳不再成為唯一的標準。

　　從皇帝所賜藥物來看，也可反映唐代官員間的風氣。皇帝所賜口脂面藥與駐顏術有關，而紅雪、紫雪、金石凌則與服石有關。皇帝將這些藥物作為恩賜，原本可能是難得之物，屬禁中祕方，需要專門醫學人才，擁有製造的配方，甚至有一定財力，才能調製。禁中祕方是時人爭相收藏和流傳的，這種搜求禁中祕方的心態時至今日仍然存在。唐代官方醫療機構，有醫家、佛道將醫學知識帶入朝廷或禁中，再經過敕賜、看病、頒佈方書等，將醫方帶出，這些醫方成為官員搜求的對象。

　　古人對南方恐懼心理，唐代將南方成為貶官首選地，並引發

對貶官者或南行者需要對南方疾病的預防，從而有相關醫著出現，甚至形成嶺南方。唐代若干醫書都是在這樣的背景下出現。我們再可以看到劉禹錫、薛景晦、陸贄，都是在同樣的背景下編撰的，只是這些醫著今天已不能完整地看到。從書名來看，《傳信方》就是「傳而有信」的意思，並可放在六朝隋唐時期驗方書的傳統加以考察。劉禹錫《傳信方》、李絳《兵部手書》雖已佚失，但在宋代卻是用來校釋《備急千金要方》的依據。所以，這批醫著在唐代醫學史應該佔有一席位置，給予適當的重視。

隋唐三大醫著，《諸病源候論》是官修醫書，《備急千金要方》則是孫思邈個人著作，但兩者始終是由專業醫者完成。到了《外臺祕要方》，王燾以貶守外郡的身分，撰著此書。後人對《外臺祕要方》有「抄錄」而無所歸旨的批評（明・徐大椿在〈醫學源流論〉語）。後人批評王燾時，似乎脫離了三個重要的歷史脈絡：一、唐代官員介入醫學事務，特別是搜集醫書、醫方，王燾只是其中一個。二、王燾貶守外郡而撰此書，與當時貶官者心態有密切關係。三、六朝隋唐的醫方仍然保存著。王燾當時能搜集唐代及其以前的醫書、醫方，應比後世的多，至少我們仍未知道王燾搜集了多少醫方，而這些醫方又有多少沒有寫入《外臺祕要方》內。所以，王燾當時看到醫方的數量，與後世看到的應是有一定的差距。

這些由官員編纂醫方究竟反映了什麼意義來？這個問題筆者仍在思考當中，尚未有很清楚的答案。首先，我們知道宋代以後儒醫是中國醫學史上一個很值得重視的現象，官員通醫現象與宋

代儒醫出現會否有什麼關係？還須再作進一步的探討。其次，醫方的傳播，在祕傳心態籠罩下，仍然是可以外向傳授。至少可以見到薛景晦將自己所集得的醫方交給劉禹錫，段成式記述在聚會中與會者都獻出自己的醫方，以供談論。反之，《素問》、《難經》傳授仍有其師承。由此來看，醫方流傳，和醫經傳授的方式不是完全一樣的。醫方編纂更每以「去其重覆」、「刪繁就簡」為原則。其三，這類醫方的特點，就是簡單易用，方便尋檢，使用廉價藥物，有效便可，性質又與龍門藥方很近似。唐代以後，許許多多的大型方書所載醫方，仍然可以在《備急千金要方》、《外臺祕要方》找到。筆者相信唐代方書對往後醫方發展，奠定了很重要的基礎。

　　前人研究已清楚指出，漢唐時期宗教與醫學關係尤為密切。佛道兩教都有一套解釋疾病的觀念，也有獨特治療方法，兩者處於相互競爭的同時，又相互學習模仿。由本書研究所見，太醫署成立禁咒科，禁咒博士教授佛道禁咒，禁咒在唐代經歷宗教化的過程，並且是佛道兩教在醫學方面競爭的場地。入山修道是宗教修煉其中重要的一環，由於沒有足夠糧食供給，辟穀法則是佛道兩教入山修道都使用的方法，也成為佛道交流模仿的場地。漢唐時期，隨著佛教傳入中國的佛教醫學和印度醫學，與中國醫學接觸交流，兩者既有可能並存（如四大說和五行說），也有可能經歷中國化（如金箆術被視為針灸），也有可能漸漸隱沒（如佛教禁咒在唐代以後很少在醫書中看到），當然有可能成為很重要的醫學理論（如眼科的五輪八廓說）。總而言之，探討域外醫學對中國醫學

影響，是很具挑戰的課題，但是先釐清中國醫學本身的特點和內容，相信才能避免勉強比附。

陳寅恪說：「唐代之史可分前後兩期，前期結束南北朝相承之舊局面，後期開啟趙宋以降之新局面，關於政治社會經濟者如此，關於文化學術者亦莫不如此。」[1] 陳氏的說法，雖不是從醫學發展來立論，但是唐代前期醫學發展，確實相承著南北朝的舊局面，而唐代中後期醫學發展，如何開啟趙宋以降醫學發展的新局面，則需要進一步的研究。

---

1 陳寅恪，〈論韓愈〉，收入氏著《金明館叢稿初編》（上海：上海古籍出版社，1980），頁 296。

後　記

　　2003 年，在完成《六朝隋唐醫學之傳承與整合》一書後，覺得部分問題仍然沒有好好討論，總想繼續下去；而且陸續看到拙著書評，很多朋友從不同角度提出意見，感謝之餘，促使我要進一步思索尚未好好處理的課題。這部書可說是接續著前一部書的課題。

　　本書能夠出版，是得到很多人的幫助。許倬雲老師為本書寫序，令本書生色不少。在人生路途上，許老師給我大大小小的幫助，多不勝數，感激之情，實在無法言表。本書由初步構思到順利出版，必須感謝叢書主編李建民教授。李教授在我面對各種困難的時候，多方幫忙；更讓我參加「從醫療看中國史」研討會，為我創造學習的機會，這份恩情同樣無法言表，永遠感激在心。東大圖書編輯部，在編輯過程中提供許多寶貴意見，也謹致謝忱。

　　每次見到逯耀東老師，都必定談論飲食與醫療的問題。猶記得 2005 年 12 月初，因開會之便來臺，探望逯師，還談到孫思邈。令人傷感的是逯老師 2006 年初已歸道山，請益無門。

　　本書部分內容的撰寫獲香港研究資助局　「Medicine and

Diseases Found in Tang Poetry (No: 9041046)」研究課題資助，特別是第十章，謹致謝忱。本書部分章節曾在學術研討會上宣讀，謹向研討會主辦單位致謝，包括中央研究院歷史語言研究所及其「生命醫療史研究室」，國立暨南大學歷史所、南開大學歷史系、香港中文大學中醫學院。香港城市大學中國文化中心提供安定環境撰寫論文，也必須表達我的謝意。最後，蘇慶彬師、張學明師、我的太太和家人，他們都給予很多鼓勵，讓我可以在這片園地裡漫步。

史源及參考書目

醫學文獻

《黃帝內經素問校釋》，山東中醫學院、河北醫學院校釋，北京：
　　人民衛生出版社，1982。

《靈樞經語譯》，張玉珍主編，濟南：山東科學技術出版社，
　　1983。

《肘後備急方》，〔晉〕葛洪，北京：人民衛生出版社，1963。

《鍼灸甲乙經校注》，〔晉〕皇甫謐著，張燦玾、徐國仟主編，北
　　京：人民衛生出版社，1996。

《小品方輯校》，〔晉〕陳延之著，高文鑄輯校，天津：天津科學
　　技術出版社，1983。

《諸病源候論校注》，〔隋〕巢元方著，丁光迪校注，北京：人民
　　衛生出版社，1991。

《千金翼方校注》，〔唐〕孫思邈著，朱邦賢等校注，上海：上海
　　古籍出版社，1999。

《備急千金要方校釋》，〔唐〕孫思邈著，李景榮等校釋，北京：
　　人民衛生出版社，1997。

《新修本草》，〔唐〕蘇敬，尚志鈞輯校，合肥：安徽科學技術出
　　版社，2004。

《外臺祕要方》，〔唐〕王燾著，高文鑄校注，北京：華夏出版社，
　　1993。

《圖經本草》，〔宋〕蘇頌，胡乃長、王致譜輯注，香港：龍源出
　　版公司，1988。

《增廣太平惠民和劑局方》，〔宋〕陳承等著，許洪增廣，海口：
　　海南出版社，2002。

《經史證類備急本草》，〔宋〕唐慎微撰，尚志鈞等點校，北京：
　　華夏出版社，1993。

《祕傳眼科龍木論》，〔宋〕葆光道人著，郭世餘等點校，北京：
　　華夏出版社，1997。

《聖濟總錄》，〔宋〕曹孝忠等，臺北：華岡出版有限公司，1978。

《嶺南衛生方》，〔宋〕李璆、張致遠原輯，〔元〕釋繼洪纂修，北
　　京：中醫古籍出版社，1983。

《祕傳眼科龍木論校注》，李熊飛校注，北京：人民衛生出版社，
　　1998。

《龍樹眼論》，收入金禮蒙編纂，《醫方類聚》，卷 64〈眼門〉，第
　　4 冊，北京：人民衛生出版社，1981。

《醫學源流論》，〔明〕徐大椿著，收入劉洋主編，《徐靈胎全書》，
　　北京：中國中醫藥出版社，1999。

《醫方類聚》，〔明〕金禮蒙編，浙江省中醫研究院、湖州中醫院校，北京：人民衛生出版社，1981。

《本草綱目》，〔明〕李時珍著，劉衡如、劉山冰校注，北京：華夏出版社，1988。

《普濟方》，〔明〕朱橚，收入《四庫全書》，第 747 冊，上海：上海古籍出版社，1986。

《五藏論》，〔舊題〕張仲景，上海古籍出版社、法國國家圖書館編，《法藏敦煌西域文獻》，第 6 冊，上海：上海古籍出版社，1998。

《敦煌醫藥文獻輯校》，馬繼興，南京：江蘇古籍出版社，1998。

《敦煌中醫藥全書》，叢春雨編，北京：中醫古籍出版社，1994。

《中醫五官科名著集成》，徐又方主編，北京：華夏出版社，1997。

傳統文獻

《史記》(1959)、《漢書》(1962)、《後漢書》(1965)、《三國志》(1977)、《晉書》(1974)、《宋書》(1974)、《南齊書》(1972)、《梁書》(1972)、《陳書》(1972)、《魏書》(1974)、《北齊書》(1972)、《周書》(1971)、《南史》(1975)、《北史》(1974)、《隋書》(1973)、《舊唐書》(1975)、《新唐書》(1975)、《宋史》(1977)。以上正史均據北京中華書局版。

《論衡校釋》，〔漢〕王充著，黃暉校釋，北京：中華書局，1990。

《說文解字注》，〔漢〕許慎著，段玉裁注，杭州：浙江古籍出版
　　社，1998。

《華陽國志校補圖注》，〔晉〕常璩著，任乃強校注，上海：上海
　　古籍出版社，1987。

《庾子山集校注》，〔劉宋〕庾信著，倪璠傳，許逸民點校，北京：
　　中華書局，1980。

《世說新語校箋》，〔劉宋〕劉義慶著，徐震堮校箋，北京：中華
　　書局，1984。

《水經注疏》，〔北魏〕酈道元注，陳橋驛復校，南京：江蘇古籍
　　出版社，1989。

《顏氏家訓集解（增補本）》，〔北齊〕顏之推著，王利器集解，北
　　京：中華書局，1993。

《藝文類聚》，〔唐〕歐陽詢編，上海：上海古籍出版社，1999。

《新校索引經典釋文》，〔唐〕陸德明著，鄧仕樑、黃坤堯校證索
　　引，臺北：學海出版社，1988。

《唐六典》，〔唐〕李林甫著，陳仲夫點校，北京：中華書局，
　　1992。

《唐律疏議箋疏》，〔唐〕長孫無忌編，劉俊文，北京：中華書局，
　　1996。

《元和郡縣圖志》，〔唐〕李吉甫著，賀次君點校，北京：中華書
　　局，1983。

《韓昌黎詩繫年集釋》，〔唐〕韓愈著，錢仲聯集釋，上海：上海
　　古籍出版社，1984。

《通典》，〔唐〕杜佑著，王文錦等點校，北京：中華書局，1988。

《樊川文集》，〔唐〕杜牧著，上海：上海古籍出版社，1978。

《嶺表錄異》，〔唐〕劉恂著，廣州：廣東人民出版社，1983。

《西陽雜俎》，〔唐〕段成式著，北京：中華書局，1981。

《大唐新語》，〔唐〕劉肅著，北京：中華書局，1984。

《夢溪筆談校證》，〔宋〕沈括著，胡道靜校證，上海：上海古籍
　　出版社，1987。

《襄陵文集》，〔宋〕許翰著，收入《四庫全書‧集部‧別集類》，
　　第 1123 冊，上海：上海古籍出版社，1987，頁 592。

《二程集》，〔宋〕程顥、程頤著，北京：中華書局，1981。

《皇極經世書》，〔宋〕邵雍著，《四庫全書‧子部‧術數類》，第
　　803 冊，上海：上海古籍出版社，1990。

《直齋書錄解題》，〔宋〕陳振孫著，徐小蠻、顧美華點校，上海：
　　上海古籍出版社，1987。

《文獻通考》，〔宋〕馬端臨著，臺北：新興書局，1959。

《太平御覽》，〔宋〕李昉編，北京：中華書局，1960。

《太平廣記》，〔宋〕李昉編，北京：中華書局，1961。

《太醫局諸科程文格》，〔宋〕何大任編，《四庫全書‧子部‧醫家
　　類》，第 743 冊，上海：上海古籍出版社，1987。

《玉海》，〔宋〕王應麟編，揚州：廣陵出版社，2003，頁 3002。

《唐語林校證》，〔宋〕王讜著，周初勛校證，北京：中華書局，
　　1987。

《冊府元龜》，〔宋〕王欽若編，北京：中華書局，1960（2003 重

印）。

《唐會要》，〔宋〕王溥編，上海：上海古籍出版社，1991。

《資治通鑑》，〔宋〕司馬光著，北京：中華書局，1956。

《嶺外代答》，〔宋〕周去非著，上海：上海遠東出版社，1996。

《古今事文類聚》，〔宋〕祝穆輯，臺北：書目文獻出版社，1991。

《唐大詔令集》，〔宋〕宋敏求編，洪丕謨等點校，上海：學林出
　　版社，1992。

《曲洧舊聞》，〔宋〕朱弁著，收入《四庫全書‧子部‧雜家類》，
　　第 863 冊，上海：上海古籍出版社，1987。

《嘉定錢大昕全集》，〔清〕錢大昕著，陳文和主編，南京：江蘇
　　古籍出版社，1997。

《廿二史箚記》，〔清〕趙翼著，黃壽成點校，瀋陽：遼寧教育出
　　版社，2000。

《十三經注疏》，〔清〕阮元校刻，上冊，北京：中華書局，1980。

《全唐詩》，〔清〕董誥編，北京：中華書局，1999。

《周禮正義》，〔清〕孫詒讓著，北京：中華書局，1987。

《四庫全書總目提要》，〔清〕永瑢編，北京：中華書局，1997。

《全上古三代秦漢三國六朝文》，〔清〕嚴可均輯，北京：中華書
　　局，1958。

《全唐文新編》，周紹良主編，吉林：長春文史出版社。

金石墓誌

王仁波主編,《隋唐五代墓誌彙編·陝西卷》,天津:天津古籍出版社,1991。

武憶,《金石三跋·二跋》,收入《續修四庫全書·史部·金石類》,第 892 冊,上海:上海古籍出版社,1995。

周紹良主編,《唐代墓誌彙編》,上海:上海古籍出版社,1992。

周紹良、趙超主編,《唐代墓誌彙編續集》,上海:上海古籍出版社,2001。

羅新等編,《新出魏晉南北朝墓誌銘疏證》,北京:中華書局,2005。

佛道文獻

《大正新修大藏經》,大藏經刊行會編,臺北:新文豐出版公司,1983。

《華嚴金師子章校釋》,〔唐〕法藏著,方立天校釋,北京:中華書局,1983。

《大唐西域記校注》,〔唐〕玄奘,季羨林等校注,北京:中華書局,2000。

《大般涅槃經》,〔北朝〕曇無讖譯,香港:佛教慈慧服務中心,1994。

《大慈恩寺三藏法師傳》，〔唐〕慧立、宗彥著，孫毓棠、謝方點
　　校，北京：中華書局，1983。

《宋高僧傳》，〔宋〕贊寧，北京：中華書局，1987。

《法苑殊林》，〔唐〕釋道世，上海：上海古籍出版社，1991。

《唐大和上東征傳》，〔唐〕真人元開著，汪向榮校注，北京：中
　　華書局，2000。

《高僧傳》，〔梁〕釋慧皎著，湯用彤校注，北京：中華書局，
　　1992。

《童蒙止觀校釋》，〔隋〕智顗著，李安校釋，北京：中華書局，
　　1988。

《正統道藏》，白雲觀長春真人編纂，臺北：新文豐出版公司，
　　1985。

《抱朴子內篇校釋》，〔晉〕葛洪著，王明校釋，北京：中華書局，
　　1986。

《養性延命錄校注》，〔梁〕陶弘景著，丁光迪校注，北京：中國
　　中醫醫藥出版社，1993。

《雲笈七籤》，〔宋〕張君房，蔣力生等校注，北京：華夏出版社，
　　1996。

《丹鉛餘錄》，〔明〕楊慎，收入《四庫全書》，〈子部‧雜家類〉，
　　第 855 冊，上海：上海古籍出版社，1987。

《道家金石略》，陳垣編纂，北京：文物出版社，1988。

近人論著

丁光迪，《諸病源候論養生方導引法研究》，北京：人民衛生出版社，1993。

小山寬二編，《漢方醫學の源流──千金方の世界をさぐる》，東京：千金要方刊行會、每日新聞開發株式會社，1974。

小高修司，〈白居易疾病攷〉，《日本醫史學雜誌》，49卷4號，2003，頁615–636。

山本德子，〈唐代における翰林醫官〉，《立命館文學》，卷418–421，1980，頁341–355。

山本德子，〈唐代における太醫署の太常寺への所屬をぐって──太醫署の職務の史的變遷〉，載《東洋の科學と技術：藪內清先生頌壽記念論文集》，京都：同朋舍，1982，頁209–222。

山本德子，〈唐代史における医〉，布目潮渢博士記念論集刊行會編集委員会編，《東アジアの法と社会：布目潮渢博士古稀記念論集》，東京：汲古書院，1990，頁279–304。

山本德子，〈唐代における医療について〉，《立命館文學》，537，1994，頁838–852。

山田慶兒著，廖育群、李建民編譯，《中國古代醫學的形成》，臺北：東大圖書公司，2003。

干祖望，《孫思邈評傳》，南京：南京大學出版社，1995。

今井清，〈白樂天の健康狀態〉，《東方學報》，第36冊，1965，頁

389–422。

毛漢光，〈從士族籍貫遷移看唐代士族之中央化〉，收入氏著《中國中古社會史論》，臺北：聯經，1988，頁 235–337。

毛漢光，〈中古大士族之個案研究——瑯琊王氏〉，收入氏著《中國中古社會史論》，臺北：聯經，1988，頁 367–368。

王俊中，〈中古佛教醫學幾點論題芻議——以「四大」和「病因說」為主〉，《古今論衡》，第 8 期，2002，頁 130–143。

王家葵、張瑞賢、銀海，〈「新修本草」纂修人員考〉，《中華醫史雜誌》，第 30 卷 4 期，2000，頁 200–204。

王家葵，《陶弘景叢考》，濟南：齊魯書社，2003。

王素，〈敦煌儒典與隋唐主流文化——兼談隋唐主流文化的南朝化問題〉，《故宮博物院院刊》，1 期，2005，頁 131–140。

王冀青，〈敦煌唐人寫本「備急單驗藥方卷」在英國首次發現〉，《中華醫史雜誌》，21 卷 2 期，1991，頁 71–75。

左鵬，〈漢唐時期的瘴與瘴意象〉，《唐研究》，第 8 卷，2002，頁 257–276。

平岡武夫、市原亨吉、今井清編，《唐代的詩篇》，上海：上海古籍出版社，1991。

辻正博，〈唐代貶官考〉，《東方學報》，第 63 冊，1991，頁 265–390。

申俊龍，〈佛教與中國傳統醫學〉，載王堯編，《佛教與中國傳統文化》，北京：宗教文化出版社，1997，頁 922–956。

石田秀實，〈三尸と七魄の倫理的意味〉，收入氏著《こころとら

だ中國古代における身體の思想》，福岡：中國書店，1995，頁 135-156。

任育才，〈論孫思邈之年壽及其醫學思想〉，載黃約瑟、劉健明合編，《隋唐史論集》，香港：香港大學出版社，1993，頁 255-270。

任育才，〈唐代的醫療組織與醫學教育〉，載《中央研究院國際漢學會議論文集·歷史考古組》，臺北：中央研究院，1981，頁 449-473。

吉元昭治，楊宇譯，《道教與不老長壽醫學》，成都：成都出版社，1992。

多紀元胤，《中國醫籍考》，北京：人民衛生出版社，1956。

朱瑛石，〈咒禁博士源流考〉，《唐研究》，第 5 卷，1999，頁 147-160。

牟發松，〈從社會與國家的關係看唐代的南朝化傾向〉，收入氏編《社會與國家關係視野下的漢唐歷史變遷》，上海：華東師範大學出版社，2006，頁 12-32。

牟潤孫，〈毒藥苦口〉，收入氏著《海遺雜著》，香港：香港中文大學出版社，1990，頁 437-438。

何健民譯，《隋唐時代西域人華化考》，臺北：新文豐出版公司，1979 重印。

余嘉錫，〈寒食散考〉，收入氏著《余嘉錫論著雜著》，北京：中華書局，1963，頁 223。

坂出祥伸，〈孫思邈と佛教〉，收入氏著《中國思想研究——醫藥

養生・科學思想篇》，大阪：關西大學出版社，1999，頁
　　268–282。

坂出祥伸，〈隋唐時代における鍾乳石服用の流行について〉，山
　　田慶兒編，《中國古代科學史論》，京都：京都大学人文科学
　　研究所，1989，頁 615–644。

李建民，《死生之域——周秦漢脈學之源流》，臺北：中央研究院
　　歷史語言研究所，2000。

李建民，《生命史學——從醫療看中國史》（修訂二版），臺北：三
　　民書局，2022。

李貞德，〈唐代性別與醫療〉，收入榮新江編，《唐宋女性與社會》，
　　上海：上海辭書出版社，2003，頁 415–446。

李貞德，〈漢唐之間醫方中的忌見婦人與女體為藥〉，《新史學》，
　　13 卷 4 期，2002，頁 1–36。

李貞德，〈漢唐之間醫書中的生產之道〉，《中央研究院歷史語言研
　　究所集刊》，第 67 本 3 分，1996，頁 533–654。

李貞德，〈漢唐之間求子醫方試探——兼論婦科濫觴與性別論述〉，
　　《中央研究院歷史語言研究所集刊》，第 68 本 2 分，1997，
　　頁 283–367。

李傳課主編，《中醫眼科學》，北京：人民衛生出版社，1999。

李勤璞，〈「八萬尸蟲」與「八萬戶蟲」〉，《中華醫史雜誌》，26 卷
　　2 期，1996，頁 108。

李經緯，《中外醫學交流史》，長沙：湖南教育出版社，1998。

李經緯主編，《中國醫學通史》，北京：人民衛生出版社，2000。

李經緯，〈疾病史研究之跋迹〉，收入氏著《中國醫學之輝煌——李經緯文集》，北京：中國中醫藥出版社，1998。

李零，〈五石考〉，收入氏著《中國方術續考》，北京：東方出版社，2001，頁341–349。

李廣健，〈南北朝史學的發展與「隋書・經籍志」的形成〉，載黃清連編，《結網編》，臺北：東大圖書公司，1998，頁275–350。

李廣健，〈論隋代私修目錄〉，收入《史學傳薪——社會・學術・文化的探索》，香港：中華書局，2005，頁189–248。

杜正勝，《從眉壽到長生——醫療文化與中國古代生命觀》，臺北：三民書局，2005，頁3–78。

谷川道雄，〈六朝士族與方術〉，收入《文化的饋贈：漢學研究國際會議論文集哲學卷》，北京：北京大學出版社，2000，頁70–74。

町田隆吉，〈「蒲陶」與「蒲桃」——トウルファン文書に見える「葡萄（ぶどう）」の漢字表記について〉，《西北出土文獻研究》，第2期，2005，頁73–91。

孟慶雲，〈宋明理學對中醫學理論的影響〉，《中華醫史雜誌》，32卷3期，2002，頁131–134。

季羨林，〈印度眼科醫術傳入中國考〉，《國學研究》，第2卷，1994，頁555–560。

岡西為人，〈中國本草的歷史展望〉，收入劉俊文主編，《日本學者研究中國史論著選譯》，第10冊，《科學技術》，北京：中華

書局，1992。

岩本篤志，〈北齊徐之才「藥對」考〉，《東洋史研究》，60 卷 2 期，2001，頁 29–57。

岩本篤志，〈唐朝の醫事政策と「新修本草」〉，《史學雜誌》，114 卷 6 期，2005，頁 36–60。

林殷，《儒家文化與中醫學》，福州：福建科學技術出版社，1993。

林梅村，〈尼雅出土佉盧文「溫室洗浴眾僧經」殘卷考〉，見《華林》，第 3 卷，2003，頁 107–126。

林富士，〈中國六朝時期的巫覡與醫療〉，載《中央研究院史語所集刊》，第 70 本第 1 分，1999，頁 1–47。

林富士，〈中國的巫醫傳統〉，論文在「從醫療看中國史」研討會上宣讀，由臺灣中央研究院歷史語言研究所主辦，2005 年 12 月 13 日至 15 日。

林富士，《疾病終結者——中國早期的道教醫學》，臺北：三民書局，2001，頁 80–85。

林富士，〈中國疾病史研究芻議〉，《四川大學學報（哲社版）》，1 期，2004，頁 87–93。

邵殿文，〈藥方洞石刻藥方考〉，載《龍門石窟一千五百周年國際學術討論會論文集》，北京：文物出版社，1996，頁 110–122。

邱仲麟，〈不孝之孝——唐以來割股療親現象的社會史初探〉，《新史學》，6 卷 1 期，1995，頁 49–94。

邱仲麟，〈人藥與血氣——「割股療親」現象中的醫療觀念〉，《新

史學》，10 卷 4 期，1999，頁 67–116。

胡乃長，〈小品方考〉，載《中華醫史雜誌》，第 11 卷 2 期，1981，頁 116–119。

范行準，〈古代中西醫藥之關係〉，載《中西醫藥》，2 卷 10 期，1936。

范行準，〈胡方考〉，載《中華醫學雜誌》，22 卷 12 期，1936，頁 1235–1266。

范行準，《中國病史新義》，北京：中醫古籍出版社，1989。

范行準，《中國醫學史略》，北京：中醫古籍出版社，1986。

范家偉，《六朝隋唐醫學之傳承與整合》，香港：香港中文大學出版社，2004。

范家偉，〈六朝時期人口遷移與嶺南地區瘴氣病〉，《漢學研究》，16 卷 1 期，1998，頁 27–58。

范家偉，〈東晉南北朝醫術世家東海徐氏之研究〉，《大陸雜誌》，91 卷 4 期，1995，頁 37–48。

范家偉，〈南朝醫家入仕北朝考論——唐代醫學淵源考論之一〉，《漢學研究》，18 卷 3 期，2000，頁 143–166。

范家偉，〈唐宋時代眼內障與金針撥障術〉，《漢學研究》，22 卷 2 期，2004，頁 271–297。

范家偉，〈華佗與本草學——兼論華佗在中國醫學史上的地位〉，《國學研究》，第 7 卷，2000，頁 581–604。

范家偉，〈漢唐間道教與瘧鬼說〉，載《華林》，第 2 卷，2002，頁 283–304。

唐長孺，《魏晉南北朝隋唐史三論》，武昌：武漢大學出版社，
　　1993。

宮下三郎，〈宋元の醫療〉，載《中國中世科學技術史の研究》，京
　　都：朋友書店，1998 再刊，頁 123–169。

宮下三郎，〈隋唐時代の醫療〉，載《中國中世科學技術史の研
　　究》，京都：朋友書店，1998 再刊，頁 262、266。

徐明儀，《理性與岐黃》，北京：中國社會科學出版社，1997。

桑原騭藏，〈隋唐時代に支那に來往した西域人に就いて〉，收入
　　宮崎市定編，《桑原騭藏全集》，第 2 卷，東京：岩波書店，
　　1968，頁 270–360。

祝平一，〈跨文化知識傳播的個案研究：明清之際地圓說的爭議，
　　1600–1800〉，《中央研究院歷史語言研究所集刊》，69 卷 3
　　分，1998，頁 589–670。

耿劉同、耿引循，《佛學與中醫學》，福建：福建科學技術出版社，
　　1993。

馬伯英，《中國醫學文化史》，上海：上海人民出版社，1994。

馬堪溫，〈隋唐醫學的主要成就及特點〉，載山田慶兒、田中淡編，
　　《中國科學史國際會議：1987 京都シンポジム報告書》，京
　　都：京都大學人文科學研究所，1992，頁 113–123。

馬繼興，《中醫文獻學》，上海：上海科學技術出版社，1990。

高明士，《隋唐貢舉制度》，臺北：文津出版社，1999。

孫昌武，《道教與唐代文學》，北京：人民文學出版社，2001。

崔瑞德 (Twitchett, Denis) 主編，《劍橋中國隋唐史》，北京：中國

社會科學院出版社，1990。

張國剛，《唐代藩鎮研究》，長沙：湖南教育出版社，1988。

張瑞賢主編，《龍門藥方釋疑》，鄭州：河南醫科大學出版社，
　　1999。

張嘉鳳，〈操行英雄立功差難──晉唐之間小兒醫學的成立與對小
　　兒醫的態度〉，《新史學》，16 卷 2 期，2005，頁 1–46。

張劍光，〈唐代江南的疫病〉，論文發表於南開大學中國社會史研
　　究中心主辦「社會文化視野下的中國疾病醫療史國際學術研
　　討會」，天津，2006 年 8 月 11–14 日。

梁其姿，〈疾病與方土之關係：元至清間醫界的看法〉，收入黃克
　　武主編，《第三屆國際漢學會議論文集歷史組‧性別與醫療》，
　　臺北：中央研究院近代史研究所，2002，頁 165–212。

許倬雲，《萬古江河──中國古代文化的轉折與開展》，香港：中
　　華書局，2006。

陳元朋，〈傳統食療概念與行為的傳衍──以「千金‧食治」為核
　　心觀察〉，《中央研究院歷史語言研究所集刊》，第 69 本 4
　　分，1998，頁 765–825。

陳元朋，《兩宋的尚醫士人與儒醫──兼論其在金元的流變》，臺
　　北：國立臺灣大學文學院，1997。

陳明，〈沙門黃散〉，收入榮新江編，《唐代宗教信仰與社會》，上
　　海：上海辭書出版社，2003，頁 252–295。

陳明，《印度梵文醫典「醫理精華」研究》，北京：中華書局，
　　2002。

陳明，《殊方異藥——出土文書與西域醫學》，北京：北京大學出版社，2005。

陳竺同，〈漢魏南北朝外來的醫術與藥物的考證〉，載 《中西醫藥》，2 卷 6 期，1935，頁 5–26；2 卷 7 期，頁 1–45。

陳國符，《陳國符道藏研究論文集》，上海：上海古籍出版社，2004。

陳國符，《中國外丹黃白法考》，上海：上海古籍出版社，1997。

陳國符，《道藏源流考》，北京：中華書局，1963。

陳寅恪，〈三國志華佗曹沖傳與佛教故事〉，收入氏著 《寒柳堂集》，上海：上海古籍出版社，1980，頁 157–161。

陳寅恪，〈天師道與濱海地域之關係〉，收入氏著《金明館叢稿初編》，上海：上海古籍出版社，1980，頁 1–40。

陳寅恪，《元白詩箋證稿》，上海：上海古籍出版社，1978。

陳寅恪，《隋唐制度淵源略論稿》，上海：上海古籍出版社，1982。

陳寅恪，《陳寅恪魏晉南北朝史講演錄》（萬繩楠整理），合肥：黃山書社，1987。

陳橋驛，《水經注研究初集》，天津：天津古籍出版社，1985。

章群，《唐史》，香港：龍門書店，1978。

彭金炳，〈墓誌中所見唐代弘文館、和崇明館明經、清白科及醫舉〉，《中國史研究》，1 期，2005，頁 37–42。

湯用彤，〈針灸·印度古醫書〉，載《湯用彤學術論文集》，北京：中華書局，1983，頁 319–327。

湯用彤，《漢魏兩晉南北朝佛教史》，北京：中華書局，1983。

程志、韓濱娜,《唐代的州和道》,西安:三秦出版社,1987。

費蘭波,《中國頭針療法》,北京:科學技術文獻出版社,2000。

黃敏枝,〈宋代佛教浴室院〉,載《史學:傳承與變遷學術研討會論文集》,臺北:國立臺灣大學歷史學系,1998,頁167–192。

黃蘭蘭,〈唐代秦鳴鶴為景醫考〉,《中山大學學報(社會科學版)》,5期(總179期),2002,頁61–67。

楊景鷴,〈方相氏與大儺〉,載《中央研究院歷史語言研究所集刊》,31卷1分,1960。

葉發正,《傷寒學術史》,武昌:華中師範大學出版社,1995。

葛兆光,《中國思想史——七世紀至十九世紀中國的知識、思想與信仰》,上海:復旦大學出版社,2001。

葛承雍,《唐韻胡音與外來文明》,北京:中華書局,2006。

賈得道,《中國醫學史略》,太原:山西人民出版社,1979。

廖育群,〈中國古代祝咒禁療法研究〉,載《自然科學史研究》,12卷4期,1993,頁373–383。

廖育群,〈中國傳統醫學的「傳統」與「革命」〉,收入《術數、天文與醫學——中國科技史的新視野》,香港:香港城市大學出版社,2003,頁83–102。

廖育群,〈古代印度眼科概要及其對中國影響之研究〉,《自然科學史研究》,17卷1期,1998,頁9–22。

廖育群,〈兩漢醫學史的重構〉,《科學文化評論》,2卷4期,2005,頁46–64。

廖育群，《岐黃醫道》，瀋陽：遼寧教育出版社，1991。

廖育群，《醫者意也：認識中國傳統醫學》(二版)，臺北：東大圖書公司，2022。

廖育群、鄭金生、傅芳等編，《中國科學技術史：醫學卷》，北京：科學出版社，1998。

廖芮茵，《唐代服食養生研究》，臺北：學生書局，2004。

廖溫仁，《支那中世醫學史》，東京：科學出版社，1982。

甄志亞，《中國醫學史》，臺北：知音出版社，1994。

蓋建民，《道教醫學》，北京：宗教文化出版社，2001。

劉淑芬，〈「佛頂尊勝陀羅尼經」與唐代尊勝經幢的建立〉，載《中央研究院歷史語言研究所集刊》，第 67 本第 1 分，1996，頁 157–159。

劉淑芬，〈隋代南方政策的影響〉，《史原》，第 10 期，1980，頁 59–79。

鄭志敏，〈略論民國以來臺灣與大陸隋唐五代醫學史的研究〉，載《新史學》，9 卷 1 期，1998，頁 153–230。

鄧寶輝，〈唐代的醫學〉，載《食貨月刊（復刊）》，7 卷 9 期，1977，頁 85–99。

盧建榮，〈墓誌史料與日常生活史〉，《古今論衡》，第 3 期，1999，頁 19–32。

盧開萬，〈唐代科舉制度中貢舉類特殊科目及其考試〉，《魏晉南北朝隋唐史資料》，第 14 輯，1996，頁 94。

蕭叔軒，〈結核病在中國醫學上之史的發展〉，《醫史雜誌》，復刊

號，頁 25–33；《醫史雜誌》，3 卷 2 期，頁 29–40；《醫史雜誌》，3 卷 3 期，頁 19–30。

蕭登福，《道教與密宗》，臺北：新文豐出版公司，1993。

蕭璠，〈漢宋間文獻所見古代中國南方的地理環境與地方病及其影響〉，《中央研究院歷史語言研究所集刊》，62 本 1 分，1993，頁 67–172。

賴瑞和，〈唐代待詔考釋〉，載《中國文化研究所學報》，第 43 期，2003，頁 69–105。

錢穆，〈略論魏晉南北朝學術文化與當時門第之關係〉，載氏著《中國學術思想史論叢（三）》（二版），臺北：東大圖書公司，2021。

謝元魯，〈唐代官吏的貶謫流放與赦免〉，收入《中國古代社會研究——慶祝韓國磐先生八十華誕紀念論文集》，廈門：廈門大學出版社，1998，頁 95–108。

謝弗，吳玉貴譯，《唐代的外來文明》，北京：中國社會科學院出版社，1995。

謝利恆，《中國醫學源流論》，臺北：新文豐出版公司，1997 重印。

鍾樞榮，〈論孫思邈對「五石補益石劑」與相關石藥之認識〉，收入《第六屆科學史研討會論文彙編》，臺北：中央研究院科學史委員會／新竹：清華大學科技與社會中心，2002，頁 101–129。

鎌田出，〈唐詩人の疾病觀——白居易を中心として〉，收入《中國關係論說資料》，第 34 冊，第 2 分冊，1992，頁 59–62。

羅香林,《唐元兩代之景教》,香港:中國學社,1966。

嚴世芸主編,《宋代醫家學術思想研究》,上海:上海中醫學院出版社,1993。

嚴耕望,〈景雲十三道與開元十五道〉,收入氏著《嚴耕望史學論文選集》,頁193-200。

嚴耕望,《治史答問》,瀋陽:遼寧教育出版社,1998。

龔勝生,〈2000年來中國瘴病分佈變遷的初步研究〉,《地理學報》,48卷3期,1993,頁306-309。

龔鈍,《中國歷代衛生組織及醫學教育》,西安:世界圖書出版公司,1998。

外文論著

Chao, Yüan-ling, "The Ideal Physician in Late Imperial China: The Question of Sanshi," *East Asian Science, Technology and Medicine* 17, 2000, pp. 66–93.

Cullen, Chris and Vivien Lo (eds.), *Medicine in Medieval China: the Dunhuang Manuscripts*, Cambridge: Routledge Curzon, 2004.

Deshpande, Vijaya, "Indian Influence on Early Chinese Ophthalmology: Glaucoma as a Case Study," *Bulletin of School of Oriental and African Studies*, 62.2, 1999, pp. 306–322.

Deshpande, Vijaya, "Ophthalmic Surgery: a Chapter in the History of Sino-Indian Medical Contacts," *Bulletin of School of Oriental and African Studies* 63.3, 2000, pp. 370–388.

Edward Schafer, *The Vermilion Bird: Tang Images of the South*, Berkeley: University of California Press, 1967.

Epler, D. C., "Bloodletting in Early Chinese Medicine and Its Relation to the Origin of Acupuncture," *Bulletin of the History of Medicine*, 54.3, 1980, pp. 37–67.

Hymes, Robert, "Not Quite Gentlemen? — Doctor in Sung and Yuen," *Chinese Science*, 8, 1987, pp. 11–85.

Kleinman, Arthur, *Patients and Healers in the Context of Culture: An Exploration of the Borderland between Anthropology, Medicine, and Psychiatry*, Berkeley: University of California Press, 1980.

Lee, Jen-der, "The Past as a Foreign Country: Recent Research on Chinese Medical History in Taiwan," *Gu jin lun heng*（《古今論衡》）, No. 11, 2004, pp. 37–58.

Shigehisa Kuriyama, *The Expressiveness of the Body and the Divergence of Greek and Chinese Medicine*, New York: Zone Books, 1999.

Twitchett, Denis, "Population and Pestilence in T'ang China," *Studia Sino-Mongolica: Festschrift fur Herbert Franke*, herausgegeben von Wolfgang Bauer. Wiesbaden: Franz Steiner Verlag GmbH, 1979, pp. 35–68.

Unschuld, Paul, *Medicine in China: A History of Pharmaceutics*, Berkeley and LA: University of California Press, 1986.

國家圖書館出版品預行編目資料

大醫精誠：唐代國家、信仰與醫學／李建民主編;范
家偉著.－－修訂二版一刷.－－臺北市: 東大，2023
面; 公分.－－（養生方技叢書）

ISBN 978-957-19-3348-1 （平裝）
1. 中醫史 2. 唐代 3. 中國

413.09204   112001266

養生方技叢書

大醫精誠──唐代國家、信仰與醫學

主　　編｜李建民
作　　者｜范家偉

發 行 人｜劉仲傑
出 版 者｜東大圖書股份有限公司
地　　址｜臺北市復興北路 386 號 (復北門市)
　　　　　臺北市重慶南路一段 61 號 (重南門市)
電　　話｜(02)25006600
網　　址｜三民網路書店 https://www.sanmin.com.tw

出版日期｜初版一刷 2007 年 11 月
　　　　　修訂二版一刷 2023 年 4 月
書籍編號｜E410370
I S B N｜978-957-19-3348-1